言語聴覚士のための

AAC入門

Augmentative and
Alternative
Communication

知念 洋美 編著

協同医書出版社

はじめに

「ホーキング博士のコミュニケーションエイド，ってどうなっているの？」

言語聴覚士（本書ではSTと表記します）の方なら，一度は疑問に思ったことがあるでしょう．

著名な科学者だから享受できる特殊で高度なシステムなのだろうか．いつかあの機器が市販されて，自分の担当する患者さんにフィッティングできる日は来るのだろうか．若い頃の私は，そう思っていました．

私が30年来担当する，アテトーゼ型脳性麻痺の青年がいます．ユーモアと思いやりがあり，パソコンの設定などはちょっと凝り性なところのある青年です．発語はありません．彼はトーキングエイド，Ke:nx On:Board，IntelliKey，フレキシボード，とディバイスをいくつも乗り換え，今は呼吸に影響しない姿勢を探りながら，視線入力を検討しています．彼が特別支援学校の高等部を卒業するときに約束したことがあります．「いつかホーキング博士のコミュニケーションエイドが手に入るようになったら，きっと使えるようにするからね」

情報通信技術（ICT：Information Communication Technology）は，私たちの想像をはるかに超える速度で進歩を続けています．かつて数百万円していた視線入力装置は，100分の1の価格で手に入るようになりました．ゲーム市場が巨大化した恩恵です．急成長したスマホゲームの市場規模は，日本・アメリカ・中国の3カ国でそれぞれ1兆円を超える勢いだそうです．

子どもの頃に読んだ小説『ジョニーは戦場へ行った』で，主人公はわずかな頸の動きでモールス信号を産生し，気の遠くなるほどの試行錯誤を経て，意思を伝えました．

「念じたことがそのまま伝わればいいのに」

そう思っていたことがブレインマシンインターフェース（BMI：Brain Machine Interface）の実用化によって，手の届く距離まで近づいてきました．

AAC（Augmentative and Alternative Communication，拡大・代替コミュニケーション）は，日本では重度コミュニケーション障害者のハイテク・ディバイスのイメージが定着しているように思います．たしかにAACにおける支援技術の粋を持って，障害児者のコミュニケーション生活を劇的に変える可能性があることは事実です．しかしAACの包括的な概念は，日本に正しく伝わっていないかもしれません．

この本は，アメリカのSLP（Speech-Language Pathologist）のD.Beukelmanによって編集され，長年読み継がれているAACのテキストブックや，ASHAのAACに関する見解を参考にしながら，AACを実践するための臨床技術を若手STに伝えるために書きました．また共著者には，各障害領域で一家言をもち，活躍する現役のSTに執筆をお願いしました．STとしての経験と洞察に裏打ちされた概説と実践例を，読者へのメッセージを込めながら書いてくれました．多忙を極める中，執筆の労を執ってくださった共著者に感謝申し上げます．

文章を書き進め，共著者とやりとりするうちに，かねて思っていたことが浮かび上がってきました．どのSTも意識的に，あるいは無意識に，広義のAACを通常の臨床活動の中で実践している，と．これについては，諸先輩方のご意見，ご指導を賜りたいと考えます．

ひとりのSTがその生涯で出会い，支援できる患者さんの数は限られています．この本が若いSTの臨床の一つの引き出しの中に静かに根を下ろし，コミュニケーション支援を必要とする人々の社会参加の機会が広がることに繋がれば，これ以上の望みはありません．

最後に，協同医書出版社の関川宏さんに忍耐強くお付き合いいただき，ようやく出版の運びとなりましたことを心から感謝申し上げます．

2017年11月

知念 洋美

編著者

知念　洋美（ちねん・ひろみ）千葉県千葉リハビリテーションセンター　リハビリテーション療法部

執筆者（五十音順）

東江　浩美（あがりえ・ひろみ）国立障害者リハビリテーションセンター　病院　リハビリテーション部 言語聴覚療法

木場由紀子（こば・ゆきこ）目白大学 保健医療学部 言語聴覚学科

東川　　健（とうかわ・たけし）横浜市総合リハビリテーションセンター 発達支援部 難聴幼児課

西脇　恵子（にしわき・けいこ）日本歯科大学附属病院 言語聴覚士室

平山　孝子（ひらやま・たかこ）井野口病院 リハビリテーション科

村西　幸代（むらにし・さちよ）君津中央病院 医療技術局 リハビリテーション科

吉畑　博代（よしはた・ひろよ）上智大学大学院 言語科学研究科

目　次

はじめに　iii

編著者・執筆者一覧　v

第1章 ● 総 論 AACの5W1H【知念 洋美】 ………… 1

Ⅰ WHAT？ AACの定義～AACって何？ ………… 2

1 AACの定義　2

2 AACの構成要素　3

1 記号（symbol）／2 形態（form）／3 行動計画（strategy）／4 入力・出力技術（technique）

Ⅱ WHY？ AACの背景と目的～なぜ導入するのか？ ………… 17

Ⅲ WHO？ AACの対象と支援者～誰が恩恵を受け，誰が支援をするのか？ ………… 18

Ⅳ HOW？ AAC導入の流れ～どのように導入するのか？ ………… 19

1 現在のコミュニケーション評価　19

1 現在のコミュニケーション手段～しているコミュニケーション／2 活動参加機会とコミュニケーションニーズ／3 AAC活用能力～できるコミュニケーション

2 目標設定　32

1「今日のAAC」の目標設定／2「明日のAAC」の目標設定

3 実践　35

4 効果測定　35

5 フォローアップ　35

Ⅴ WHERE？ AACの導入場面～どこでサービスを提供するのか？ ………… 36

Ⅵ WHEN？ AAC導入時期～支援の時期はいつか？ ………… 36

第2章 ● 知的能力障害および小児期発症の運動機能障害におけるAAC 【知念 洋美】 …… 39

Ⅰ 言語症状と予後の概観 …… 40

1 原因と症状 40

1 知的能力障害および小児期発症の運動機能障害の主たる原因／2 知的能力障害でみられる言語・コミュニケーション症状／3 小児期の運動機能障害でみられる言語・コミュニケーション症状

2 機能改善のためのアプローチ 49

1 言語発達を促すアプローチ／2 発声，構音機能の獲得・改善へのアプローチ／3 活動参加を支援するアプローチ／4 家族・保護者と支援者を支援するアプローチ

3 一般的な予後とAAC適用の考え方 50

1 予後に影響する因子／2 AACを適用する際のSTの視点

4 本人・家族・支援者のニーズ 51

1 本人の障害認識とニーズ／2 家族の障害認識とニーズ／3 支援者の障害認識とニーズ

Ⅱ AAC導入のための掘り下げ検査 …… 53

1 姿勢・運動面で確認しておくこと 53

2 感覚入力で確認しておくこと 53

3 認知面で確認しておくこと 55

4 言語・コミュニケーション面で確認しておくこと 55

5 心理面で確認しておくこと 57

6 社会的資源で確認しておくこと 57

Ⅲ AACの考え方を軸にしたアプローチ …… 58

1 異なるモダリティの記号を媒介に言語発達を促すアプローチ 58

2 実用的コミュニケーションを拡大するアプローチ 60

1 好きな物を選ぶ／2 要求／3 拒否／4 yes-no表現／5 報告／6 やりとり／7 質問／8 会話の調整

3 子どもの支援者への支援 67

1 モデリング／2 AACに関する情報共有／3 語彙のマネジメント

Ⅳ 臨床における実践例 69

1 Aさん：発語困難な言語発達障害児 69
1 ケース紹介／2 初回評価／3 目標と支援プログラム／4 経過／5 考察

2 Bさん：発語を拡大した脳性麻痺児 72
1 ケース紹介／2 初回評価／3 目標と支援プログラム／4 経過／5 考察

3 Cさん：四肢麻痺と知的能力障害の重複障害児 74
1 ケース紹介／2 初回評価／3 目標と支援プログラム／4 経過／5 考察

4 Dさん：視覚聴覚二重障害等の重複障害児 76
1 ケース紹介／2 初回評価／3 目標と支援プログラム／4 経過／5 考察

コラム 視覚障害【東江 浩美】 80

コラム 視覚聴覚二重障害，盲ろう【東江 浩美】 88

第3章 自閉スペクトラム症におけるAAC【東川 健】… 93

Ⅰ 主な症状と予後の概観 94

1 原因と症状 94

2 ASDのある人へのアプローチ 96

3 一般的な予後とAAC適用の考え方 96
1 予後に影響する因子／2 AACを適用する際の視点

4 本人・家族・支援者のニーズ 100
1 本人の障害認識とニーズ／2 家族の障害認識とニーズ／3 支援者の障害認識とニーズ

Ⅱ AAC導入のために行う評価 102

1 姿勢・運動面で確認しておくこと 102

2 感覚入力で確認しておくこと 102

3 認知面で確認しておくこと 103

4 言語・コミュニケーション面で確認しておくこと 103
1 言語発達全般の評価／2 視覚的記号のレベルについての評価／3 コミュニケーションについての評価／4 会話面についての評価

5 心理面で確認しておくこと 107

6 社会的資源で確認しておくこと 109

Ⅲ AACの考え方を軸にしたアプローチ 110

1 ASDなどの発達障害におけるAACアプローチの考え方と課題 110

2 記号の学習 112

3 ディバイスの選択 112

4 ストラテジー 117
1 個別化／2 連携と日常場面への支援

Ⅳ 臨床における実践例 118

1 Eさん：発語困難なASD児 118
1 ケース紹介／2 評価／3 目標と支援プログラム／4 経過／5 考察

2 Fさん：聴覚障害を重複するASD児 122
1 ケース紹介／2 評価／3 目標と支援プログラム／4 経過／5 考察

3 Gさん：知的機能に遅れのないASD児 126
1 ケース紹介／2 評価／3 目標と支援プログラム／4 経過／5 考察

コラム 発達性読み書き障害【東川 健】 133

第4章 ● 構音障害におけるAAC【西脇 恵子】 141

Ⅰ 言語症状と予後の概観 142

1 原因と症状 142
1 構音障害の主たる原因／2 構音障害で見られる主な症状

2 機能改善のためのアプローチ 144
1 運動や感覚の機能に直接アプローチする方法／2 代償手段を使ってアプローチする方法／3 コミュニケーション行動全般を向上させる意義

3 一般的な予後とAAC適用の考え方 145
1 構音障害の予後に関係する因子／2 AACを適用する際のSTの視点
4 本人・家族・支援者のニーズ 149
1 患者本人の障害認識とニーズ／2 家族・介護者の障害認識とニーズ／3 支援者の障害認識とニーズ
Ⅱ AAC導入のための掘り下げ検査 151
1 姿勢・運動面で確認すること 151
1 発声発語器官の運動機能／2 上肢・下肢・体幹・顔面の感覚や運動機能／3 発話に関する明瞭度／4 疾患特異の重症度や機能分類
2 感覚入力で確認すること 154
1 聴覚の検査／2 視覚の検査／3 触覚の検査
3 認知面で確認しておくこと 155
1 意識レベル／2 全般的な知能／3 記憶の機能／4 遂行機能
4 言語・コミュニケーション面で確認しておくこと 156
5 心理面で確認しておくこと 156
6 社会的資源で確認しておくこと 156
Ⅲ AACの考え方を軸にしたアプローチ 158
1 歯科補綴装置：運動機能にアプローチする方法 158
2 ジェスチャー：外部手段を使わないアプローチ 158
3 表情：外部手段を使わないアプローチ 159
4 口形を見る方法：外部手段を使わないアプローチ 159
5 口形と文字列を並列させる方法：外部手段を使わないアプローチ 160
6 書字：ローテクノロジーな手段 160
7 文字盤：ローテクノロジーな手段 162
1 五十音表を指さす方法／2 透明文字盤：ローテクノロジーな手段
8 コミュニケーション専用の機器を使う方法：ハイテクノロジーな手段 164
1 トーキングエイド／2 レッツチャット／3 ボイスキャリー ペチャラ
9 コンピュータやタブレットなど汎用機器を使う方法：ハイテクノロジーな手段 165

1 トーキングエイド for iPad／2 指伝話／3 指伝話ボード／4 伝の心／5 オペレートナビ TT／6 ハーティーラダー

10 音声合成ソフトを使用する 168

11 入力の方法 168

Ⅳ 臨床における実践例 168

1 Hさん：パーキンソン病 168
1 ケース紹介／2 評価／3 目標とAACを用いた支援プログラム／4 経過／5 考察

2 Iさん：ALS 170
1 ケース紹介／2 評価／3 目標とAACを用いた支援プログラム／4 経過／5 考察

3 Jさん：ALS 172
1 ケース紹介／2 評価／3 目標とAACを用いた支援プログラム／4 経過／5 考察

4 Kさん：小脳梗塞 174
1 ケース紹介／2 評価／3 目標とAACを用いた支援プログラム／4 経過／5 考察

5 Lさん：脳外傷 176
1 ケース紹介／2 評価／3 目標とAACを用いた支援プログラム／4 経過／5 考察

コラム 聴覚障害【木場由紀子】 180

第5章 失語症と発語失行におけるAAC【吉畑 博代, 村西 幸代】 185

Ⅰ 言語症状と予後の概観 186

1 原因と症状 186
1 原因／2 主な症状

2 機能改善のためのアプローチ 189
1 刺激・促通法／2 機能再編成法／3 認知神経心理学的アプローチ

3 一般的な予後とAAC適用のための考え方 190
1 回復に影響する因子／2 AACを適用する際のSTの視点

4 本人・家族・支援者のニーズ 195
1 本人の障害認識とニーズ／2 家族の障害認識とニーズ／3 支援者の障害認識とサポート

Ⅱ AAC導入のための掘り下げ検査 198

1 姿勢・運動面で確認しておくこと 198

2 感覚入力で確認しておくこと 199
1 視覚／2 聴覚

3 認知面で確認しておくこと 200

4 言語・コミュニケーション面で確認しておくこと 200
1 言語面／2 コミュニケーション面／3 言語・非言語を用いたコミュニケーションの運用面

5 心理面で確認しておくこと 201

6 社会的資源で確認しておくこと 202

Ⅲ AACの考え方を軸にしたアプローチ 203

1 発展段階にいる人たち 203

2 状況文脈を利用して選択を行う人たち 204

3 自立前の状態にいる人たち 205

4 機器の保存メッセージを使う人たちと新しいメッセージをつくり出す人たち 207

5 特定のニーズをもつ人たち 208
1 スマートフォンを使用した喚語思い出し支援アプリ／2 要約字幕作成支援ソフト

Ⅳ 臨床における実践例 210

1 Mさん：前言語訓練【村西 幸代】 210
1 ケース紹介／2 基本的コミュニケーション能力の改善を目指した「やり取り」課題／3「状況判断力」を用いたマッチング訓練からYes-No応答の確立を目指した訓練／4 考察

2 Nさん：言語機能訓練からAACのディバイスとして活用【村西 幸代】 212
1 ケース紹介／2「話す能力の再建」を目指した訓練／3 タブレット用アプリの音声認識を用いた音声言語の表出訓練からAACのディバイスとしての活用につながった訓練／4 考察

3 Oさん：描画やジェスチャーの訓練【村西 幸代】 214
1 ケース紹介／2 コミュニケーション評価／3 支援プログラム／4 経過／5 考察

4 Pさん：携帯電話のメール操作訓練【吉畑 博代, 平山 孝子】 217
1 ケース紹介／2 訓練開始前のメールの使用状況／3 メール訓練の内容／4 メール訓練前後の遂行度と満足度／5 考察

5 まとめ【吉畑 博代, 村西 幸代】 221

コラム 高次脳機能障害【西脇 恵子】 226

言語聴覚士向けのリソース【知念 洋美】 231

索 引 234

第1章

総論
AACの5W1H

みなさんは，患者の予後について「音声言語の獲得，あるいは回復が難しい」と判断したときに，「AACアプローチ」というキーワードを思い出された経験がきっとあるでしょう．また，ICT（Information and Communication Technology）と呼ばれる情報通信技術がすべての人の可能性を開くことに希望を感じるでしょう．果たしてSTが捉えているAACの概念は的確でしょうか．そして適切にAACの知識とスキルを運用しているでしょうか．
総論では，AACの概念と適用について，できるだけわかりやすく解説をします．また，訳した用語の意味が適切に伝わるように，また英文文献と対照しやすいように，可能な限りカッコ内に英語を併記しています．

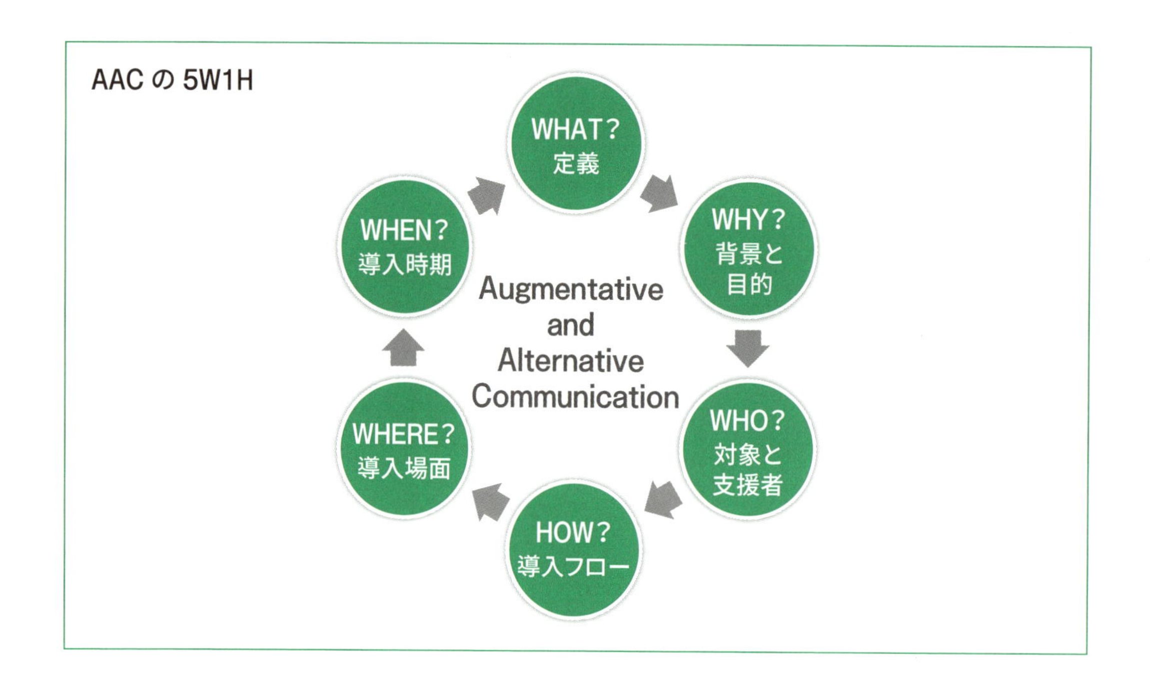

I WHAT？ AACの定義〜AACって何？

AAC（Augmentative and Alternative Communication）は，「拡大・代替コミュニケーション」と訳され，音声言語・文字言語を補助，代替し，コミュニケーションを拡大するアプローチをさす．日本では，AAC（エーエーシー）と略称で呼ばれることが多い．歴史的には1950年代に端を発し，喉頭摘出者のための筆談，食道発声，人工喉頭や，失語症者や運動障害児者のコミュニケーションボード，知的能力障害児への手話（sign language），身ぶり（manual sign）導入などの実践が臨床家たちによって行われてきた．こうした音声言語の表出を補助，代替する技術や工夫を積み重ね，コミュニケーション障害児者の社会参加と啓発に取り組む今日の姿までを文献でたどることができる[1]．AACの発展には，支援技術（AT：Assistive Technology），情報通信技術（ICT：Information and Communication Technology）などの近接領域の急速な発展を抜きにして語ることができない．ここでは，まずAACの定義と4つの構成要素について，順を追って詳しく紹介する．

1 AACの定義

ASHAによるAACの定義は以下の通りである．

AACは，言語（speech-language）の表現と理解のどちらかまたは両方の障害によって，著しい，複雑なコミュニケーション障害をもつ人のニーズに取り組む臨床領域である．絵／写真のコミュニケーションボード，線画，音声出力機器（SGD），触覚系の実物，身ぶり，ジェスチャー，指文字などのさまざまな技術やツールを用いる．そしてコミュニケーション障害をもつ人が思考，要求とニーズ，感情，アイディアを表現することを支援する．話しことばを補助するためにAACが使われるときは拡大で（augmentative）あり，話しことばがない，または機能的でないために置き換えるときは，代替（alternative）である．術後ICUにいる患者が使うような場合は，AACは一時的なものであるし，人生を通じて何らかの形式のAACを必要とする人が使う場合は永続的なものだろう[2]．

アメリカで版を重ねるAACの標準的なテキストブックの編著者で，言語聴覚士（SLP：Speech-Language Pathologist）であるD.Beukelmanは，今すぐに使えるコミュニケーションを「今日のAAC」（AAC Interventions for Today），将来を見越したコミュニケーションを「明日のAAC」（AAC Interventions for Tomorrow）と呼んでいる．そしてその両方について，目標設定を行うことの重要性を強調している[3]．

2 AACの構成要素

AACをシステムとして捉え，1記号（symbol），2形態（form），3行動計画（strategy），4入力・出力技術（technique）の4つの構成要素に分けて紹介する（図1）．

1 記号（symbol）

記号（symbol）は，そのモダリティから，①音声記号，②身ぶり記号，③視覚的記号，④触覚的記号の4つに分類される．図2（記号のモダリティと恣意性）に①音声記号，②身ぶり記号，③視覚的記号，④触覚的記号を整理して示す．それぞれの記号には難易度がある．学習が容易な記号は有縁的（guessable，transparent）記号と呼ばれる．これは，記号の形式と意味が結びつきやすいという意味である．有縁的記号には，「ワンワン」という幼児語の音声，別れ際にバイバイと手を振る身ぶり，絵のように具象的な絵記号などが例として挙げられる．一方で，記号の形式と意味の結合に一定の学習が必要なものは，恣意的（arbitrary，opaque）記号と呼ばれる．恣意

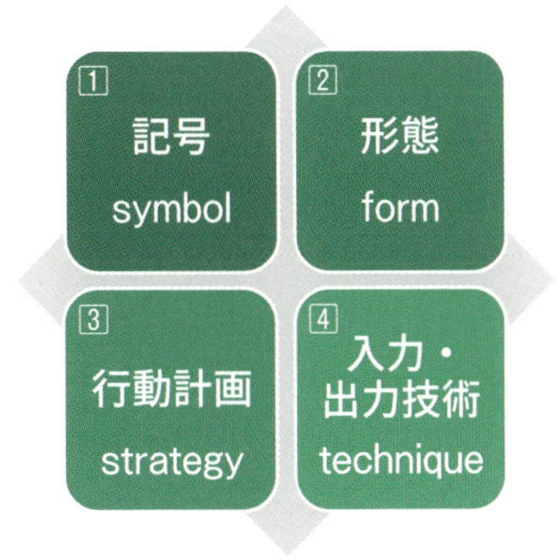

図1●AACの構成要素（文献2）
AACシステムは，1記号，2形態，3行動計画，4入力・出力技術の4つの構成要素からなる

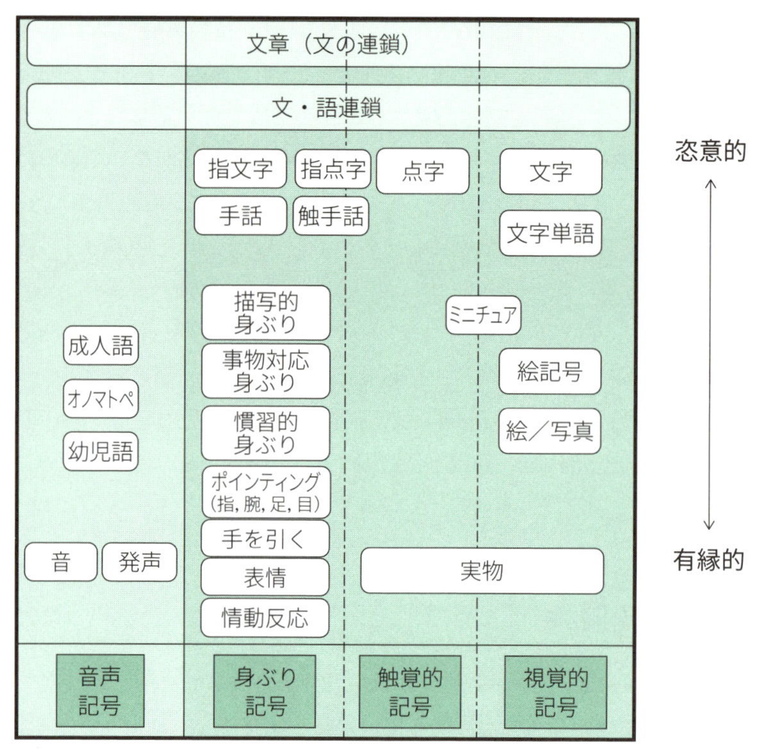

図2●記号のモダリティと恣意性

的記号には，私たちが一般に使う成人語の音声，抽象的な概念を表す手話，文字などの例がある．こうした記号の難易度は「恣意性」と表現される．

4つの記号の具体的な内容を見てみよう．図2のモダリティごとに，恣意的なものから順に説明する．

① 音声記号（speech）

「成人語」は，通常の音声記号をさす．

「オノマトペ」は擬音語，擬声語，擬態語などをさす．キラキラ（光るもの全般），ピンポーン（ドアチャイム，正解）などがその例で，日常的に使用されるが，「成人語」よりも有縁的である．

「幼児語」は，小児およびその支援者が用いる有縁的な音声記号で，「マンマ」（食物）や「チョキチョキ」（はさみ）などがその例である．

ここでの「発声」は，分節化された音声パターンを形成していないため，正確には記号ではないが，意図を持って使用される音声をさす．たとえば，「オー」という音声で相手の注意を喚起するのは「発声」の例である．

「音」は自然音，人や物が発する音，音楽などをさす．雨音，動物の鳴き声，ノックの音，車のエンジン音などが例として挙げられる．

② 身ぶり記号（manual sign）

「手話」（sign language）は，手指以外の顔部位や表情，周囲の空間を使用して表現する，独自の文法を持った言語体系である．図3に手話の例を示す．

「指文字」は仮名一音，アルファベット，数字などを手指で表現する．図4に指文字を示す．

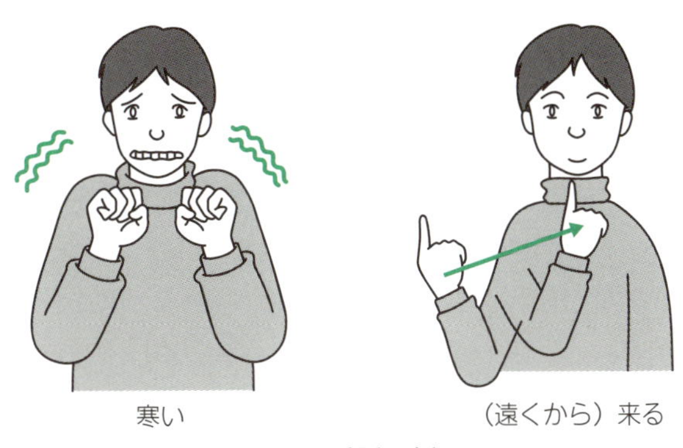

図3●手話の例

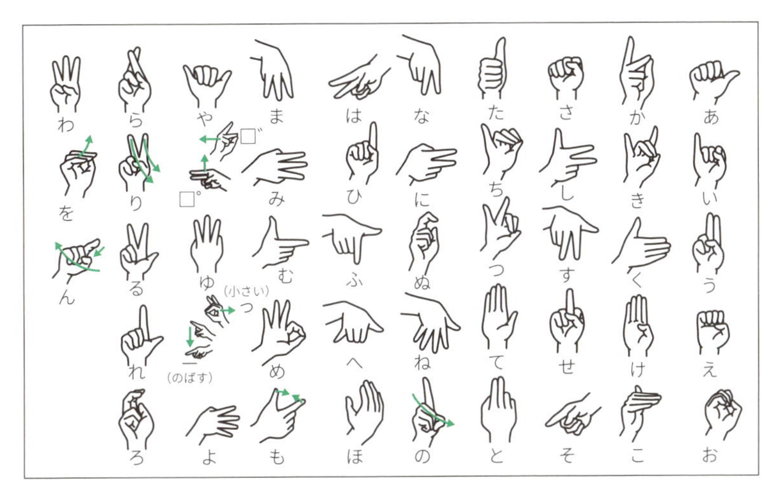

図4●指文字

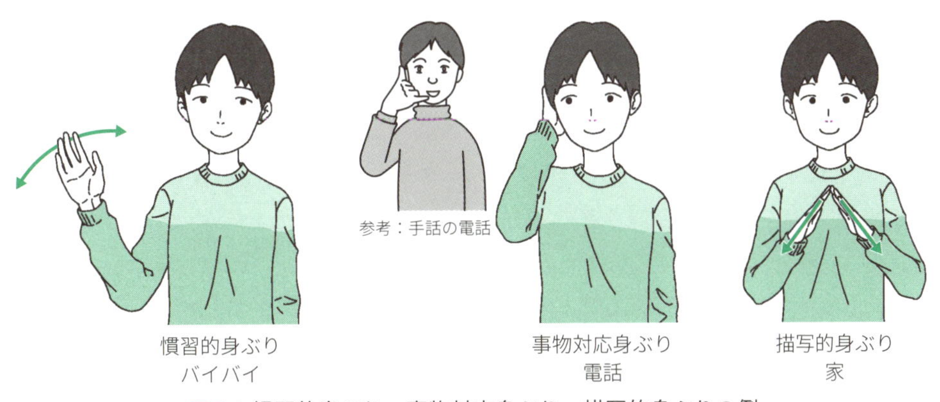

図5●慣習的身ぶり，事物対応身ぶり，描写的身ぶりの例

図5に小児領域で区別する3つの身ぶり記号「慣習的身ぶり」「事物対応身ぶり」「描写的身ぶり」の例を示す．三者は，恣意性，すなわち形式と意味の結びつきや，上肢操作の複雑さが異なる．働きかけの初期には，有縁的で，かつ上肢操作が粗大な慣習的身ぶりや事物対応身ぶりから導入すると学習しやすい．イギリスの手話（BSL：British Sign Language）を元に開発されたマ

カトンサインには，三者の身ぶりが含まれている．

身ぶり記号の有縁的なものに，「ポインティング」「手を引く」「表情」「情動反応」がある．これらは欧米ではgestureと総称される[注]．具体的な例を挙げる．

「ポインティング」とは，対象を身体の一部でさし示すことである．直接対象をさし示す場合と，空間的に離れた対象をさし示す場合がある．「指さし」が最も典型的な「ポインティング」であるが，ほかにも握り拳や足などの手指以外の身体部位を使って直接さす，腕の動きや頭部の動きで離れた対象をさす例がある．また頭部にディバイスを装着して「ポインティング」する事例もある．また眼球の動きでも「ポインティング」が可能である．アイゲイズ（eye gaze）と呼び，対面した相手が読み取る場合や，カメラで眼球運動を検出し，機器に入力する技術もある．

「手を引く」は，相手の手を引き，対象物に近づける．幼児が大人の手を引いて冷蔵庫の前に連れていく場面を経験したことがあるだろう．

「表情」は，頭部・顔面部位の動きによって，快・不快を筆頭に，要求・拒否，同意・非同意，肯定・否定，わかる・わからないなどの意思や感情のニュアンスを表出する．本人に明らかな伝達意図がないが，相手が表情を読み取り，意思や感情を推測する場合もある．

「情動反応」は，笑う，泣く，怒るなどの感情を伴った表情や身体の動きをさす．

③視覚的記号（graphical symbol）

「文字」は最も恣意的な視覚的記号である．1文字単位を「文字」，文字パターンとして意味を表す単位を「文字単語」として区別する．漢字は表意文字であるのに対し，ひらがなやカタカナは表音文字である．多くの漢字では1文字が表すのは意味となり，仮名文字では音素になる．

「絵記号」（pictorial symbol）の例を表1に示す．日本で知られている「絵記号」のうち，PCS（Picture Communication Symbols），ドロップス（Drops：The Dynamic and Resizable Open Picture Symbols），JIS絵記号，BlissSymbolsの4つを紹介する．

PCS（Picture Communication Symbols）は，アメリカで最も普及している絵記号である．ほぼ絵に近い具象的なカラーの絵記号と白黒のやや抽象度の高い絵記号の両方が用意されている．40カ国で翻訳され，語彙数は各国のローカルな語彙も含め約12,000語あり，毎年追加更新される．PCSの利用には，アプリケーションBoardmakerの購入が必要である．

ドロップスは，日本で考案された絵記号である．カラーと白黒の絵記号がある．語彙数は2000語（2017年11月現在）で，CD付き書籍またはホームページからの無償ダウンロードで利用できる．またiOSの端末でドロップスを使えるアプリのドロップトーク，Word，Excel，PowerPointなどのソフトでドロップスを使えるアドインソフト（オフィスDEドロップス）なども開発されている．

JIS絵記号は，PICシンボルをベースにJIS規格に基づいてデザインされた絵記号である．黒地に白の図形はロービジョンの人にも視認性がよいとされる．語彙数は約300語あり，ホームページから無償でダウンロードが可能である．

BlissSymbolsは，第二次世界大戦中に異言語使用者間のコミュニケーションを目的に開発され

注）日本語の「ジェスチャー」は，身ぶり記号全般をさす場合があり，日本語と英語で意味が異なるので注意されたい．

表1●絵記号の比較

絵記号の名称	絵記号の例						入手先
	くつ	休む	公園	うれしい	大きい	昨日	
PCS (Picture Communication Symbols)	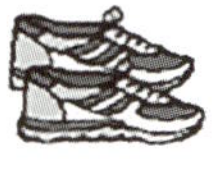	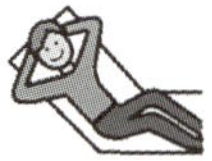	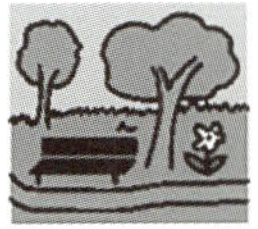	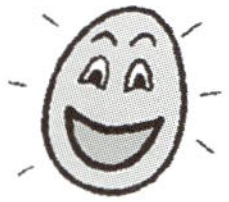	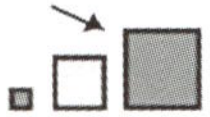	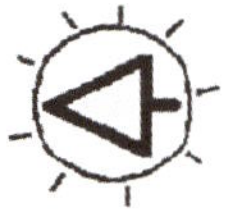	Boardmaker http://www.accessint.ne.jp/communi/sound/109.html
ドロップス (The Dynamic and Resizable Open Picture Symbols)	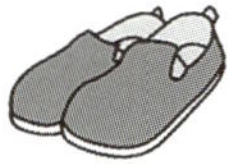	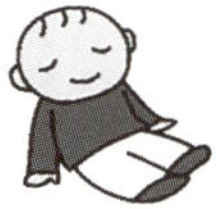	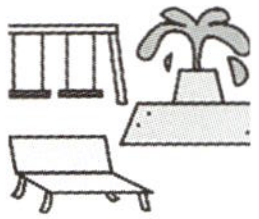	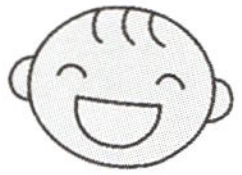	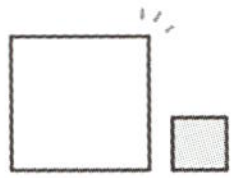	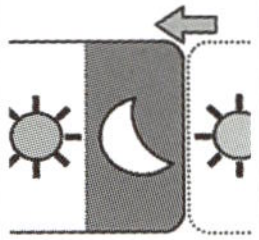	ドロップレット・プロジェクト http://droplet.ddo.jp/drops/symbols.html オフィスDEドロップス http://www.geocities.jp/jalpsjp/drops/exceldedrops.html#top
JIS絵記号	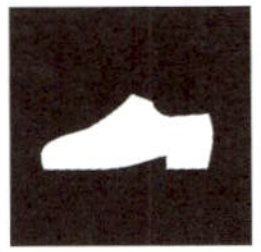	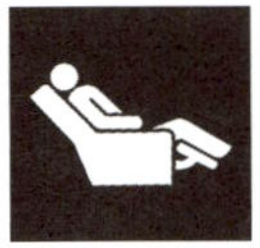	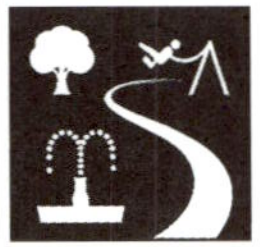	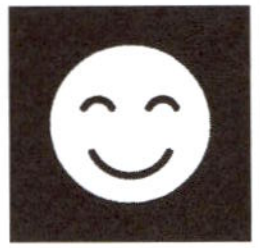	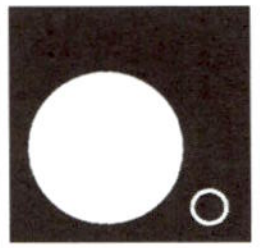	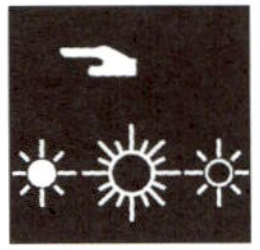	共用品推進機構 http://www.kyoyohin.org/ja/research/japan/jis_t0103.php ピクトグラム＆コミュニケーション http://pic-com.jp/dl/index.php?main_page=page_3
BlissSymbols	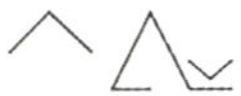	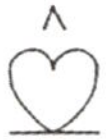	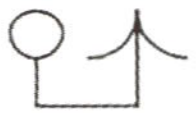	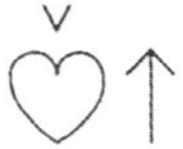	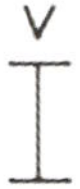	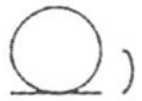	BlissOnline http://www.blissonline.se/chart

た絵記号である．黒色の線画で抽象度が高い．語彙数は約900語だが，基本の図形を組み合わせて新しい絵記号の生成が可能である．ホームページから無償でダウンロードできる．

「絵／写真」は，正確には記号と言いがたいが，ある概念を表象する代表として用いられる場合には，記号と同じ役割を果たす．たとえば，ある特定のコップの絵が飲み物全般を表すために使われたり，学校の建物の写真が学校での活動全般を表すために使われたりするのはその例である．

「ミニチュア」「実物」は，二次元上のグラフィックな記号ではないが，ある概念を表象する代表として使われる際には，記号の役割を果たし，視覚的に認知されるため，視覚的記号の延長線上にあるものとして捉える．たとえば，ミニチュアのバスがスクールバスを，バスタオルが入浴を，診察券が病院をそれぞれ表すのはその例である．

④触覚的記号（tangible symbol）

触覚的記号は，形，素材，大きさなどを触れて確認する記号である．視覚障害がある場合に活用される．

「点字」（braille）は，6つのドットを構成要素として1文字や表記符号を表す恣意的な触覚的記号である．図6に点字を示す．

③視覚的記号で述べた「ミニチュア」「実物」は，見るだけでなく，触れて認知することも可能であるため，視覚的記号，触覚的記号両方にまたがる有縁的な記号である．

また，②身ぶり記号を手で触れて認知したり，反対に身体部位に触れられることによって解読することもできる．前者の例は，触手話やタクタイルサイン（tactile sign）である．相手が表現した手話や身ぶり記号を図7のように触知して認知し，解読する．後者の例は，指点字やタッチキューである．指点字は，図8のように通訳者が本人の両手の上から点字タイプライターを打つように指を動かすことによって，本人が点字としてメッセージを解読する．

視覚聴覚二重障害（盲ろう）者が利用する「触手話」や「指点字」は，支援者は身ぶりのように手指の運動によって発信するが，本人は触覚的に記号として受信，解読する．視覚聴覚二重障害コラム（p.88）を参照されたい．

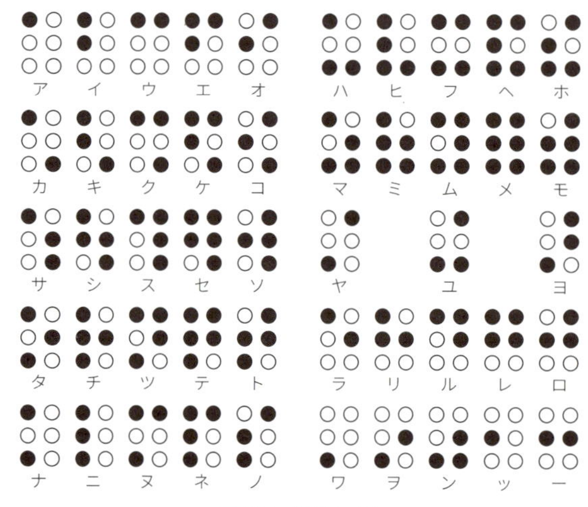

図6●点字の例

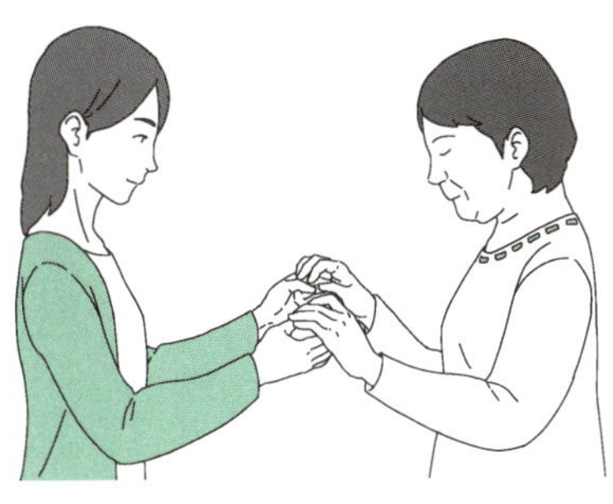
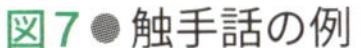
図7●触手話の例

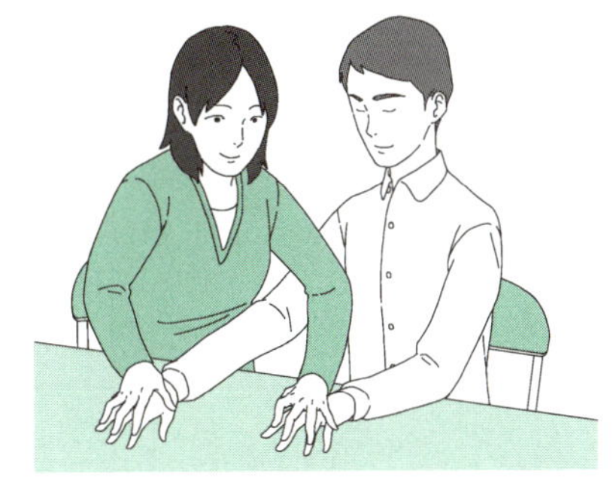
図8●指点字

2 形態（form）

AACは，エイドを使わない形態(unaided form)とエイドを使う形態（aided form）の2つのカテゴリーに分類される．エイドを使わない形態には，1で述べた①音声記号や②身ぶり記号が当てはまる．③視覚的記号や④触覚的記号を用いるときにはほとんどの場合，ディバイス（device）が必要である．ディバイスはツール（tool）ともいう．

ディバイスは，ハイテク（high-tech，electronic）とローテク（low-tech，nonelectronic）に大別される．コミュニケーションを目的としたハイテクのディバイスは，専用機と，目的に応じたアプリケーションをインストールして使うパソコンやタブレット端末などの汎用機に大別される．SGD（Speech Generating Device)，またはVOCA（ヴォカ，Voice Output Communication Aid）は音声を出力するディバイスをさすが，専用機だけでなく，汎用機で使用するアプリケーションも多数存在する．ハイテクとローテクのディバイスの特徴について表2に示す．

ローテクのディバイスは，一般に価格が安く，簡便で，構造がシンプルなため，その場ですぐ作成し，使えるという長所がある．一方で，相手は本人とディバイスに注目しなければならないため，1対1から少人数のコミュニケーション場面の使用に限定される．またコミュニケーションの記録をとりたい場合は，相手がメモなどを取る必要がある．当然のことながら，音声出力ができないため，離れた場所にいる相手に伝えるには，本人の表現した内容を音声で伝え直す，または文字に書き直して伝えることになる．

これに対して，ハイテクのディバイスの長所は，本人の能力や使用目的，ときには症状の進行に応じて，入力方法，出力方法が調整可能なことである．音声出力は重要な機能であり，これによって相手はもちろんディバイスを使う本人の興味も惹きつけ，1対複数のコミュニケーション場面で，活動への参加度が向上する．またパソコンやタブレット端末などの汎用機は，対面のコミュニケーション以外にもメールやSNS，環境制御，情報検索・収集・保存，時間・タスク管理，写真撮影，ゲームや動画鑑賞など，多様な目的を実現するアプリケーションが使用できる．一方で，短所としては，高価であることが挙げられる．一部の機器については，一定の要件を満たすと，自治体から給付を受けられる制度がある．また電子機器には，衝撃などによる故障のリスクがあり，機器操作やサポートに一定の知識が必要である．多機能であるがゆえ，複数のアプリケーションを使用する場合には，本人がアプリケーションを選択し，切り替えるときに記憶や

表2●ディバイスの特徴

		道具の例	長所	短所
ローテクディバイス		コミュニケーションカード コミュニケーションボード コミュニケーションブック 紙と筆記具	・廉価 ・軽量・簡便・故障の心配が少ない ・作成しやすい	・1対1～数人の場面での使用に限定 ・相手の注目が前提 ・聞き手の注意や記憶の負荷がかかる ・音声出力できない
ハイテクディバイス	専用機	VOCA VOCA 一体型コミュニケーションエイド	・音声出力，文字出力等が可能 ・1対複数の場面での使用に有利 ・ユーザー・聞き手の興味を惹きやすい ・（一部機器で）入力方法の選択，データ保存等が可能	・高価（要件を満たすと，自治体から給付の制度がある） ・機器操作の知識が必要 ・衝撃などによる故障のリスクがある ・カスタマイズのしやすさは，製品の自由度に依る
	汎用機	携帯電話 タブレット端末 パソコン スマートフォン	・運動機能に応じた入力方法が選択可能 ・音声出力，文字出力等が可能 ・1対複数の場面での使用に有利 ・ユーザー・聞き手の興味を惹きやすい ・アプリケーションのインストール，バージョンアップ，周辺機器の接続によって機能を拡張できる ・データやログの保存が可能	・高価（要件を満たすと，自治体から給付の制度がある） ・機器操作の知識が必要 ・衝撃などによる故障のリスクがある ・カスタマイズのしやすさは，製品の自由度に依る ・複数のアプリケーションの中からの選択や切替に認知的負荷がかかる

表3●感覚入力と発声・共鳴・構音を補うディバイスの例

聴覚障害	補聴器，人工内耳，集音器 振動式目覚まし時計
視覚障害	眼鏡，眼内レンズ，ルーペ，拡大読書機，歩行補助具 触読式時計，点字電子手帳
発声障害	スピーチカニューレ，人工喉頭，電気喉頭
共鳴の障害	パラタルリフト，スピーチエイド
構音障害	口腔内補綴物

注意の認知的負荷がかかる場合がある．

コミュニケーションに関する支援技術（assistive technology）の中には，感覚入力や発声・共鳴・構音を補うディバイスも数多くある．表3に整理して掲載する．

3 行動計画（strategy）

コミュニケーションの有効性と効率性を高めるために使う知識やスキルを総称して行動計画（strategy）と呼ぶ．英語のstrategyは，軍事用語の「戦略」に由来し，包括的で大規模な作戦遂行の計画を立てることを意味する．AACシステムを本人が使いこなすために，支援者たちが計画に基づいてさまざまな工夫を行うことを想定して，ここではstrategyを「行動計画」と訳すことにする．

AACを用いたコミュニケーションは，話しことばによる会話のスピードと比較すると，15～25倍遅いとされ，教育や就労の場で明らかに影響を受けるとする報告がある[4]．そのため，本人の活動ごとに，適切な手段を選び，コミュニケーションが円滑に成立しやすくするよう行動計画を立てる．こうすることでAACがシステムとして機能する．たとえば，学校の授業ではパソコンのアプリケーションを使い，休み時間のおしゃべりでは，手元のコミュニケーションボードを使う．帰宅したら，家族とは不明瞭な発話と身ぶりや表情で会話をし，夜間や体調不良時にはベッドサイド用のコミュニケーションボードを使う．ほかにも行動計画の具体的な例として，タイミングよくメッセージを出す工夫，文を構成する上での工夫，コミュニケーションのスピードを高める工夫などがある．図9に例を示す．会話を調整するメッセージや高頻度語を常に表示する配慮で，コミュニケーションの流れはスムーズになる．機器による単語や綴りの予測機能で候補を選択すれば，すべての文字を入力しなくても済み，入力の効率性が高まる．ホーキング博士の使うコミュニケーションシステムは，本人の過去の表現内容を学習し，次に表現する内容を文章レベルで推測し，会話，講演，論文や著作の執筆に寄与している（図10）．意味的に圧縮する（semantic compaction）ことで効率性を高めることもできる．たとえば「乗り物」の絵記号に仮名1文字「も」を組み合わせることで，本人が意図した「モノレール」を相手が類推しやすくする（図9）．ほかにも高頻度に使う表現のショートカットキーへの登録やディバイスを携帯するための工夫なども有効な行動計画である．

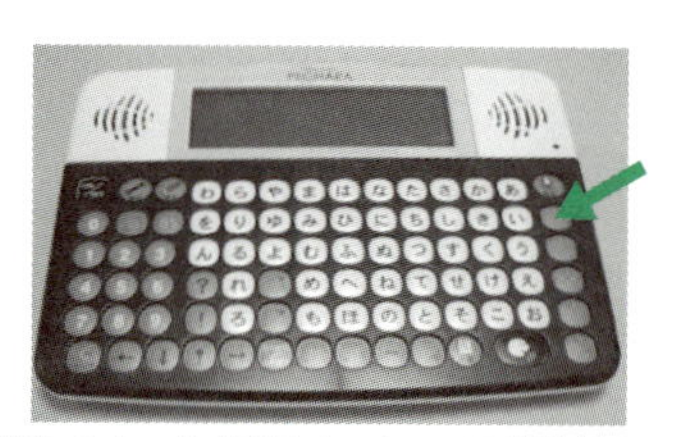

矢印部分のキーに録音メッセージが登録してある．「文字を打ち終わるまでお待ちください」というメッセージを再生してから，入力を始めると，AACに慣れていないパートナーも見通しを持って待つことができる（ボイスキャリーペチャラ）．

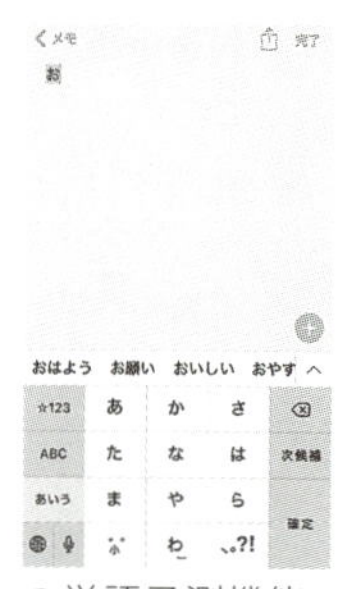

スマートフォンの単語予測機能．1文字入力する毎に，高頻度に使用する単語が予測され，候補として現れる（iOS）．

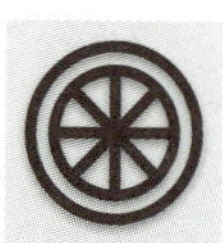 も

乗り物を表す絵記号（Sounds & Symbols）にかな文字「も」を組み合わせ，モノレールを表す．パートナーが話者の意図を推測しやすくなり，伝達効率が向上する．

図9●行動計画の例

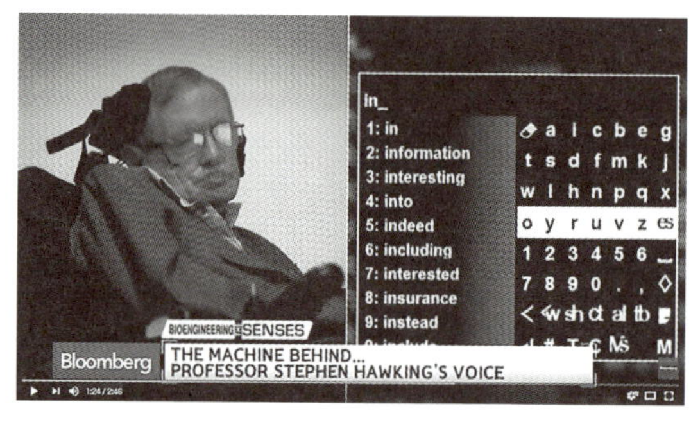

図10●ホーキング博士のAACシステム

頬の皮膚のわずかな動きを，眼鏡につけた赤外線LEDで検出し，ブロック×行×列の速いスキャンパターンでアルファベットを入力する．画面では“in”を入力した状態で，左側に予測変換された単語の一覧が表示されている．予測機能は文レベルまで可能．

https://www.youtube.com/watch?v=OTmPw4iy0hk

4 入力・出力技術（technique）

AACのメッセージを受信・発信するための支援技術（assistive technology）を入力・出力技術（technique）と呼ぶ．①選択肢セット（selection set），②選択手法（selection technique），③出力（output）に分けて述べる．

①選択肢セット（selection set）

ディバイスの必要な視覚的記号，触覚的記号は，本人に最適な選択肢を用意して，選びやすい形にして提供する必要がある．

a）ディスプレイの種類

図11にディスプレイの種類を4つ示す．

固定ディスプレイは，1つの画面に項目が固定され，選択肢がすべて見えるディスプレイである（図11，DropTalk）．

ダイナミックディスプレイは，項目を選択すると，画面が順次切り替わるディスプレイである．銀行の現金自動預払機を思い出すと，わかりやすい．スタート画面で話題を選ぶと，その話題を掘り下げられるように，あらかじめリンクした画面が自動的に現れる（図11，Sounding Board）．

ハイブリッドディスプレイは，複数のディスプレイが組み合わされたディスプレイである．たとえば，次に来る綴りの文字がハイライトされたり，単語の予測候補がリスト表示されたりする（図11）．

VSDはVisual Scene Displayの略称で，1つの情景（scene）の写真をディスプレイとして利用する（図11，Scene Speak）．文脈は限定的だが，本人にとっては豊かな文脈情報が含まれる．幼児が注目しやすいことや，適切な反応を引き出しやすいことが示されている[5]．また，発達障害や青年期にある重複障害，失語症での研究も進められている[3]．

b）ディスプレイ上の項目

ディスプレイ上の項目の配置も重要な要因である．本人が画面上の項目を検索し，操作しやすいように，項目の数，大きさ，間隔を適切なレイアウトにする．比較をするために，図12にiOSに標準装備されているキーボードとDropKeyboardを例示する．文字入力する際の，項目の数，大きさ，間隔，操作方法のちがいを確認し，操作者ができる限り負担を感じずに使用できるディ

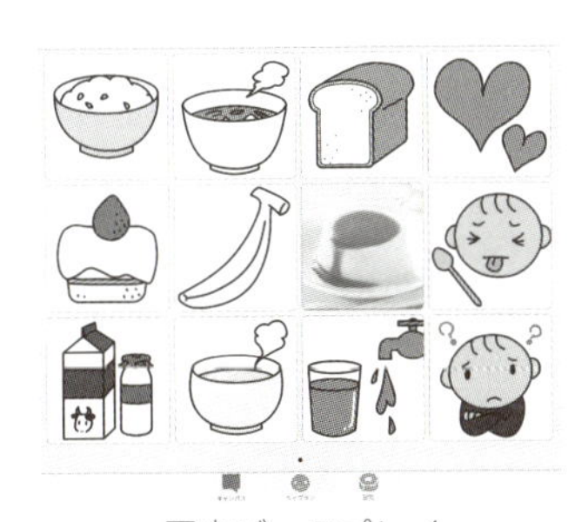

固定ディスプレイ
（iOSアプリ“DropTalk”12分割縦，
絵記号はドロップス）

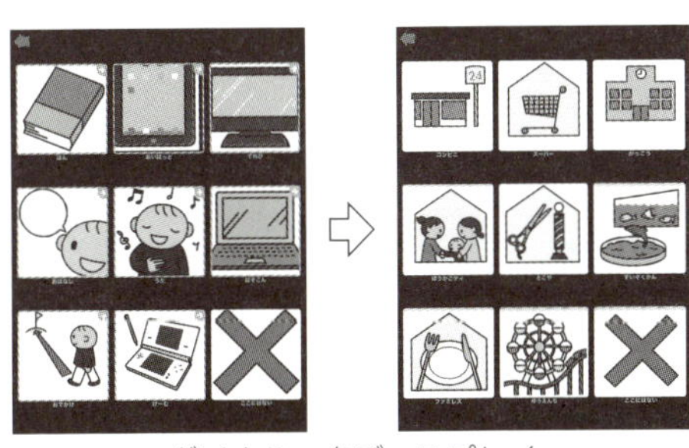

ダイナミックディスプレイ
（iOSアプリ“SoundingBoard”，絵記号はドロップス）
左下の「おでかけ」を選択すると，リンクした画面に切り替わる．

ハイブリッドディスプレイ
（予測変換）

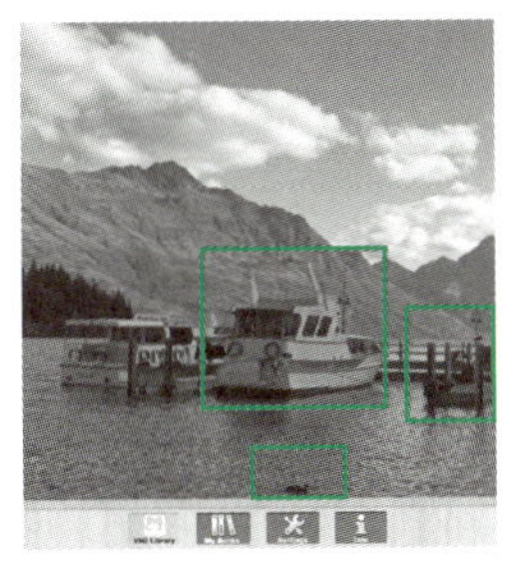

VSD（Visual Scene Display）
（iOSアプリ“Scene Speak”）

図11●ディスプレイの種類

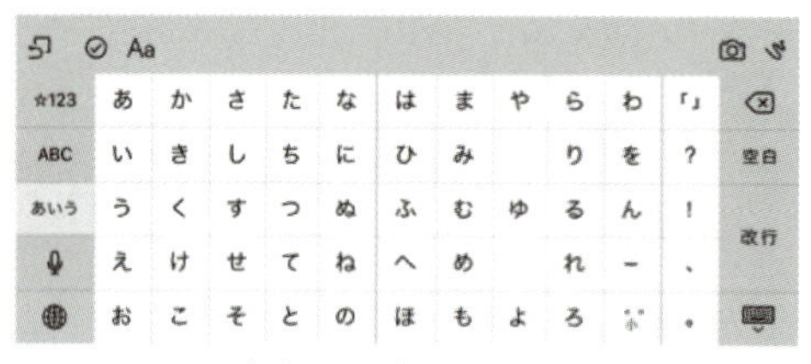

五十音入力（キー：48 個）

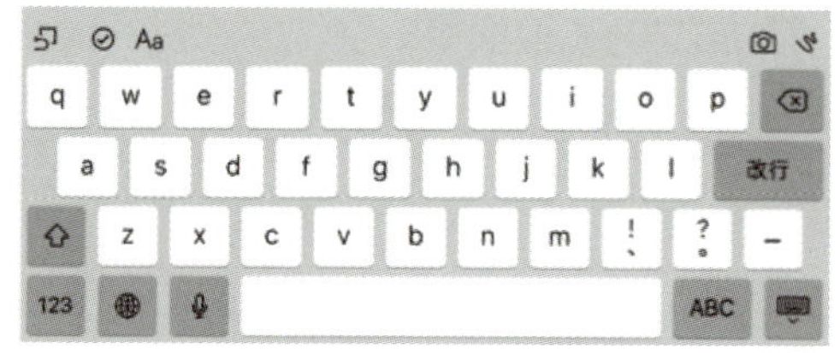

ローマ字入力（キー：26 個）

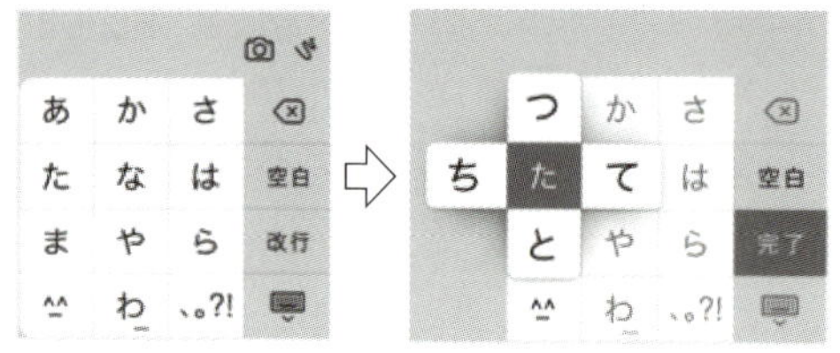

フリック入力（キー：11 個）

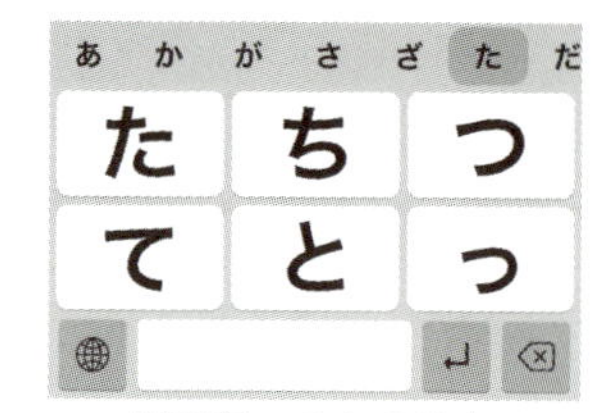

当該行のみから入力
（キー：6 個，iOS アプリ DropKeyboard）

図12●ディスプレイのレイアウトの比較

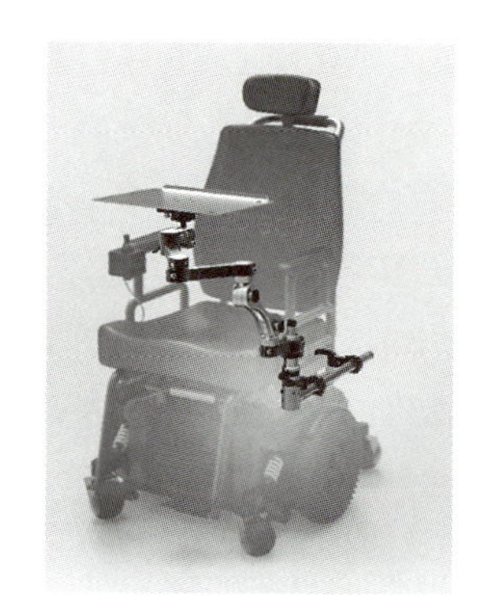

図13●マウンティングシステム
http://ideasfil.com

スプレイを選ぶ．

c）ディスプレイの位置

ディスプレイを本人にとって最適な距離，角度に設定する．多くの場合，長時間ディスプレイに向かうため，疲労しにくい設定状態を保ち，必要に応じて微調整できる補助具があると便利である．図13にディスプレイを保持するアームの例を示す（図13，マウンティングシステム）．

②選択手法（selection technique）

私たちはスマートフォンの操作をするときに，画面を見て，選択した1つの項目を直接指で触れ，操作している．運動障害のある人は，どうであろうか．随意的な運動を行う部位を決めたうえで，運動の力，範囲，速さ，正確さなどに応じた選択手法を選ぶ．ここでは，運動障害のある人の選択手法を，直接選択とスキャンの2つに分けて説明する．

a）直接選択

接触ポインティング：体の部位でディスプレイに接触することによって選択する手法である．多くの場合上肢を使うが，下肢や頭部などを使う場合もある．また図14のように，体の部位にスプリントや補助具を装着して，接触しやすい状態を作ったり，ディスプレイ側にキーガードを装

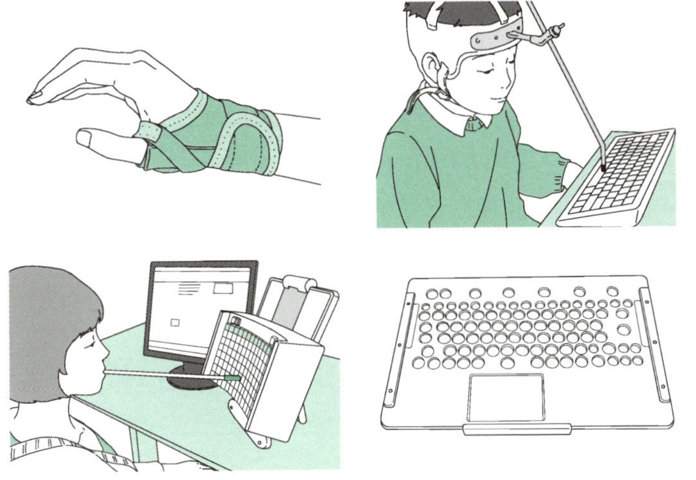

図14●スプリントや補助具の例

着して，誤入力を減らしたりする工夫もある．さらに，機器側で，作動圧や，接触するときに有効とみなされる時間の設定を調整することもできる．たとえば，正確な動きが可能な人には，有効とみなす時間を短く設定する．一方で，不随意運動がある人には，短時間の接触は無視し，一定以上の時間以上，触れた場合のみ有効となるように設定する．

非接触ポインティング：ディスプレイには接触せずに，項目を選択する手法である．プレゼンテーションのときによく使われるレーザーポインタを思い起こしてほしい．演者は手に持ったポインタを動かして，遠く離れたスクリーンのある1点をさし示す．同じように，頭部や眼球を動かして，離れた位置にある物や人，あるいはディスプレイ上の項目を選択する．本人の選択する項目の同定は，対面して眼球の動きを読み取ったり，赤外線の反射を検知したり（図19のヘッドマウスを参照），角速度のセンサーを利用したり，カメラで運動を検出したりする．

音声入力：音声認識アプリを使ったことのある人は多いだろう．マイクに向かって話しかけると，音声を文字変換して，命令が実行され，インターネット検索結果が現れる．運動障害があるが，発話が可能な人には，ストレスが少なく，パソコンやスマートフォン等の機器への入力ができる機能である．

b）スキャン

もう1つの選択手法は，スキャンである．ディスプレイの一部範囲がハイライトされているときに，スイッチで入力し，選択する手法である．メリットは，どんな身体部位を使った運動であれ，随意的なコントロールさえ可能であれば，項目の選択が可能なことである．一方，デメリットは，待機時間が生じるため，直接選択と比べると，入力の効率性が低いことである．随意運動のレパートリーの数，随意運動のスピードや正確さなどに応じて，スキャンの方式，パターン，モードを変えて，デメリットを最小限にする工夫を凝らす．

スキャン方式：図15にスキャン方式の例を2つ示す．オートスキャンは，自動的にハイライトが移動し，目的の位置でスイッチを入力して決定をする．ステップスキャンは，ハイライトをスイッチで1つずつ移動させ，目的の位置に来たらスイッチで決定する．このとき，移動用のスイッチと決定用のスイッチの2つを使う場合と，1つのスイッチで2つの機能を使い分ける場合があ

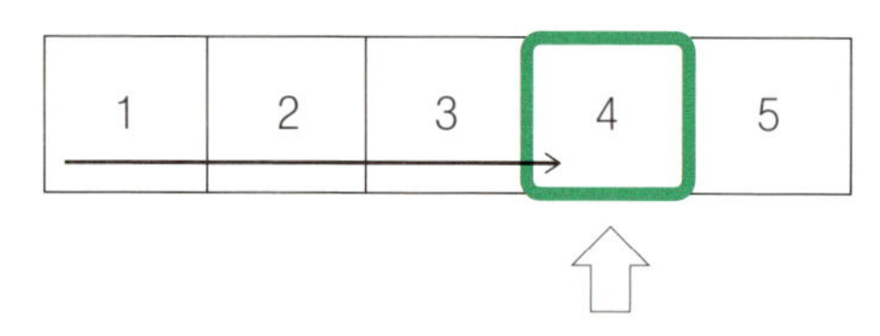

オートスキャン
1つの操作方法でコントロール

例.
自動的にカーソルが項目を移動し，項目4でAスイッチを押すと決定する.
あるいは，Aスイッチを押し続けると自動的にカーソルが項目を移動し，項目4でAスイッチを離すと決定する.

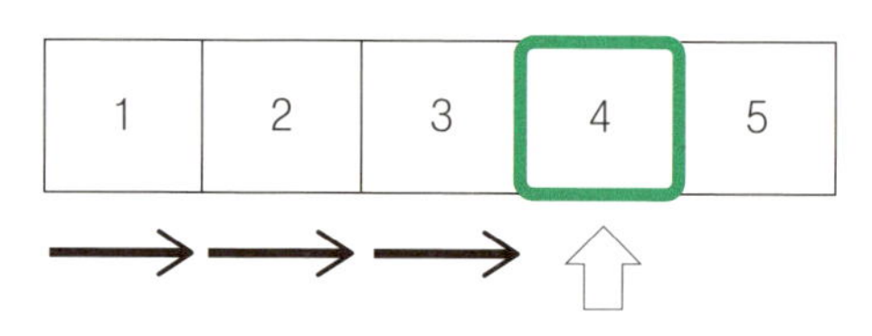

ステップスキャン
2つの操作方法でコントロール

例.
Aスイッチを押すと項目が1つ進む．3回押して，項目4でBスイッチを押すと決定する.
あるいは，Aスイッチを押すと項目が1つ進む．3回押して，項目4でAスイッチを長押しすると決定する.

図15●スキャン方式

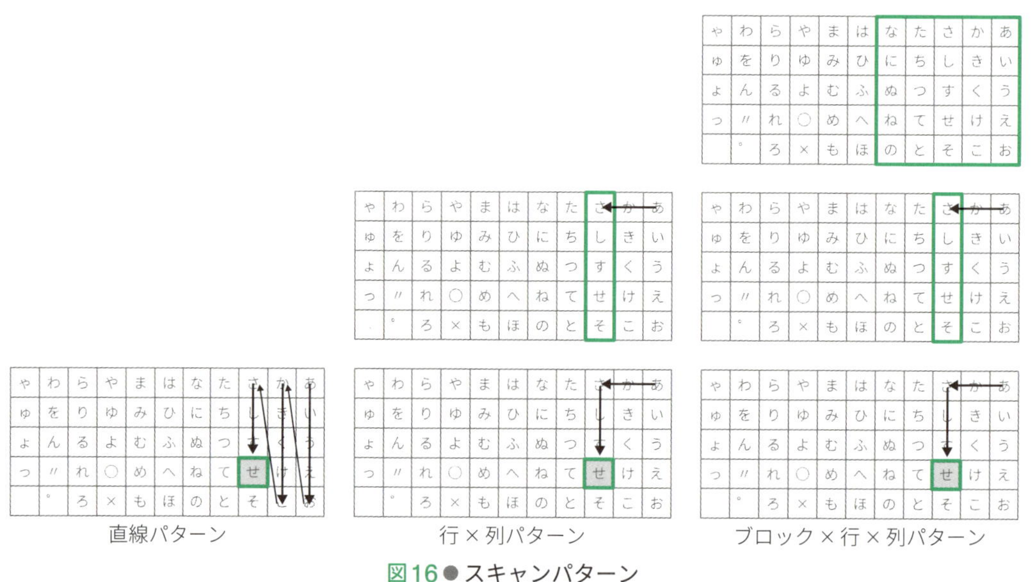

図16●スキャンパターン

る．後者の場合には，決定するときにスイッチの操作方法を変える．たとえばスイッチを一定時間以上長押しする，あるいは一定時間何もしないと入力とみなす設定を機器側で行う．いずれも本人の可能な随意運動に応じて選ぶ.

スキャンパターン：ハイライトが移動するスキャンのパターンには，バリエーションがある．端から端まで進む直線パターン，行をスキャンして，次に行内の列にハイライトが移動する行×列パターン，まずブロック，次に行，最後に列，という順に絞り込んでハイライトが移動するブロック×行×列パターンの3つを図16に示す．ルールの理解は，直線パターン，行×列パターン，ブロック×行×列パターンの順に簡単である．しかし待機時間は長いというデメリットがある．ルールの理解が可能であり，かつスイッチの操作回数を増やしても負担がなければ，ブロック×行×列パターンの効率性が高い.

スキャンモード：スキャンのハイライトを示すために，視覚的に色つきの枠や点滅などで強調して見せるのが一般的であるが，視覚障害や注意障害などで，ディスプレイを見ることに困難さがある場合には，手がかり（プロンプト）となる音声メッセージを聴覚的に提示する．またオートスキャン方式の場合には，スキャンのスピードや自動的にスキャンを繰り返す回数などを調節する．

③出力（output）

入力した結果を本人や相手にわかるように，音声，文字などに出力する．

a）音声出力

音声出力には，合成音声，録音音声，本人の音声など，いくつかの種類がある．一般には，本人の性別や年齢に近い声質やプロソディの合成音声を選んで，入力した文字を音声に変換する．また，あらかじめ誰かの音声を録音して，その録音したメッセージを再生する場合もある．

音声によってメッセージの聴覚印象は大きく影響を受けるため，音声出力にもその人らしさを重視する傾向がある．音声喪失前にALS患者の音声データを登録しておき，合成音声としてディバイスで使用する取り組み[6]がある．また，海外では音声バンクに登録されたドナーの音声から，本人の声に最も声質が近い音声を合成音声として使うサービスが実用化されている[7]．

b）ディスプレイ表示

入力したメッセージを文字などの視覚的記号で機器のディスプレイに表示する．本人がその場でモニターし，相手が読んで理解することができる．

c）印刷

入力したメッセージをプリンタで印刷して，表示する．紙媒体で保存，利用することができる．

以上がAACの4つの構成要素，すなわち1記号（symbol），2形態（form），3行動計画（strategy），4入力・出力技術（technique）の概要である．

II WHY？ AACの背景と目的 ～なぜ導入するのか？

コミュニケーションに障害を持つ人がAACシステムを利用するのは，意思の疎通を図り，コミュニケーションを成立させるという基本的な目的がある．しかしAACの価値はそこだけにとどまらない．言語には，コミュニケーション，思考，自己調整という機能がある．人は言語を介して，自分の意思決定を行い，誰かに表明する．ときには意図した通りのことが実現できず，自分の内的感情を調整して，意思を変更しなければならないときもある．誰もが人生における些細なことから重大なことまで，自分の意思を決定する権利を有しているのである．AACは，コミュニティで自分の望む活動に関わり，人々との相互交渉を行い，関係性を築くことを保証する．またそこで何かを成し，社会参加することにも貢献する．そして自己効力感を高め，人生の意義を確かめる．

つまりSTは，単にコミュニケーションの支援を行うだけでなく，その人らしく生きる活動を支える，意義深い役割を担うといえる．

ASHAは，倫理規定で，経済状況，人種，文化，使用言語，思想などによる差別を行わず，一人の例外も作らないと表明している．日本でも日本語以外の言語，異なる文化，異なる宗教を背景とした人々との共生が進みつつあり，今後も多様性はさらに進んでいくであろう．経済格差の問題もクローズアップされている．必要な人が必要なサービスを受ける権利を擁護する視点がSTに求められている．

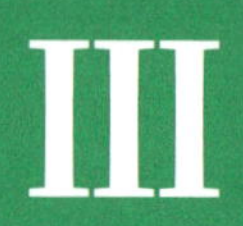

III WHO？ AACの対象と支援者 ～誰が恩恵を受け，誰が支援をするのか？

AACの恩恵を受けるのはどんな人であろうか．ASHAの定義によると，AACは複雑なコミュニケーションニーズ（CCN：Complex Communication Needs）を持つ人，重度のコミュニケーション障害（severe communication disorders）を持つ人が恩恵を受けられるとされる．具体的には，重度の知的能力障害，脳性麻痺，自閉スペクトラム症，発達性発語失行などの先天性障害，筋萎縮性側索硬化症（ALS：Amyotrophic Lateral Sclerosis）などの進行性疾患，外傷性脳損傷，脳血管障害などの後天性障害が重度コミュニケーション障害を引き起こす原因となる．コミュニケーションの障害が長く続く（permanent）場合のみならず，一時的な（temporary）コミュニケーション不全であってもAACの適用対象となる．

ISAAC（International Society of Augmentative and Alternative Communication）は，対象をもう少し広く捉え，誰もがAACを使えるとしている．そしてコミュニケーションの障害が重度であるならば，個別にカスタマイズされたAACシステムが役立つだろうと述べている．

日本でも，音声言語や文字言語を使ったコミュニケーション獲得が困難とされる重度コミュニケーション障害児者にAACを適用するという見方が一般的である．しかし，障害が軽度であっても，現在不全感を感じている人に対して，STが「今日のAAC」を適用することは，その人らしく生きる支援となるはずである．各論では，障害種別ごとに具体的なアプローチを概観しているので参照されたい．

AACの支援を行うのは，どんな人々だろうか．コミュニケーションの参加機会は，日常生活の至るところにあり，それぞれの場にさまざまな支援者がいる．家族を中心に，医療，教育，福祉，介護における専門家，たとえば，ST，作業療法士，理学療法士，医師，エンジニア，学校教諭，ソーシャルワーカー，介護支援専門員，ディバイスやアプリケーションの開発・販売業者などが，AACのアプローチを実践するチームとして専門的役割を果たすのはもちろんのことである．そしてボランティアやコミュニティのよき理解者たちも大きな役割を演じる．本人がモチベーションを持って，獲得したさまざまな能力を日常生活で汎化させるためには，コミュニティの中で人々と実際にコミュニケーションを体験することが効果的である．

そのため，STの役割は，AACのチームメンバーとして言語・コミュニケーション評価，および評価に基づく直接的な治療介入を行うだけではない．「今日のAAC」と「明日のAAC」の目標をチームに提案し，支援者間で共有すること，実際に生活場面で新たなコミュニケーションを実践すること，そしてときには支援者を育成し，増やすことによって，新たなコミュニケーションの実用化を目指す．

STは，AACのチームの中で直接的な個別支援だけでなく，支援者の支援や，支援者同士をつなぐ役割も担っている．最もよく知られる活動に，失語症会話パートナーの養成がある[8]．失語症以外の言語・コミュニケーション障害においても，STは円滑にコミュニケーションが成立するための知識やスキルを支援者にわかりやすく紹介するノウハウを持っている．AACを必要とする人にサービスが行き届き，地域生活でさまざまな人々がコミュニケーション方法に馴染みを持ち，関心を持って歩み寄ることができるように，STはその活動範囲を個別支援だけでなく，積極的に地域支援に転じる必要がある．NPO法人として，前述の失語会話パートナー養成に関わってきた和音の先駆的な活動は，学ぶところが大きい．

IV HOW? AAC導入の流れ ～どのように導入するのか？

AACを使う人が暮らす家庭，学校，職場などの地域生活の活動における，コミュニティの人々とのコミュニケーションを目的としたAAC導入のフローチャートを図17に示す．このフローチャートはBeukelman[3]とASHAによる参加モデル[注]を一部参考としている．

1 現在のコミュニケーション評価

視覚障害，聴覚障害の有無と程度，発声発語器官の形態と機能についての評価を行っておく．

1 現在のコミュニケーション手段～しているコミュニケーション

日常的に使用しているコミュニケーションの手段と伝達度について評価する．

通常の言語・コミュニケーション評価で用いる音声言語および文字言語の理解と表現，コミュニケーション態度，認知能力等の検査バッテリーの中から，適切な検査を選択し，運動障害に配慮した応答方法で実施する．表4と表5に理解，および表現に関する検査を実施する際の選択手法と応答方法を例示したので参照されたい．

言語・コミュニケーション評価の結果を図18に整理する．まず理解の手段として使う記号，

注）参加モデルとは，AACユーザーのコミュニケーションにコミュニティの同年代の人々が参加できるか，もし障壁（コミュニケーションのバリア）があるとすればそれをどう取り除くか，に着目した評価のためのモデルである．

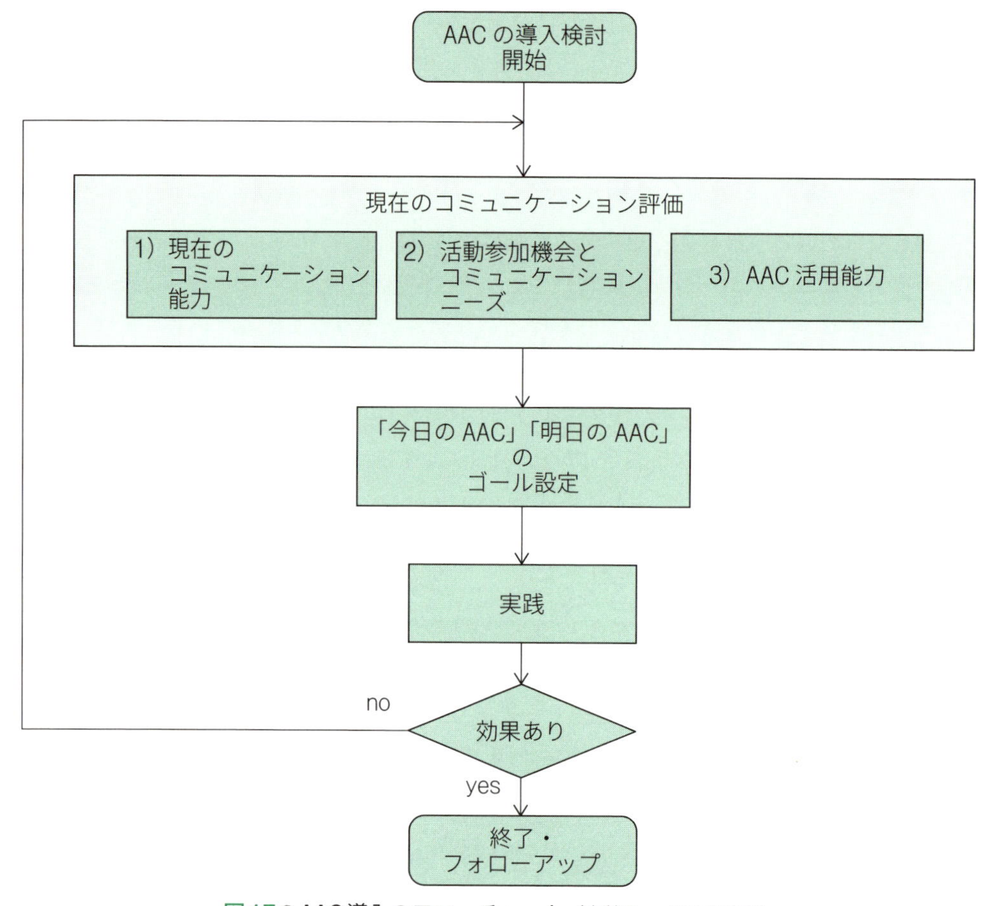

図17●AAC導入のフローチャート（文献3，p.109を改変）

表4●理解に関する検査時の選択手法の例

選択手法	例
a. 直接選択	・本人がスプリントや補助具を装着して検査図版をポインティングする ・検査者が透明板に検査図版を貼り，対面してアイコンタクトが取れるように透明板を配置し，本人が視線で選択する ・検査図版の選択肢に数字を割り振り，本人が選択肢の数字で回答する
b. スキャン	・検査者が一定の速度で検査図版の選択肢をポインティングし（ハイライト用の枠を作成して使用），本人が選択時にイエス反応を表出する ・検査者が検査図版の選択肢をポインティングし（ハイライトの枠を作成して使用），「これですか？」と1項目ごとに質問する．本人がイエス，ノー，わからないの反応を表出する

ディバイスを記載する．たとえば，周囲の人の会話を聞いて理解し，補助的に文字で書いて示すことが有効な人は，音声記号，視覚的記号の文字が理解の手段となる．次に表現の手段について，記号，ディバイス，操作に関わる身体部位，スイッチ入力について評価する．STが直接観察して評価することが望ましいが，それが難しい場合には，他職種や身近な支援者から情報を得る．また使用頻度と伝達度評価は，今後の方針を立案する上で重要な評価項目であるため，直接観察または間接的に情報を得る．図18-2に記入例を示す．理解を四角，表現を楕円で記してあ

表5 ● 表現に関する検査時の応答方法の例

①単語の呼称，短文の表現
・文字による表現が可能な場合，本人の所有するディバイス（ハイテク，ローテクいずれも可）を使用して応答する ・ディバイスを所有していない場合は，五十音表を提示し，本人が直接選択，または検査者がスキャンして，応答する（表4参照）
②日常的質問
・文字による表現が可能な場合，①に準じて検査を実施する ・文字単語や絵記号による表現が可能な場合は，本人所有のディバイス（ハイテク，ローテクいずれも可）を使用して応答する ・ディバイスに適切な語彙がない場合には，あらかじめ作成しておいた質問に対する答えの選択肢のセットを使用する．文字単語，あるいは絵記号で誤答を含む選択肢を1つの質問について3個以上，作成しておく．ハイテク，ローテク，両方あるとさらに望ましい．本人が選択肢の中から直接選択，または検査者がスキャンして，応答する（表4参照） ・質問に対する答えの選択肢のセットを検査者が読み上げ，本人がイエス・ノー反応で応答する

る．

2 活動参加機会とコミュニケーションニーズ

本人の主訴に沿って，活動参加機会とコミュニケーションニーズについて評価する．評価の枠組みと記載例を表6に示す．本人が参加する活動場面をいくつかピックアップし，その場面で本人に近いモデルとなる参加者を選ぶ．①モデルとなる参加者が活動にどのように参加し，どのようなメッセージや語彙を使っているか，同様に，②本人の活動参加とメッセージや語彙の使用を観察する．モデルとなる参加者の行動は，本人の参加の目標の一例として参考にする．表6-2に記載例を示す．

3 AAC活用能力〜できるコミュニケーション

本人にふさわしいAACシステムの候補を選ぶための能力評価を行う．

①作業用姿勢

運動障害があり，安定した座位がとれない場合には，事前に，作業療法士や理学療法士から適切な姿勢保持に関する情報を得ておく．あるいは，同席を依頼し，協力して評価が行えればさらに望ましい．薦められた姿勢で，ディスプレイの注視，入力のための随意的操作を行い，身体への影響，注意の集中，易疲労性を評価する．そして，姿勢保持の設定（ポジショニング）について作業療法士や理学療法士から追加の助言を受ける．

②運動能力の評価

a）随意的運動

体に近い距離に置いた対象物にリーチして，直接選択ができる随意的運動を探す．指・手・肘・肩などの上肢の動きを優先に，頭部，下肢など，日常生活でポインティングに使っている運動をリストアップする．対象物に接触してポインティングできる運動が見つからない場合は，眼球や頭部を動かして視線による選択が可能かどうか，非接触ポインティングの可否を確認する．

いずれの場合も，運動の範囲，意図してから反応するまでの時間，運動の精緻さ，正確さなど

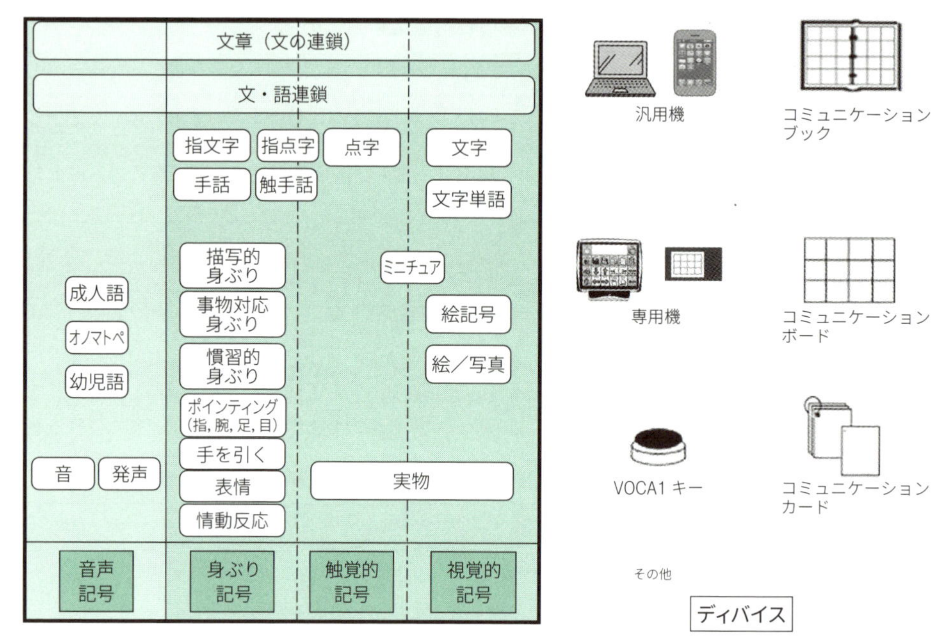

図18-1●現在のコミュニケーション手段

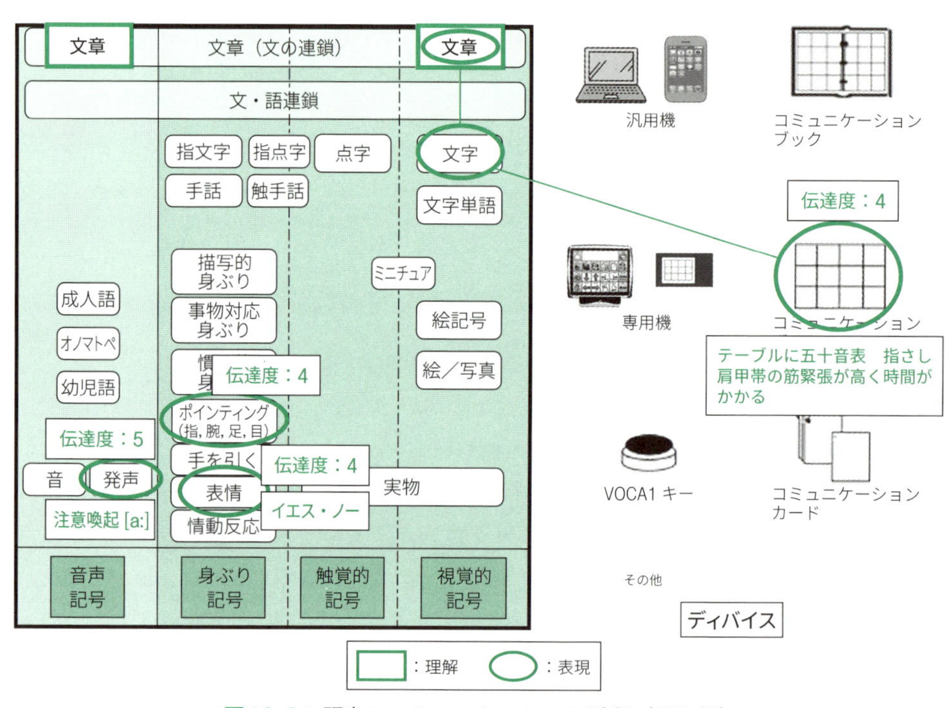

図18-2●現在のコミュニケーション手段（記入例）

を確認する．作業療法士や理学療法士の助言を受け，反射を利用した運動，長期使用により痛みや変形を引き起こす可能性のある運動などは，除外する．また，必要に応じてスプリントの作製やキーガードの装着をする．

表6-1●活動参加機会とコミュニケーションニーズ

活動場面：
活動の目的：

	スケジュール	モデルとなる参加者		本人	
		対象と行動	使用しているメッセージや語彙	行動	使用しているメッセージや語彙
1					
2					
3					
4					
5					

表6-2●活動参加機会とコミュニケーションニーズ（記載例）

活動場面：
活動の目的：

	スケジュール	モデルとなる参加者		本人	
		対象と行動	使用しているメッセージや語彙	行動	使用しているメッセージや語彙
例1	Aさん：家族との団らん	姉： 祖母宅に電話する	もしもし. おばあちゃん元気？ 今度いつ来るの？	祖母の話を聞く 母が表情を読み取り, 代弁する	
例2	Bさん：教室での授業	友人Dさん： グループで話し合い 発表する	意見ある人？ どうしてそう思ったの？ うちのグループでは…	意見を聞く. 質問されてyes-no 表現で答える時がある	「はい」「いいえ」 「わかりません」
例3	Cさん：LINEグループでのチャット	友人Eさん：	ヤバイ，マジ， 顔文字	ほとんど読む のみ	

b）スイッチ操作

随意的運動の範囲，正確さ，精緻さなどの実用性が高い場合は，身ぶり記号を表現したり，ハイテクやローテクのディバイスを直接選択，すなわちキーボードに入力したり，文字や絵をさし示したりできる可能性が高い．しかし，それらが困難な場合は，スイッチなどの操作による選択が候補となる．そこでポインティング・ディバイスやスイッチの操作能力を評価する．ポインティング・ディバイスとは，コンピュータの画面上のポインタ（小さな矢印）やカーソルを操作する入力機器であり，マウスがその代表である．図19にポインティング・ディバイスの例を示す．

ここでパソコン操作をイメージしてほしい．マウスを使って画面の好きな場所にポインタを動かし，クリックとダブルクリック，ドラッグを使い分けられると，操作は快適である．まずポインティング・ディバイスの操作の可否について評価を行う．ポインティング・ディバイスには，マウス，トラックパッド，トラックボール，ジョイスティック，ヘッドマウス，視線入力装置，マウスエミュレーターなどがあり，指・手・肘・肩などの上肢や頭部の動き，眼球の動きでコントロールする．

次にスイッチの操作能力を評価する．図20にスイッチ操作のアルゴリズムを示す．評価の際には，単純で，かつ本人の興味・関心が中程度のものに接続する．たとえば，チャイム，ライト，乾電池式の玩具，電気製品のリモコンなどを用いるとよい．最初に，高度な操作スキルを必要とするゲームやコミュニケーションのディバイスでスイッチ評価を行い，失敗すると，本人が「難しい」と感じ，モチベーションが低下する場合があるためである．また興味・関心が高いものを接続すると，感情が高まり，筋緊張が亢進して，評価が難しくなる場合があるので留意する．第一選択は指・手・肘・肩など上肢の動きによるプッシュスイッチである．表7，図21にスイッチの種類と機能を，表8にスイッチ操作能力の評価表を示す．スイッチのオン，オフ，保持を促し，自発的に操作できるか，もし手がかりを与えた場合は，与えた刺激を○で囲む．スイッチの位置と固定具を用いた場合には，それも記載する．

指・手・肘・肩など上肢の運動の力や範囲に著しい制限があり，プッシュスイッチの操作は困難だが，指を分離して動かせる場合，指の微細な運動を検出するセンサースイッチを候補とする．指の分離した動きが困難な場合は，上肢以外の部位での操作を評価する．足・膝・股関節などの下肢の動き，頭部の回旋や屈曲，下顎の下制などが候補に挙げられる．上記の部位での操作が困難な場合には，さらに口唇・眼瞼・額などの表情筋の動き，呼気の圧力，音声，脳波などを

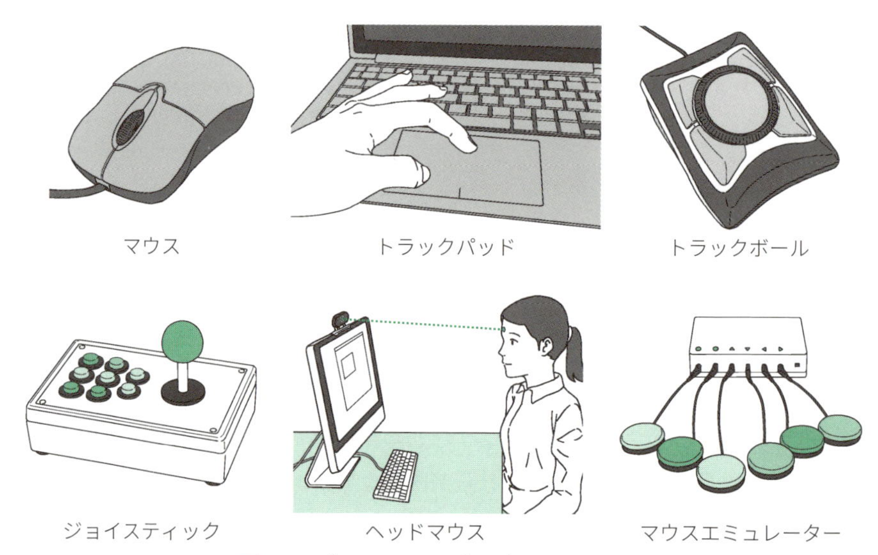

図19●ポインティング・ディバイスの例

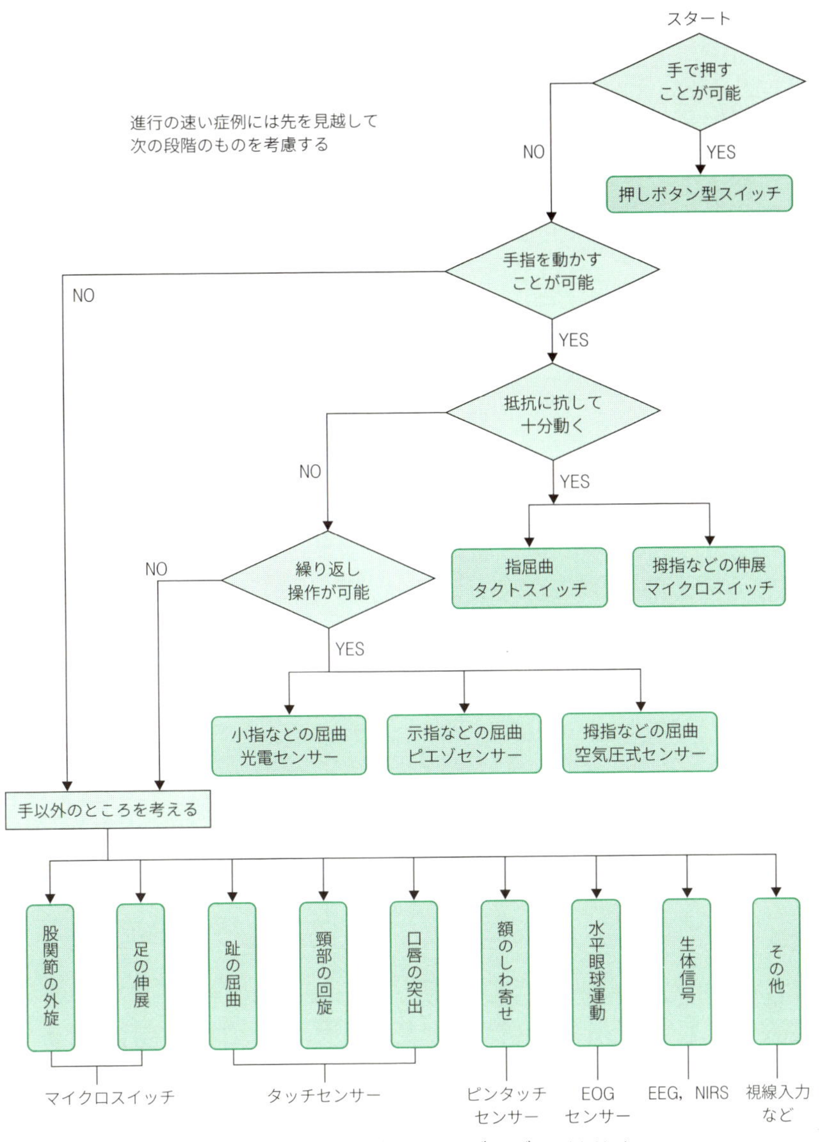

図20●スイッチ選択のアルゴリズム（文献9）

検出するスイッチでの操作を評価する．脳信号を計測して，外部機器を操作するブレインマシンインターフェースの臨床応用が急速に進んでいる．完全閉じ込め状態（TLS：Totally Locked-in State）にあるALS患者にもディバイス使用の可能性が開かれている[10]．

c）AACシステムで使う記号

前述の1現在のコミュニケーション手段および3②運動能力の評価をふまえて，AACシステムで使う記号を決める．具体的には，実際のAACシステムを試用して，適応の有無を判断する．適応があると判断した場合には，細かい設定の候補を絞り込む．どの記号を使うか，判断するときのポイントは主に3つある．第一には，現在実用的に使っている手段をなるべく活かす．第二には，現在の手段をさらに拡大する，あるいは新しい手段を獲得するときには，失敗が少なく（accurate），効率的で（efficient），疲れない（nonfatiguing）ことを原則とする[3]．第三には，

表7●スイッチの種類と機能

分類	種類	機能	主なもの
a. 接点式入力装置	丸形プッシュスイッチ	形や大きさ，入力センサの大きさによってさまざまなものがある	ビッグスイッチ ミニカップスイッチ ソフトタッチスイッチ ジェリービーンスイッチ
	角型プッシュスイッチ	大きさの違い，センサーがどこを押さえても作動するものと片側だけが作動するもの（不感領域があるもの）がある	押しボタンスイッチ プレートスイッチ 箱型スイッチ マイクロライトスイッチ
	棒状プッシュスイッチ	棒を押す，つかむ，傾けることで作動する	フレックススイッチ リーフスイッチ
b. 帯電式入力装置	タッチセンサースイッチ	体の静電気に反応して作動する	ポイントタッチスイッチ ホッペタッチスイッチ
c. 筋電式入力装置	筋電スイッチ	眉や頬を動かすことで発生する筋電を感知して作動する	テンプラー筋電位スイッチ オデコン
d. 光電式入力装置	近接スイッチ	センサー面に体を近づけることで作動する	光ファイバースイッチ テレキネスイッチ
	まばたきスイッチ	目のまばたきで作動する	ファイバースイッチ まばたきセンサースイッチ
e. 呼気式（吸気式）入力装置	呼気スイッチ	息を吐く，吸うことで作動する	呼気スイッチ ブレススイッチ ブレスマイクスイッチ
	音声スイッチ	音声で作動する	音声スイッチ
f. 圧電素子式入力装置	ピエゾセンサースイッチ	体のわずかな動きで薄板がたわんで作動する	PPSスイッチ（ピエゾセンサースイッチ）
g. 空気圧式入力装置	空気圧センサースイッチ	エアバッグを押すと作動する	PPSスイッチ（ニューロマティックセンサースイッチ） グラスプスイッチ
h. 眼球注視点検出式装置	視線スイッチ	目の動きを感知して作動する	EMOS PX（エモスポータブル） EOGセンサー
i. 脳波検出式装置	脳波スイッチ	脳波を感知して作動する	マクトス

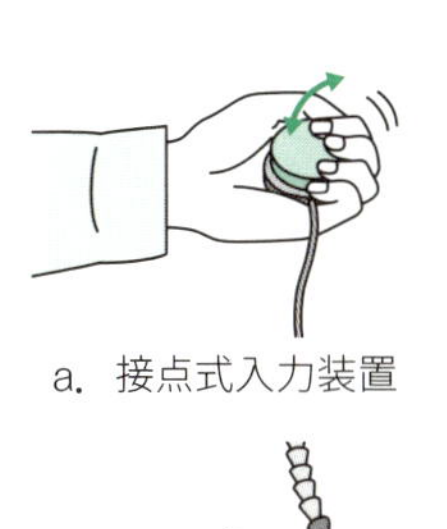

a. 接点式入力装置

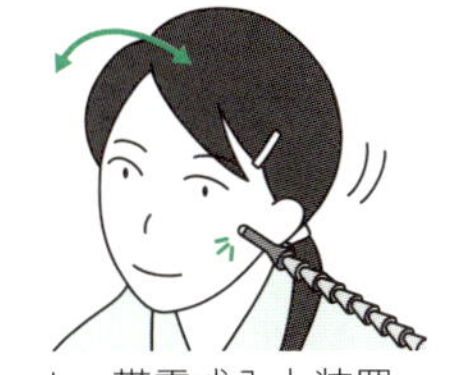

b. 帯電式入力装置

c. 筋電式入力装置

d. 光電式入力装置

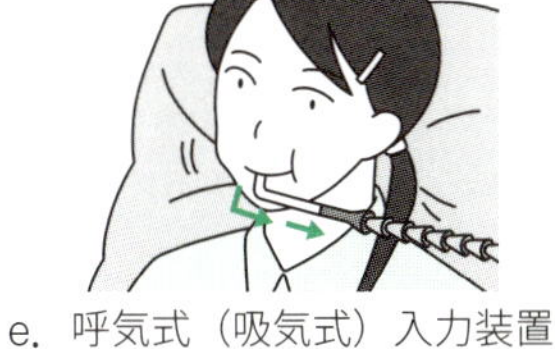

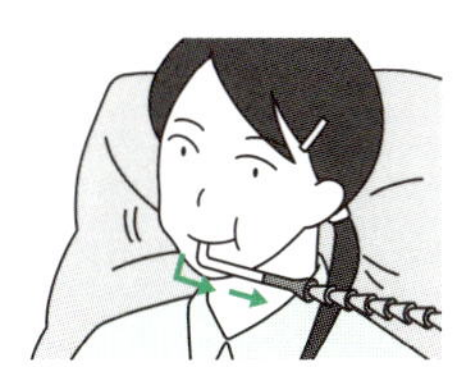

e. 呼気式（吸気式）入力装置

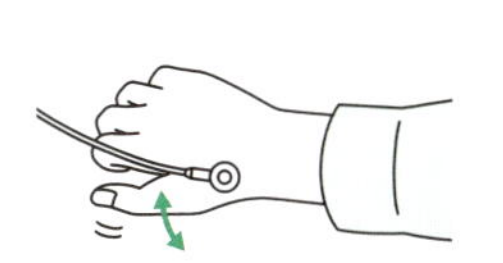

f. 圧電素子式入力装置

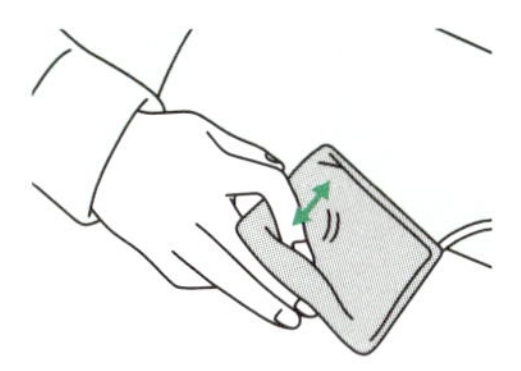

g. 空気圧式入力装置

図21 ● スイッチの種類（文献11）

AACシステム，および使う記号は必ずしも1つに限定する必要がない．主たるAACシステムを1つ適用し，あらゆる場面で実用的なコミュニケーションが円滑にとれることは理想であるが，本人の現在の能力，原因となる疾患の予後，コミュニケーションのTPO，たとえばコミュニケーションの修復が必要な場面などを考慮して，補助的な手段やバックアップとなる手段を複数併用することを柔軟に検討すべきである．

以下，4つの記号について順に述べる．

音声記号：発話が可能な場合は，なるべく話すことを促すのがAACの考え方である．特に発達途上にある小児では，発語獲得の可能性を念頭に置いて，「明日のAAC」の目標設定をすることを忘れてはならない．発話明瞭度が低い場合は，明瞭度を向上させるディバイスの利用を検討する．英語圏では構音障害のある人の発話を即時に明瞭な音声に変換するアプリが開発されているが，日本語環境ではまだない．電気喉頭の使用，口腔内補綴装置の装着などは，現状の発声・共鳴・構音能力のまま，発話明瞭度を上げることが可能にするディバイスの例である．

身ぶり記号：身ぶり表現を使っている場合には，継続して使うことを促す．上肢の運動障害の影響や，独自の表現方法が見られる場合には，身ぶりの絵・写真とその意味を記載した「身ぶり辞書」を作成し，環境調整を図ることを検討する．指・手・肘・肩など上肢の随意的運動が可能で，身ぶり記号を使っていない場合や，運動能力に比し，語彙数が少ない場合には，運動範囲や正確さ（不随意運動の有無，程度）に応じた身ぶり表現を新しく導入することを検討する．身ぶり模倣を促し，必要であれば身ぶり動作の介助を行って，身ぶり記号の学習の可能性について情報を得る．身ぶり表現の語彙数が不十分と判断すれば，次の視覚的記号の使用についても評価を行う．

表8●スイッチ操作能力の評価

スイッチの種類	操作部位	スイッチの位置	オン		オフ		保持		備考
			＋：操作可能 －：不可	手がかり （○をつける）	＋：操作可能 －：不可	手がかり （○をつける）	＋：操作可能 －：不可	手がかり （○をつける）	
				なし（自発），声かけ， 視覚的キュー， 半介助，全介助		なし（自発），声かけ， 視覚的キュー， 半介助，全介助	（　　秒）	なし（自発），声かけ， 視覚的キュー， 半介助，全介助	
				なし（自発），声かけ， 視覚的キュー， 半介助，全介助		なし（自発），声かけ， 視覚的キュー， 半介助，全介助	（　　秒）	なし（自発），声かけ， 視覚的キュー， 半介助，全介助	
				なし（自発），声かけ， 視覚的キュー， 半介助，全介助		なし（自発），声かけ， 視覚的キュー， 半介助，全介助	（　　秒）	なし（自発），声かけ， 視覚的キュー， 半介助，全介助	
				なし（自発），声かけ， 視覚的キュー， 半介助，全介助		なし（自発），声かけ， 視覚的キュー， 半介助，全介助	（　　秒）	なし（自発），声かけ， 視覚的キュー， 半介助，全介助	
				なし（自発），声かけ， 視覚的キュー， 半介助，全介助		なし（自発），声かけ， 視覚的キュー， 半介助，全介助	（　　秒）	なし（自発），声かけ， 視覚的キュー， 半介助，全介助	
				なし（自発），声かけ， 視覚的キュー， 半介助，全介助		なし（自発），声かけ， 視覚的キュー， 半介助，全介助	（　　秒）	なし（自発），声かけ， 視覚的キュー， 半介助，全介助	

声かけ：「押してください」「離してください」のように音声で手がかりを与える
視覚的キュー：指さし，身ぶりなどで手がかりを与える
半介助：操作部位に触れ，スイッチ操作を部分的に介助する
全介助：スイッチの操作を介助する

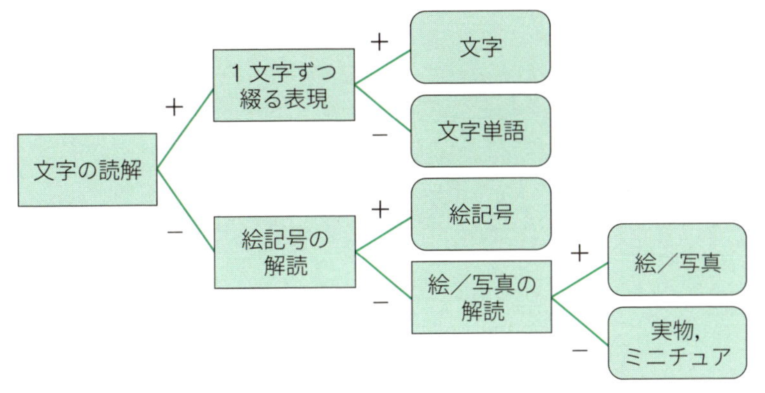

図22●表現のためのAACの記号を選ぶフローチャート

視覚的記号：発語が困難な人は，AACシステムとして視覚的記号の恩恵を受けることになるだろう．図22に視覚的記号の候補を決めるためのフローチャートを示す．言語・コミュニケーション評価の結果をもとに，フローチャートに沿って，本人が実用的に読解・表現できる視覚的記号を選ぶ．まず文字の使用を検討し，順次，恣意性の低い視覚的記号へ検討のレベルを下げる．

視覚的記号の候補が決まったら，実際に使用場面を設定して，適切な入力・出力技術の条件を絞る．1現在のコミュニケーション能力の項でも述べたが，評価用のディバイスを準備しておく必要がある．まずローテクのディバイスを基本に揃え，臨床場面で使用できるパソコンやタブレット端末に，入手できるアプリケーションをインストールし，試用できる環境を整える．

表9，表10にローテク，およびハイテクのディバイス評価表を示す．

触覚的記号：視覚障害がある場合の選択肢として考える．詳細については，視覚障害コラム（p.80）および視覚聴覚二重障害コラム（p.88）を参照されたい．

d）コミュニケーション機能と語彙の評価

コミュニケーション場面で，どのような機能を持ったコミュニケーション行動が見られるかを観察する．表11に主なコミュニケーション機能を挙げる[12]．

AACで使う語彙には，核語彙（core vocabulary）と周辺語彙（fringe vocabulary）がある．核語彙は，本人が過去に使用したことのある語彙に，同世代の仲間が使う語彙や他のAACユーザーがよく使う便利な語彙を加えた語彙リストである．周辺語彙は，本人にとっての個人的な情報（人，場所，活動など）や趣味のほか，本人が言いたいであろうこと，興味・関心を持って参加や観察をしていたこと等の情報に基づく語彙リストである．情報は，複数の支援者から収集するのが望ましい．表12に支援者を対象とした語彙調査票を示す[13]．これらに加えて小児では，語彙発達を促す観点から，発達レベルに適した新規語彙の学習を取り入れることが必要である．

e）環境の制約の評価

問診を通して，本人と家族のAACに対する理解，AAC導入に向けての意向や態度を確認する．AACの実践に際し，日常生活で支援を行う人のAACに関する知識やコミュニケーション能力，ハイテクのディバイスの操作スキルなども確認する．ディバイス導入にあたって，自治体による支給制度などの利用可能な社会資源について，情報を得ておく．

表9●視覚的記号のローテクディバイス評価表

視覚的記号の種類	形式	選択肢セット	選択手法	質問と反応	備考
		配列・数			
文字，文字単語， 絵記号，絵／写真， ミニチュア，実物	カード，ボード， ブック， スケジュール， 実物，他（　　）	縦：　列（個） 横：　行（個） 計　　個	直接選択 （部位：　　） （補助具：あり　　，なし） 視線で選択 パートナー補助スキャン		
文字，文字単語， 絵記号，絵／写真， ミニチュア，実物	カード，ボード， ブック， スケジュール， 実物，他（　　）	縦：　列（個） 横：　行（個） 計　　個	直接選択 （部位：　　） （補助具：あり　　，なし） 視線で選択 パートナー補助スキャン		
文字，文字単語， 絵記号，絵／写真， ミニチュア，実物	カード，ボード， ブック， スケジュール， 実物，他（　　）	縦：　列（個） 横：　行（個） 計　　個	直接選択 （部位：　　） （補助具：あり　　，なし） 視線で選択 パートナー補助スキャン		
文字，文字単語， 絵記号，絵／写真， ミニチュア，実物	カード，ボード， ブック， スケジュール， 実物，他（　　）	縦：　列（個） 横：　行（個） 計　　個	直接選択 （部位：　　） （補助具：あり　　，なし） 視線で選択 パートナー補助スキャン		

表10●視覚的記号のハイテクディバイス評価表

視覚的記号の種類	試用機器 アプリケーション	選択肢セット	選択手法	ディスプレイ	質問と反応	備考
		配列・数				
文字，文字単語， 絵記号，絵／写真		縦：　　列（個） 横：　　行（個） 計　　　個	直接選択 （部位：　　　） （補助具：あり　　　，なし） オートスキャン 直線，行×列，ブロック×行×列 ステップスキャン スイッチ（　　　） プロンプト音声　あり，なし	固定 ダイナミック		
文字，文字単語， 絵記号，絵／写真		縦：　　列（個） 横：　　行（個） 計　　　個	直接選択 （部位：　　　） （補助具：あり　　　，なし） オートスキャン 直線，行×列，ブロック×行×列 ステップスキャン スイッチ（　　　） プロンプト音声　あり，なし	固定 ダイナミック		
文字，文字単語， 絵記号，絵／写真		縦：　　列（個） 横：　　行（個） 計　　　個	直接選択 （部位：　　　） （補助具：あり　　　，なし） オートスキャン 直線，行×列，ブロック×行×列 ステップスキャン スイッチ（　　　） プロンプト音声　あり，なし	固定 ダイナミック		

表11●主なコミュニケーション機能

機能		発話例
要求	要求	ちょうだい，～して
	許可	～していい？
	勧誘	～しよう
拒否	拒否	いや，～しない
報告	現前の報告	～いるよ
	過去の経験の報告	～したよ
	未来の出来事の確認	あした～だね
対人	注意喚起	おかあさん，ねえねえ
	あいさつ	こんにちは
	返事	はい
会話調整	イエス・ノー	うんーううん，そうーちがう
	あいづち	うん
	わからない	わからない
	聞き返し	え？なんていったの？
質問	質問	～するの？なに・だれ・どこ・いつ・どうして？
	語義質問	～ってどういうこと？

2 目標設定

Beukelmanによると，コミュニケーションの治療介入（intervention）には3つの要素がある[3]．その3つとは，①現在持っている能力を拡大する，②環境適応を行う，③AACの行動計画と入力・出力技術を組み合わせて治療を行う．今すぐコミュニケーションのニーズを満たす「今日のAAC」，および評価に基づいて計画される新たなコミュニケーションを実現する「明日のAAC」の両方について，目標を設定する．

1 「今日のAAC」の目標設定

最も重要で，今すぐ必要なメッセージをやりとりすることを目的に，「今日のAAC」の目標を設定する．具体的には，現在のコミュニケーション手段を調整する場合と，可能ではあるが，現在発揮されていない能力を拡大する場合の2通りが考えられる．たとえば，使用しているコミュニケーション・ボードの語彙の追加，レイアウトや大きさの変更，携帯方法の変更などがその例である．目標設定に際しては，①失敗が少なく（accurate），②効率的で（efficient），③疲れない（nonfatiguing）という条件を満たす方法であることに配慮する．

2 「明日のAAC」の目標設定

コミュニケーションのニーズを満たすことを目的に，運動面，記号の学習，社会的相互作用，読み書きなどのさまざまな能力の向上を図る．さらに，環境への適応や，ネックとなっている環

表12●語彙調査票（その1）

この調査票は，コミュニケーション機器やコミュニケーションボード，身ぶりなどのAAC（拡大・代替コミュニケーション）を使う対象者にとって，意味のある言葉を選び，役立てるために用います．
協力してくださる方がおひとりずつ別々の調査票に記入していただいてもかまいませんし，ひとつの調査票に集約して記入していただいてもかまいません．
AACを使う対象者が何を言おうとしているか，を思い浮かべて，記入してください．
ご存知の範囲でかまいませんので，できるだけ全ての項目に記入してください．思い浮かべるものがない項目は，空欄のままでかまいません．
コメントがあれば，余白の部分に記入してください．

AACを使う人（対象者）のお名前：
（　　　　　　　）

記入者（協力者）のお名前：	対象者との関係	記入日
（　　　　）	（　　　　）	（　　　　）
（　　　　）	（　　　　）	（　　　　）
（　　　　）	（　　　　）	（　　　　）
（　　　　）	（　　　　）	（　　　　）

1．人
対象者が言おうとしている人は，どんな人ですか？
・家族，親戚

・学校，会社，病院などの職員

・友人

・その他，関心を持っている人，キャラクターなど

2．場所
対象者が言おうとしている場所はどんな場所ですか？
・よく訪れる場所

・外食で訪れる場所

・遊びに行く場所

・その他，関心のある場所

3．日常生活の活動
対象者が言おうとしている日常生活での活動は，どんな活動ですか？
・家庭での活動

・地域での活動

・学校，会社，病院などの活動

・行事やイベントなど

・その他，関心のある活動

4．趣味
対象者が言おうとしている趣味は，どんな趣味ですか？
・趣味

・遊び，玩具

・テレビ，DVD，ビデオ

・歌，音楽，CD，レコード

・本，絵本

・ゲーム

・その他，関心のある物，こと

5．動物，ペット
対象者が言おうとしている動物は，どんな動物ですか？
・動物

・ペット（名前と種類を記入してください）

・その他，関心のある生き物

表12●語彙調査票（その2）

6. 自然
対象者が言おうとしている自然に関するものは，どんなものですか？
・植物

・天体，天気

・地形（山，海，湖など）

・その他，関心のある自然

7. 乗り物
対象者が言おうとしてる乗り物は，どんな乗り物ですか？
・利用する乗り物

・その他，関心のある乗り物

8. 家電製品，家具
対象者が言おうとしている家電製品や家具は，どんなものですか？
・家電製品

・家具

・その他，関心のある家庭にあるもの

9. 姿勢，ポジション
対象者がとりたい姿勢やポジションは，どんなものですか？

10. 衣類
対象者が言おうとしている衣類や身につける物は，どんなものですか？
・衣類

・身につける物（髪，化粧など）

・その他，関心のあるもの

11. 食べ物と飲み物
対象者が言おうとしている食べ物や飲み物は，どんなものですか？
・好きな食べ物

・嫌いな食べ物

・好きな飲み物

・嫌いな飲み物

・その他，関心のある食べ物や飲み物

12. 感情
対象者が言おうとしている感情や気持ちは，どんなものですか？
・あてはまるものに○をつけてください．

楽しい	つまらない	好き	嫌い
こわい	さみしい	怒っている	眠い
疲れた	痛い	具合が悪い	お腹が空いた
のどが渇いた	暑い	寒い	

・その他，追加したい感情や気持ちを表す言葉

13. あいさつ
対象者が言おうとしているあいさつは，どんなものですか？
・あいさつ

・お願い

・その他，追加したい表現

14. 冗談や面白い表現
対象者が言おうとしている冗談や面白い表現は，どんなものですか？

15. その他
対象者がコミュニケーションをとるときに必要と思われる言葉がありましたら，何でも記入してください．

ご協力ありがとうございました．

境への働きかけを行う.「今日のAAC」で重視する①～③の条件は,「明日のAAC」で目標とするコミュニケーション方法でも尊重される.

「明日のAAC」として設定した目標が達成されても,そこで支援は終わらない.「今日のAAC」として調整を行い,フォローアップの対象とする.そして本人のコミュニケーションのニーズに応えるため計画を更新し,次なる「明日のAAC」の目標達成に向かってチームで取り組む.

3 実践

実践の大きな流れは,個別場面で記号の学習や操作の練習を行い,集団場面での実用的コミュニケーション訓練を経て,日常生活場面で試用を行う.各論で実例について紹介する.

試用の際に,貸出できるディバイスがない場合には,業者によるレンタル制度や,当事者団体の貸出制度の利用を検討する.ハイテクのディバイスを入手する場合には,福祉制度の利用による支給の可否について,ソーシャルワーカーの協力を得て行政に相談を行う.制度の利用が難しい場合については,自費購入を検討する.

4 効果測定

AAC導入の効果を測るためには,①会話への参加,応答,修復などのコミュニケーション行動の変化や,活動参加,自己決定,社会参加などのQOLの変化を客観的に評価する側面と,②本人と家族それぞれのAACに対する主観的な満足度を評価する側面の両方の視点が必要である.②の満足度評価には,面接での聞き取り[14]や,QUEST2.0[15]というツールが用いられる.

5 フォローアップ

目標を達成した後も,本人のニーズの変化,障害像の変化,環境の変化に応じた対応が必要となる.特に進行性疾患の場合には,進行を予測した対応が求められる.また疾患自体は固定したものであっても,加齢に伴う機能低下にも留意する.小児では,教育機関が移行するタイミングで,切れ目のない支援を継続することが重要である.また,入力・出力技術の進歩に伴って,さらなる①正確さ,②効率性,③疲れにくさを追求できるよう,STは情報のアップデートを常に行うことが必要である.

V WHERE? AACの導入場面 ～どこでサービスを提供するのか？

コミュニケーションのニーズを同定し，評価，目標設定，新しいコミュニケーション行動の獲得とディバイスの導入というプロセスでは，専門機関がサービス提供の主たる場となる．しかしコミュニケーションの機会は，日常生活のあらゆる場面にあるため，本人がモチベーションを持って，獲得したさまざまな能力を日常生活で汎化させるためには，コミュニティの中で人々と実際にコミュニケーションをとることが必要である．

そのため，新しいコミュニケーション行動を言語室や家庭から，地域生活での活動場面に段階的に移行することが必要である．「今日のAAC」と「明日のAAC」の目標を支援者に提案し，共有するコーディネーターの役割をとる人の存在が不可欠となる．コミュニケーションの方法について理解を深め，新しいコミュニケーション機会をつくり出すAACの支援をチームで行うために，STは自らがリーダーとなり，あるいはリーダーシップを発揮する人を見極めてサポートし，メンバーと連絡を取り合い，実用化まで支援を継続して，フォローアップの段階に入る．本人と支援者，および支援者間の情報共有のためにICTが一役買っている．クラウドを利用した教材やフィードバックの共有や，セキュリティに配慮したSNSの活用は，忙しい支援者たちを助け，支援の効果を高めるものである[16]．

VI WHEN? AAC導入時期 ～支援の時期はいつか？

AACの導入を検討するタイミングはいつが適切だろうか．コミュニケーションに困り感のあるときはいつでも，その時機である．本人，家族，STの最小チームで「今日のAAC」に調整に取り組むこともあれば，多職種チームで「明日のAAC」の目標達成に向けて取り組むこともある．フォローアップも含めると，ライフスパンを通じて，STはほぼ常に何らかの支援を行うといっても過言ではないだろう．

文 献

1) Zangari, Lloyd L, et al.：Augmentative and alternative communication: An historic perspective. Augmentative and Alternative Communication 10:27-59, 1994.

2) American Speech-Language-Hearing Association：Augmentative and Alternative Communication (Professional Issues), 2017〈https://www.asha.org/PRPSpecificTopic.aspx?folderid=8589942773§ion=Key_Issues〉(最終アクセス日 2017年11月3日).

3) Beukelman D, Mirenda P：Augmentative and alternative communication: Supporting children

and adults with complex communication needs, 4th ed. Baltimore, Paul H.Brookes, 2013.
4) McNaughton D, Bryen DN：AAC technologies to enhance participation and access to meaningful societal roles for adolescents and adults with developmental disabilities who require AAC. Augmentative and Alternative Communication 23:217-229, 2007.
5) Drager KD, Light JC, et al.：The performance of typically developing 2 1/2-year-olds on dynamic display AAC technologies with different system layouts and language organizations. Journal of Speech, Language, and Hearing Research 46:298-312, 2003.
6) 山岸順一：音声障がい者のための最先端音声合成技術．情報管理 57：882-889，2015.
7) Rupal Patel：指紋のようにユニークな合成音声．TEDWomen 2013〈https://www.ted.com/talks/rupal_patel_synthetic_voices_as_unique_as_fingerprints?language=ja〉（最終アクセス日 2017 年 10 月 31 日）.
8) 小林久子：失語症会話パートナーの養成．コミュニケーション障害学 21：35-40，2004.
9) 日本神経学会：コミュニケーション〈https://www.neurology-jp.org/guidelinem/pdf/als2013_09.pdf〉（最終アクセス日 2017 年 9 月 28 日）.
10) 平田雅之：ブレインマシンインターフェース(BMI)．Clinical Neuroscience34：144-148，2016.
11) 日本リハビリテーション工学協会：重度障害者用意思伝達装置導入ガイドライン 2012-2013〈http://www.resja.or.jp/com-gl/gl/index.html〉（最終アクセス日 2017 年 11 月 11 日）.
12) 小寺富子，倉井成子，他・編著：国リハ式＜S－S法＞言語発達遅滞検査マニュアル，改訂第 4 版．エスコアール，1998.
13) Fallon K, Light J, et al.：Enhancing vocabulary selection for preschoolers who require Augmentative and Alternative Communication (AAC). American Journal of Speech-Language Pathology 10:81-94, 2001.
14) Hamm B, Mirenda P：Post-school quality of life of individuals with developmental diabilities who use AAC. Augmentative and Alternative Communication 22:134-147, 2006.
15) Demers L, Wess-Lambrou R, et al.：The Quebec User Evaluation of Satisfaction with Assistive Technology (QUEST 2.0): An overview and recent progress. Technology and Disability 14:101-105, 1997.
16) Zangari C, Bugaj C：AAC Practitioners in the 21st Century: Leveraging Our Efforts through Social Media and Digital Technologies: ISAAC 2016 pre-conference workshops, 2016〈http://praacticalaac.org/praactical/the-worlds-aac-conference-10-presentation-handouts-from-isaac-2016/〉（最終アクセス日 2017 年 10 月 11 日）.

第2章

知的能力障害および小児期発症の運動機能障害におけるAAC

小児期のAACに取り組むうえで，STにとっての課題がいくつかあります．子どもの言語・コミュニケーションの発達の予測が難しいこと，子どものニーズを本人から聞き取るのが難しいこと，長期間にわたる支援を継続するために複数の関連機関との連携が必要なことなどが挙げられます．この章では，言語・コミュニケーションの発達に影響する障害のうち，知的能力障害（intellectual disability），小児期発症の運動機能障害，およびそれらを重複する子どものAACを中心に紹介します．自閉スペクトラム症（Autism Spectrum Disorder）のAACについては第3章に，また，視覚障害，視覚聴覚二重障害（盲ろう），発達性読み書き障害，聴覚障害のAACについてはコラムがあり，その中で知的能力障害との重複について触れていますのでご参照ください．

I 言語症状と予後の概観

1 原因と症状

1 知的能力障害および小児期発症の運動機能障害の主たる原因

知的障害は，DSM-5では知的能力障害（intellectual disability）（知的発達症／知的発達障害 intellectual developmental disorder）と診断名が変更された．発達期に発症し，概念的，社会的，及び実用的な領域における知的機能と適応機能両面の欠陥を含む障害である[1)]．知的能力障害は，主に中枢神経系の障害が原因で生じ，運動機能障害は，中枢神経系の障害，末梢神経系の障害，筋疾患，骨系統疾患などが原因となる．知的能力障害や運動機能障害を引き起こす疾患の原因を発生時期別に表1に示す[2)]．受精以前に発生する神経疾患には，筋ジストロフィー，脊髄性筋萎縮症，自閉スペクトラム症などの遺伝子疾患がある．受精時には，ダウン症候群，ウィリアムズ症候群，プラダー・ウィリ症候群などの染色体異常が生じる．胎児期には，母体から化学物質や薬品，ウィルスの感染などが胎児に影響する胎児病が起きる．周生期には，低酸素，核黄疸，脳血管障害などの周生期障害が起こり得る．このうち，以下の定義に当てはまるものは，脳性麻痺の診断がつく．「受胎から新生児期（生後4週以内）に生じた脳の非進行性病変に基づく永続的だが変化しうる運動および姿勢の異常」で，「進行性疾患や一過性の運動障害，将来正常化するであろうと思われる運動発達遅滞は除外する」[3)]．宮田によると，脳性麻痺の原因として，黄疸や仮死は減少し，早産および中枢神経系の奇形などの出生前因子の占める割合が増加し，早産に伴う脳性麻痺では，脳室周囲白質軟化症（PVL：Periventricular leukomalacia）が80%以上を占めている[4)]．障害が重度であるほど，原因が特定されやすいが，軽度の場合は原因が特定できない場合もある．

2 知的能力障害でみられる言語・コミュニケーション症状

知的能力障害の言語症状は，生活年齢を基準として，音声言語の理解と表現の遅れがみられる．ときに表現面にさらに重度の遅れがみられ，構音発達も遅れる場合がある．またコミュニケーションの運用や文字の読み書きの習得も遅れる．概して言語発達の速度は緩やかであり，年齢とともに定型的発達の子どもとの差は大きくなる[5)]．

言語発達の遅れのプロフィールと言語発達の段階について分けて，言語症状を述べる．一般的に，言語理解の発達は言語表現の発達を上回るか同等であること，発達とともにプロフィールは変化し得ることに留意する．

a）音声言語の理解，表現ともにできない段階

音声言語の理解ができず，発語も獲得されていない状態でその中にいくつかの段階がある．以下，3つの段階に分けて述べる．

表1●知的能力障害，運動機能障害の原因となる疾患

発生時期	障害・疾患の分類名	疾患例
受精以前	遺伝子病	アミノ酸代謝異常症 ライソゾーム病 ムコ多糖症 ペルオキシソーム病 ミトコンドリア病 先天性ミオパチー 筋ジストロフィー 脊髄性筋萎縮症 脳形成異常症 自閉症 注意欠如・多動性障害 脆弱X症候群 種々の奇形症候群（滑脳症（無脳回症）や皮質下帯状異所性灰白質（バンドヘテロトピア）など）
受精時	染色体異常症	ダウン症候群 ターナー（Turner）症候群 18トリソミー 13トリソミー プラダー・ウィリ（Prader-Willi）症候群 ウィリアムス（Williams）症候群 猫鳴き（Cri-du-chat）症候群
胎児期	胎児病	先天性風疹症候群 胎児性アルコール症候群 先天性梅毒 先天性サイトメガロウイルス感染症 クレチン症 脳性麻痺（一部）
周生期	周生期疾患	脳性麻痺 分娩麻痺
出生後	後天性疾患	髄膜炎 脳炎 頭蓋内出血 ポリオ（急性脊髄前角炎）

榊原洋一：言語発達障害の病態（藤田郁代・シリーズ監修，玉井ふみ，深浦順一・編集：標準言語聴覚障害学 言語発達障害学，第2版）．医学書院，2015，p13.

①まず人，物，場所，状況などの概念そのものが獲得されていない段階では，子どもには，音声言語と同時に提示される感覚・運動刺激が入力される．子どもが刺激を受容して，コミュニケーションのパートナーが了解可能な反応，たとえば微笑や啼泣などの情動反応が現れる場合もあるが，子どもが刺激の受容をしているのか，不明なこともある．療育や教育場面では，観察可能な表情変化，筋緊張の変化，微小な身体運動の発現または停止などの反応の再現性と前後の文脈などの情報を統合して，パートナーが子どもの状態を推測する．

②次に特定の人，物，場所，状況などの概念が獲得される段階では，ある刺激を提示すると，子どもが刺激を再認して，他の概念とは異なる反応をみせる．たとえば，特定の人の姿や声に対して，同じ反応をみせたり，特定の玩具を手に持つと，適切に扱ったりする．この段階では，上肢の運動機能障害がない場合には，自分で目的の物を取る，相手の手を払いのける，といった直

接的な行動が現れる．これらは，要求・拒否の原型となる行動である[6]．

③さらに概念と概念の間の関連性を理解する段階になると，人，物，場所，状況などを指標として，相手が意図する概念を理解する．たとえば，DVDのパッケージを見せるとテレビを指さしたり，エプロンを見せると食事だと察し，食卓の席についたりする．この頃から，物を押しやる，大人の手を引く，物を提示する，指さしなどで，要求や拒否，次いで報告などのコミュニケーション機能を持った行動が現れる．また，しばしば問題行動が要求や拒否の意図として現れることがある．

音声言語の理解が可能になる前に，身ぶりの理解が可能な段階がある．定型的な発達の子どもでは，多くの場合，短期間で音声言語の理解が可能になるが，知的能力障害のある子どもでは，身ぶりの段階が長く続くケースがある．また，言語面よりも視覚認知面が優位なプロフィールの子どもでは，文字の理解が音声言語の理解に先行することがまれにある．

b）音声言語の理解は可能だが，表現ができない段階

音声言語は理解できるが，話すことができない状態である．定型的な発達の子どもでも，2歳前半までは表現面の発達の個人差が大きく，発語がほとんどない，または少ないケースがみられる．しかし，3歳代になると理解と表現の差は小さくなる[7]．理解と発語の状態を比較した研究では，発語を獲得するには，ダウン症では2語連鎖の理解，非ダウン症では3語連鎖の理解が必要十分なレベルであるという報告がある[8]．2語連鎖以上の理解が可能であり，さらに発声発語器官に運動障害がないにもかかわらず，特異的に音声模倣や音声表現がほとんどできず，発語の自力獲得が困難なケースがある[9,10]．日常の生活場面では，指さしや提示行為などで要求を満たすことができても，目の前にないできごとが話題になると，子どもの意図がパートナーに伝わらず，コミュニケーション手段に何らかの工夫が必要となる．そしてコミュニケーションが成立しない状況が長く続くと，二次的な問題が生じる場合がある．

c）音声言語の理解，表現ともに獲得しているが遅れている段階

定型的な発達の子どもと比べ，言語発達に遅れがあり，発達経過が緩やかであるものの，音声言語を理解し，話すことができる．子どもの認知や運動などのプロフィールにより，言語発達の様相は異なるが，いくつかの特徴が指摘されている．

1つには，発語の音形が未熟であり，その状態が長く続く傾向がある．表2に音形の誤りの例を示す．始語の時期には，ワードパーシャルと呼ばれる単語の一部のみの発語がみられる．また音

表2● 音形の誤りの例

誤りのパターン	例	現象
ワードパーシャル	プリン[pɯ]，りんご[go]	語頭，語尾1音のみ
抑揚中心	おはよう[ao:]，車[ɴ:na:]	音の分化は不完全で，プロソディが似ている
同化	コップ[poppɯ]	語頭の /k/ が語尾の /p/ に同化する
置換	テレビ[teberi]	/re/ と /bi/ の子音が置き換わる
省略	バナナ[anana]	語頭の子音 /b/ が省略される
脱落	とうもろこし[to:mokoʃi]	語中の音節 /ro/ が脱落する
付加	電車[denʃaɴ]	語尾に /ɴ/ が付加される

の分化が曖昧だが，プロソディはそれらしい抑揚中心の発語もみられる．発語数が増加するにつれ，短い音節の語から順次音形が整うが，前後の音脈に影響を受けて，同化，置換，省略，脱落，付加，母音や子音の歪みなどの音形の誤りが出現する．定型的な発達の子どもでも音形の誤りはみられるが，「言い誤り」として捉えられ，短期間で改善することが多い．

語彙について，定型的発達の子どもとは異なる順序性で獲得するケースや，一部のカテゴリーで獲得が遅れるという指摘もある[11]．また，習得した語の概念が狭義である場合や，ときに誤っているケースもある[12]．

発話の構文特徴として，接続助詞や接続詞を用いて，理由や逆接，条件などを表すことが遅れるケースが指摘される[11]．

かな文字については，文字単語パターンと意味が結びつき，その後に一音一文字の読みの習得につながる例がある[13]．音韻意識が育つ前から，かな文字の読みの学習を導入し，言語理解の補助，語彙学習，発語の音形改善などにかな文字が活用される可能性がある．

a)〜c) いずれの段階においても，相手への注目や，働きかけに対する応答性，相互性などの対人反応の特徴が言語行動の頻度やパターンに影響する．

3 小児期の運動機能障害でみられる言語・コミュニケーション症状

小児期にみられる運動機能障害を原因（部位）別に分類すると表3の通りになる．このうち，言語・コミュニケーション障害の発達に大きく影響するのは，脳性麻痺に代表される脳性疾患，脊髄性筋萎縮症などの神経原性疾患，筋ジストロフィーなどの筋原性疾患である．

これまで対象児の人口と言語聴覚療法の適応の高さから，運動障害に伴う言語・コミュニケーション発達の障害は，脳性麻痺を中心に評価や訓練の実践が蓄積されてきた．高見は，脳性麻痺のコミュニケーション発達の障害要因を分析し（図1[14]），運動障害と知的能力障害の重症度別にコミュニケーションの臨床像と支援内容を整理している（表4）．図1と表4は，脳性麻痺だけでなく，他の運動機能障害を伴う言語・コミュニケーション発達の障害にも当てはまる部分があり，参考となる．

以下，a）脳性麻痺，b）脊髄性筋萎縮症，c）筋ジストロフィーの3つの運動機能障害，およびd）重症心身障害について，言語・コミュニケーション症状の特徴を述べる．

表3●運動機能障害の原因（部位）別分類

分類	主な疾患
脳性疾患	脳性麻痺
神経原性疾患（ニューロパチー）	脊髄性筋萎縮症
筋原性疾患（ミオパチー）	筋ジストロフィー
脊椎脊髄疾患	二分脊椎，脊髄損傷
骨系統疾患	骨形成不全症
骨関節疾患	ペルテス病，先天性多発性関節拘縮症
その他	切断

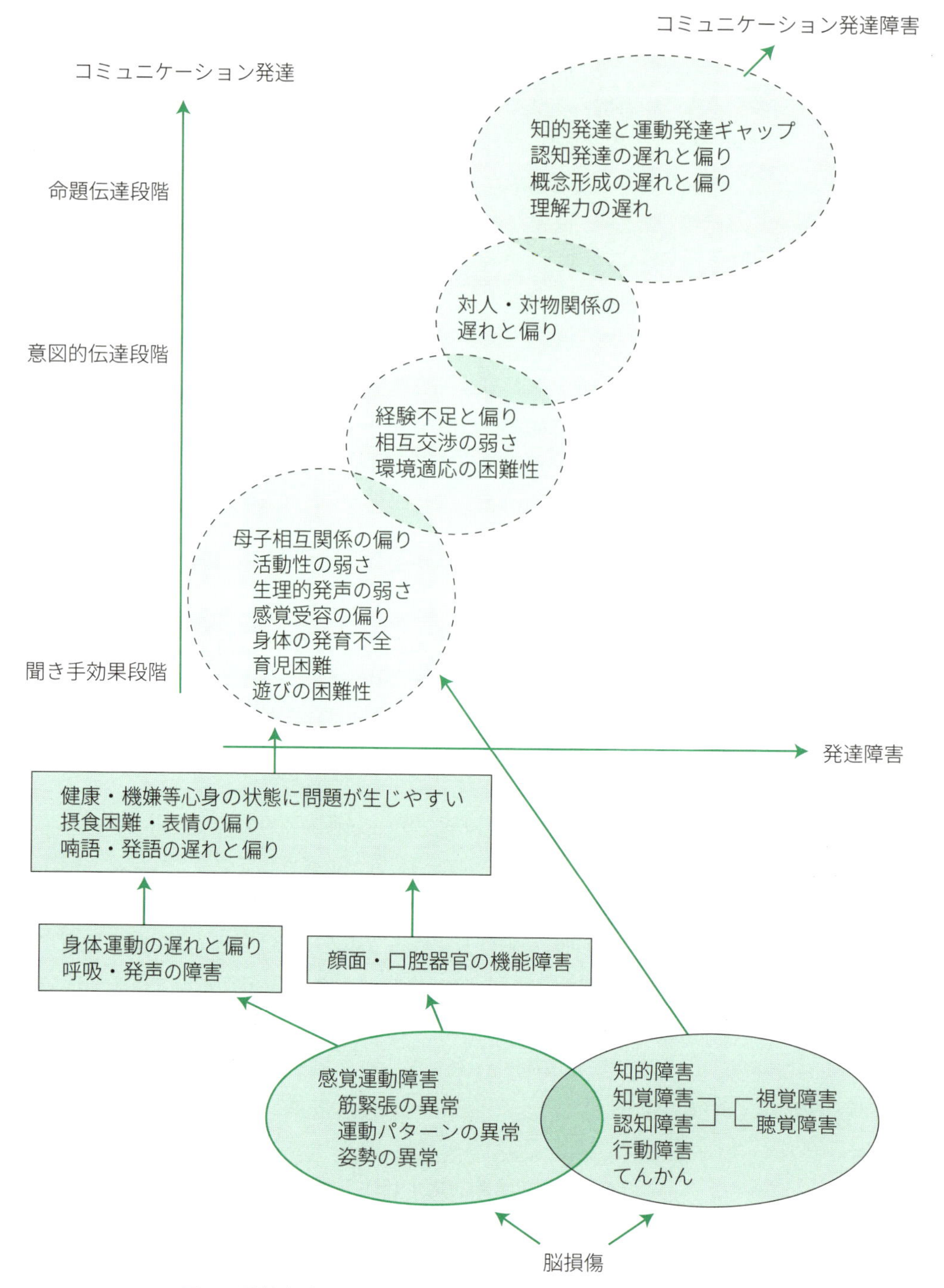

図1●脳性麻痺児のコミュニケーション発達障害の要因と経過

高見葉津：コミュニケーションの発達援助（日本聴能言語士協会講習会実行委員会・編：アドバンスシリーズ／コミュニケーション障害の臨床3 脳性麻痺）．協同医書出版社，2002，p79.

表4●脳性麻痺児のコミュニケーション発達の臨床像と援助

運動機能障害 ＼ 知的障害	軽度	中度	重度
軽度	G ・統合保育，統合教育の中で児の能力を必要に応じて援助する ・保育や教育の場の環境調整 保育者や教育者に児の障害の特性を理解してもらう 姿勢や器具についての助言 ・将来の自立生活へ向けてのADL自立の援助 生活に自信をつける 経験の拡大についての助言 上肢機能より下肢機能の方がよい場合もあり，より実用性のある機能を検討 G´ 読み書き計算など学習面に困難を示す児もいる 視覚認知に障害のある児もいる ことばはよくしゃべるが，つじつまが合わなかったり，応答がかみ合わない児もいる それぞれの問題に応じた援助が必要	H ・年少期からことばが見られることもあるが言語能力としては発達は遅く，狭い ・親が過度な期待をすることがある．適宜児の能力について助言 ・教育の場について迷うことが多い．社会的背景，地域性を考慮し，児がいきいきと生活できる場について助言，継続的援助 ・生活の中で実用的に使いこなすためのことばの発達への援助	I ・年少期は不活発か多動傾向があり，母は児の反応や気持ちがつかみきれず育児が負担になりやすい ・情緒の不安定，感覚の異常性があったりするが，生活のリズムを整えること，食事など生活全般についての助言や母子で楽しく遊ぶ方法などを助言 ・人や物への関心や興味を引きだし，行動統制の促進の援助 ・人や物とのかかわりを拡げるためにジェスチャーなど児が理解しやすいコミュニケーション手段を検討
中度	F ・年少期からことばが見られることがあるプレスピーチからことばの獲得への援助 ・初期のことばは聴き取りにくい．児のことばを受容するために母へ助言 ・ことばの明瞭性を改善するための援助 ・保育，教育の場の選択についての助言 ・ことば，文字等の表現能力を高めたり，学習面での援助	C ・年少期から人や物に対して反応があり，ゆっくりではあるが理解面，表出面とも発達が見られる ・プレスピーチからことばの獲得への援助 ・ことばでのコミュニケーションの拡大と維持 ・サイン，シンボルや文字など複数のコミュニケーション手段へ広げるための援助 ・上肢機能によってはコミュニケーション機器について助言 ・生活に必要なスキルの獲得の援助	D ・年少期から活動が少なく受け身になりやすい．母の意識を高め児への働きかけ方や反応の受けとめ方を助言 ・児の関心や興味を引き出しながら応答関係を促進する援助 ・児の意志や意欲を引き出す働きかけ方を助言 ・上肢機能や口腔機能が比較的良いにもかかわらず感覚の異常性があったり，発達の遅れや偏りが見られることもある物の操作や摂食機能など長期の援助 ＊年齢の増加とともに機能低下を起こしやすい．身体の変形，口腔機能など長期にわたって経過を見ていく．眼球運動や視覚に問題がある児もいる．姿勢や刺激の与え方に配慮が必要
重度	E ・乳児期から環境や刺激に過敏で，育児が難しい ・年少期からは児は伝えたいことがたくさんあるが周囲は了解しにくい 母子関係の調整 早い時期からコミュニケーション手段を検討 ・身体機能障害が重度でも口腔機能が比較的良い場合もあるので，プレスピーチからスピーチの可能性をみていく ・知的面と運動面のギャップをどのように埋めていくか助言，援助 ・学習の保障について助言，援助	B ・年少期には児の反応をとらえにくい，手がかかりを母とともに見つけていく ・成長とともに障害の重さが顕著になってくる．環境の変化に適応していく力を付けるように援助 ・コミュニケーション能力はゆっくりと発達する．時間をかけてコミュニケーション手段を検討していく ・身体機能障害が重度でも口腔機能が比較的良い場合には，プレスピーチからスピーチの可能性を見ながら他の手段の検討とあわせて表現力を付ける援助	A ・周囲の活動にどんな行動を起こしているか，どんなサインを出しているかを探りながら児のゆっくりとした成長に合わせたかかわり方の援助 ・摂食機能に問題がある場合が多く，また乳児期には育児の困難性もあり母の不安感も強い 食事指導を中心に母子ともに生活が楽に気持ち良く送れるよう援助 A´ 医療機関との連携が必要． 視聴覚の反応がはっきりしないことが多い．食事指導の中で味覚，嗅覚，触覚等の反応を引き出す． 小さな変化を母と共有する

＊ABCD群に共通する．

高見葉津：コミュニケーションの発達援助（日本聴能言語士協会講習会実行委員会・編：アドバンスシリーズ／コミュニケーション障害の臨床3 脳性麻痺）．協同医書出版社，2002，p85.

表5●脳性麻痺の主なタイプと運動特徴

タイプ	障害部位	運動特徴	発話の特徴	備考
痙直型	上位運動ニューロン	筋緊張の亢進	声質は努力性 発話スピードは遅い 構音障害（＋）	障害範囲の広さにより両麻痺〜四肢麻痺 両麻痺では発声・構音の障害が軽度または認められない
アテトーゼ型	大脳基底核	筋緊張の動揺 不随意運動	声質は気息性 発話スピードの変動（＋） 構音障害（＋）誤りの浮動性あり	
失調型	小脳及び小脳路	筋コントロール，バランスの調整困難 振戦	声の高さ，強さが平板，声の震え（＋） 発話スピード，リズムの障害（＋） 構音障害は比較的軽度	

表6●脊髄性筋萎縮症の分類

型	病名	発症年齢	運動機能	知的能力障害	発語の獲得
Ⅰ型 急性乳児型	ウェルドニッヒ・ホフマン病 (Werdnig-Hoffmann)	0〜6カ月	座位未獲得	なし	不可
Ⅱ型 慢性小児型	デュボビッツ病（Dubowitz）	1歳6カ月まで	立位未獲得	なし	可能
Ⅲ型 若年型	クーゲルベルグ・ヴェランダー病 (Kugelberg-Welander)	1歳6カ月〜20歳	立位，歩行	なし	可能
Ⅳ型 成人型		20歳以降	正常運動機能	なし	可能

a）脳性麻痺

脳性麻痺の主なタイプの運動特徴と発話特徴を表5に示す．痙直型脳性麻痺は，障害部位が広範囲であるほど，知的能力障害が重度となる．脳室周囲白質軟化症（PVL）は，痙直型脳性麻痺を呈する可能性があり，他にも視力，視野，眼球運動の障害や，視覚認知機能，視覚記憶の障害を伴う．文字の読み書きの習得に影響があり，文字が読める場合でも長い文章の読みや数概念などの学習に困難さがみられる．

発声発語に影響する運動障害の重症度により，発語が全くないレベル，発語が可能だが音声障害（声質，起声，大きさ・高さのコントロール）や構音障害（母音の分化，子音の獲得，共鳴，速度，プロソディ）がみられるレベル，ほとんど問題なく発語が可能なレベルまで幅が広い．

b）脊髄性筋萎縮症

脊髄性筋萎縮症は，脊髄の運動ニューロンが変性し，体幹や四肢の近位優位に筋萎縮と進行性の筋力低下がみられる遺伝性の神経原性疾患である．発症年齢と臨床経過による分類を表6に示す．

脊髄性筋萎縮症は，一般に知的能力障害を伴わない．Ⅰ型（急性乳児型）では，低緊張でフロッピーインファント[注)]の状態を呈し，自発的な運動は困難である．また哺乳困難，嚥下困難，

表7●筋ジストロフィーの分類

型	発症年齢	進行	知的能力障害
デュシェンヌ型	4歳以前	常に進行，10歳以内に歩行不能	軽度
ベッカー型	5〜15歳	緩徐進行，10〜20歳代に歩行不能	軽度
福山型	6カ月以前	緩徐進行，筋萎縮，関節拘縮が著しい	中等度

呼吸不全がみられ，気管切開をし，人工呼吸器管理となると同時に，発声が困難な状態となる．早期からSTによる濃厚な介入が必要であり，随意的運動が可能な部位を探し，コミュニケーション手段の獲得が必須となる[15]．II型（慢性小児型），III型（若年型）では，発語は可能であるが，進行に伴い，構音障害が出現する．発症年齢が遅いほど，進行のスピードは遅く，予後は良好とされる．

c）筋ジストロフィー

筋ジストロフィーは，骨格筋の変性・壊死により筋力低下が生じる遺伝性の筋原性疾患である．主な筋ジストロフィーの分類を表7に示す．骨盤帯や肩甲帯から筋力低下が始まり，次第に遠位筋に波及する．筋力低下の進行とともに，関節拘縮，および体幹や胸郭の変形が生じる．

デュシェンヌ型，ベッカー型では，軽度の知的能力障害を，福山型では中等度の知的能力障害を伴う．多くの場合，話すことは可能であり，筋力低下に伴う声量の低下，不正確な子音，母音の歪みがみられる．呼吸障害が現れると，人工呼吸器管理となるため，気管切開により発声が困難となり，コミュニケーションの代替手段が必須な状態となる．本人の心理状態に深く配慮し，QOLを高める関わりが必要である．

d）重症心身障害

知的能力障害と運動機能障害を重複する場合には，それぞれの言語・コミュニケーション症状の特徴が複合し，重度化する．重度の知的能力障害と運動機能障害を重複する場合を重症心身障害と呼ぶ．これは社会福祉的観点から定義された用語である．図2に大島分類[16]，図3に横地分類（改訂大島分類）[17]を示す．近年，新生児医療の進歩に伴い救命率が向上し，濃厚かつ恒常的な医療的ケアを必要とする子どもが増加した．そのため，超重度障害という概念が定義された．表8に超重症児スコア[18]を示す．

重症心身障害児（者）では，働きかけの刺激を受容しているか，明確な反応として観察できない場合が多い．心拍[19]，唾液アミラーゼ活性[20]，脳血流量の変化[21]などの生理的指標をもとに，働きかけの効果を検証する研究がなされている．

注）先天的に全身の筋緊張が著明に低下し，筋肉が柔らかくぐにゃぐにゃした（floppy）状態の乳児をさす．

IQ	走れる	歩ける	歩行障害	座れる	寝たきり
80–70	21	22	23	24	25
70–50	20	13	14	15	16
50–35	19	12	7	8	9
35–20	18	11	6	3	4
20–0	17	10	5	2	1

1. 次の表の 1，2，3，4 の範囲に入るものが重症心身障害児

2. 次の表の 5，6，7，8，9 は重症心身障害児の定義には当てはまりにくいが，
   ①絶えず医学的管理下に置くべきもの
   ②障害の状態が進行的と思われるもの
   ③合併症があるもの
   が多く，周辺児と呼ばれる．

図2● 大島分類（文献16）

「移動機能」，「知的発達」，「特記事項」の 3 項目で分類し，以下のように表記する．
例：A1-C，B2，D2-U，B5-B，C4-D

戸外歩行可	室内歩行可	室内移動可	座位保持可	寝返り可	寝返り不可	〈知的発達〉
E6	E5	E4	E3	E2	E1	簡単な計算可
D6	D5	D4	D3	D2	D1	簡単な文字・数字の理解可
C6	C5	C4	C3	D2	C1	簡単な色・数の理解可
B6	B5	B4	B3	B2	B1	簡単な言語理解可
A6	A5	A4	A3	A2	A1	言語理解不可

〈移動機能〉

〈特記事項〉
C：優位な眼瞼運動なし
B：盲
D：難聴
U：両上肢機能全廃
TLS：完全閉じ込め状態

図3● 横地分類（文献17）

表8●超重症児（者）スコア（文献18）

1 運動機能：坐位まで		
2 判定スコア		
(1)	レスピレーター管理	10
(2)	気管内挿管・気管切開	8
(3)	鼻咽頭エアウェイ	5
(4)	O_2吸入またはSpO_2 90%以下の状態が10%以上	5
(5)	1回／時間以上の吸引	8
	6回／日以上の吸引	3
(6)	ネブライザー 6回／日以上または継続使用	3
(7)	IVH	10
(8)	経口摂食（全介助）	3
	経管（経鼻・胃ろう含む）	5
(9)	腸ろう・腸管栄養	8
(9)'	持続注入ポンプ使用	3
(10)	手術，服薬でも改善しない過緊張で発汗による更衣と姿勢修正を3回／日以上	3
(11)	継続する透析	10
(12)	定期導尿 3回／日以上	5
(13)	人工肛門	5
(14)	体位交換 6回／日以上	3

注1：毎日行う機械的気道加圧を要するカフマシン，NIPPVなどは
　レスピレーター管理に含む
注2：(1) と (2) は重複加算可
注3：(8) (9) はどちらか1つ
　(9)' は (9) 施行の場合のみ

基準：25点以上 超重症児（者）
　10点以上24点未満 準超重症児（者）

2 機能改善のためのアプローチ

言語理解，言語表現，コミュニケーションの運用のそれぞれの側面で，機能獲得を図るために以下のようなアプローチがあり，実際にはこれらを組み合わせて働きかける．

1 言語発達を促すアプローチ

言語発達の包括的な評価から得た情報をもとに，言語理解，言語表現，認知面，コミュニケーションの運用面の各領域で，子どもの発達レベルに適したコミュニケーション行動の獲得を目標にする．さまざまな技法があるが，それらのアプローチの目的は，日常生活での円滑なコミュニケーションの成立と，子どもの自発的な言語学習の促進である．

各技法に共通して求められるのは，評価に基づいて目標を設定し，子どもが確実にできることから積み上げる働きかけをスモールステップで行うことである．具体的には，たとえば新しい理解語彙を学習するときには，生活経験や興味・関心に基づいて学習語彙を選定する，認知レベルに応じた教材を実物・写真・絵などから選ぶ，既に理解している語彙を選択肢に加えて選択肢数や課題達成率を調節するなどの工夫が必要である．個々の学習の目的に応じて，個別支援や，グループ学習などの形態をとる．

言語発達を促すアプローチでは，前言語レベルから単語のレベル，文や談話のレベルにいたる

までの言語課題，コミュニケーションの相互性，コミュニケーションの意図および話題の時間軸を拡大するコミュニケーション課題，読み書きとこれを支える認知課題などがプログラムの内容となる．

2 発声，構音機能の獲得・改善へのアプローチ

発声，構音および発語器官の運動発達の遅れが，言語発達レベルに照らし合わせて顕著な場合，1と並行して発声や構音にもアプローチを行う．摂食嚥下動作を通して構音器官の協調運動を促す訓練もここに含まれる．構音障害に対しては，構音の評価と経過観察を行い，系統的構音訓練が可能な発達段階に構音訓練を開始する．

3 活動参加を支援するアプローチ

1で獲得した言語行動を実際の療育，教育，社会生活における自然な文脈の活動場面で実用的に使うことを目的としたアプローチである．子どもと活動場面の双方の評価を行い，評価に基づいて具体的な目標を設定する．また，他者との関係性の中で，ソーシャルスキルを身につけることもねらいとなる．抽出した課題場面において，支援者間で支援方法を共有し，子どもだけでなく，活動の参加メンバーにも働きかけ，言語行動の汎化を図ることが効果を高める．必要に応じて心理的なサポートも行う．

4 家族・保護者と支援者を支援するアプローチ

子どもの障害の理解，障害特性に応じた支援方法の理解と実践，きょうだいのサポートを含む養育環境の調整，療育・教育機関との連携など，家族・保護者と支援者を支援し，力を引き出すためのアプローチを行う．

3 一般的な予後とAAC適用の考え方

1 予後に影響する因子

予後に影響する因子には，知的能力障害の重症度，重複する障害（運動障害，聴覚障害，視覚障害，自閉スペクトラム症，発達性読み書き障害など）とその重症度，療育開始年齢，言語環境などがある．一般に障害の重症度，重複する障害の数と複雑さ，療育開始の遅れ，環境調整への支援の薄さ等が増すほど，症状が変化しづらい可能性がある．

進行性の障害を有する場合には，医学的な予後予測に基づき，早期から「明日のAAC」の目標を明確に設定し，家族，および可能であれば本人の意思を確認しながら，適時の介入を行う．非進行性の障害であっても，ライフステージを通じて，機能獲得，機能維持，加齢による機能低下という変化が生じ得るため，同様に予後予測に基づく目標設定が必要となる．

このように小児期発症の障害では，成人期に至る長いライフスパンを通して，評価と適時の介入を行うためのフォローアップが必要である．

2 AACを適用する際のSTの視点

2の機能改善のためのアプローチで触れたように，子どもの言語発達を促すアプローチとAACの考え方は重なる部分があり，STが意図していなくても，AACの考え方をもとにした実践を行っていることがあるだろう．ここでは，長期にわたり困難さを抱える複雑なコミュニケーションニーズ（CCN：Complex Communication Needs）を持つ子どもに共通するSTの視点を述べる．

第1章総論（p.32）にあるように，評価を行ったら，2つの目標を設定する．今すぐコミュニケーションのニーズを満たす「今日のAAC」，すなわち直近の目標，および評価に基づいて計画される新しいコミュニケーションである「明日のAAC」，すなわち中長期目標である．

「今日のAAC」の目標設定には，Beukelman[22]の3つの原則が有効である．それは，正確さ（accurate），効率性（efficient），疲れにくさ（nonfatiguing）である．具体的には，まず子どもにとって最も重要なメッセージの理解，およびメッセージの表現は何かを見極める．そして子どもが現在使っているコミュニケーション方法の微調整，シンプルな行動への置き換え，使う場面や相手の拡大などを目標とする．たとえば要求や拒否の場面に出現する問題行動は，よりシンプルな行動を探して，置き換える．

次に「明日のAAC」の目標を設定するときには，可能な限り，音声言語の理解および発語の獲得の可能性について検討する．音声言語の理解や発語の獲得が困難と判断される場合には，代替手段の獲得を長期目標として設定する．①予後に影響する因子で述べたように，小児期発症の障害では，予後予測が難しいため，評価，目標設定，実践のサイクルを繰り返す中で，長期目標を適宜修正するとよい．

AACシステムのフォローアップは長期にわたる．就学，進級，進学，就労に伴い環境が変化するとき，STは関係機関の連携の要になる．また心身の状態変化に即時の対応が求められるときがある．成人期になると，加齢に伴う機能低下を考慮に入れる必要があることに留意する．

家族は評価，支援における重要なチームメンバーである．STは家族と信頼関係を築き，正確で最新の情報を常に提供することが必要である．

4 本人・家族・支援者のニーズ

1 本人の障害認識とニーズ

幼少期の子どもや知的能力障害が重度の人から真のニーズを直接聞き取ることは困難である．そのため，STはコミュニケーション場面における子どもの行動観察を行い，家族や保護者の問診情報，きょうだいや友人を含む第三者からの情報とあわせて，子どものニーズを推測しなければならない．家族からの情報には，家族のニーズが含まれていることがあるため，注意深く聞き取る必要がある．また，過去の臨床経験やST個人のバイアスに左右されないよう，客観的な視点を常に意識する必要がある．

子どもが自分のコミュニケーションを意識できるようになると，非言語的にフィードバックを行うようになる．たとえば，わからないときや困ったときに行動を止め，視線や発声などでパートナーの注意喚起を行うのはその例である．ときとして，わからないのにわかった素振りをする，言いたいことが伝わらないときに諦める，相手が誤解していることがわかっても妥協して修正しない，などの行動が観察されることがある．これらは，子どもが会話の継続性に配慮している可能性があるので，STは子どものコミュニケーション行動全体をモニターして，本人の意図を確認することは重要である．子どもにこうしたメタ・コミュニケーションの意識があっても，それを言語化して他者に伝えるには，会話を調整するスキルが必要である．STは子どもの意図を汲み取りつつも行動観察に基づいて，違和感のあるときには，子ども本人に確認するとよい．

2 家族の障害認識とニーズ

子どもの先天性の疾患や障害を告知される家族は，障害を受けとめ適応するまでに長い時間を要する．周胎生期に明らかなエピソードがない場合には，発達の遅れに気づき始める時期に，家族は焦燥感を感じ，情報を求める．STと家族が出会うのは，療育アプローチが開始されたのちである場合が多いが，医師，看護師，保健師，心理士等からの情報や助言を得て，障害の受容状況を把握しながら，家族の心理的な状態に応じて関わる．家族は，誰しも子どもが話せるようになり，自分をことばで呼んでほしい，できるなら健常域の発達に追いついて欲しいと願うものである．家族の願いを否定も肯定もせず,「そう思っていらっしゃるんですね」とニュートラルに受け取ればよい．そして子どもの直近の目標と働きかけに家族が注意を向けられるよう，寄り添った支援を行う．

家族は一旦障害を受容したのちも，子どもの小学校就学時，高等部卒業時，家族自身が高齢となる時期に，心理的に危機を迎える可能性が複数回あることに留意する．

進行性疾患をもつ子どもや，呼吸，栄養，排泄など，生命維持に不可欠な医療的ケアが必要な子どもの家族は，本人に寄り添う精神的な重圧感のために，ときとしてコミュニケーションの保障に心が向けられないことがある．本人と家族との交流の機会を持ち，できる限り本人の意思に基づく自己決定を行うために，支援者がチームとして寄り添い，適時に家族をサポートすることが必要になる．

3 支援者の障害認識とニーズ

知的能力障害や運動機能障害をもつ子どもの支援者であるコミュニケーション・パートナーは，医療，教育，福祉領域の専門家だけでなく，地域社会でも広がりをみせている．さまざまな市民がコミュニティの中で，子どもの活動支援に参画している．支援者の持つ背景，知識，技術は千差万別であるため，支援を行いたいが，医学的情報や療育支援方法についての知識が不足し，ニーズにどう介入してよいかわからず躊躇する，あるいは障害特性や本人の意思に沿わない働きかけを行う可能性がある．そのため，個別の子どもの障害像の理解，現在のコミュニケーション方法，支援のポイントを支援者間で共有する必要がある．情報共有の方法には，療育場面の見学，具体的な支援方法の説明と練習，支援方法や配慮事項などを平易に記載したサポートシートの作成などが有効である．詳しくはⅢの3子どもの支援者への支援を参照されたい．

II AAC導入のための掘り下げ検査

第1章総論のIV HOW？ AAC導入の流れ（p.19）に沿って，1現在のコミュニケーション評価を行う．知的能力障害や運動機能障害をもつ子どもにAACを導入する際，STが行う言語・コミュニケーション発達評価のほかに，医師，理学療法士，作業療法士，心理士，視能訓練士，ソーシャルワーカーなどの他職種と協力して評価する項目や配慮すべき点について述べる．

1 姿勢・運動面で確認しておくこと

顕著な運動機能障害がない場合でも，随意運動発達検査[23]などを用いて，上肢の巧緻性を確認する．可能であれば作業療法士の助言を得る．手指の分離した運動の可否がわかると，身ぶり記号の学習の適応の有無や，身ぶり動作のアレンジの要否を検討する上で役立つ．またディバイスを操作する身体部位と操作の方法，直接選択する項目の大きさ・配置・数，ディバイスの携帯方法の検討にも役立つ．

明らかな運動機能障害がある場合には，理学療法士や作業療法士から随意的運動に関する情報を得る．表9に内容を示す．異常姿勢パターンを引き起こさない随意的運動の候補を選び，それぞれについて，運動の範囲，スピード，正確性，易疲労性，補助具の使用の有無についてのコメントを得る．さらに，その随意的運動を楽に実行するために推奨される作業姿勢についても助言を得る．

可能であれば，作業療法士とともに，ディバイスの試用を行い，ディバイスの選択に必要な環境設定に関する情報を得る．表10に試用時に評価すべきポイントを示す．ディバイスに直接入力する場合には，ディスプレイの適切な角度と距離，および固定方法，スプリントや自助具，キーガード等の使用の必要性について尋ねる．スイッチ入力を検討する場合には，スイッチやポインティングディバイス（マウスやトラックボール）の選定と操作部位，スイッチの位置決めと固定方法，スイッチ入力のフィードバック方法などの情報を得る．

2 感覚入力で確認しておくこと

視覚障害，聴覚障害，重複障害における中枢性視覚障害などについても情報を得ておく．ディバイスのページ，またはディスプレイ上の項目の数，配置，色，コントラストなどを本人が確実に視認できるように設定する．また音声出力やフィードバック音を確実に聞き取り，かつ不快に感じない音量に設定する．スイッチを用いる場合，スイッチの位置を見て確認する必要があるか，あるいは運動感覚で操作が可能か，を見極めてスイッチの位置決めを行う．

表9●姿勢・運動に関する情報収集

随意的運動候補1	部位と運動	手（右，左，両方） 手指（右，左，両方） 下肢 頭部 視線 その他（顔面（　　　　），発声，　　　　）
	範囲	正中線を越える，越えない，その他
	スピード	反応時間速い，遅い
	正確性	ターゲットを常にさせる，ターゲットを大きくする必要あり
	易疲労性	なし，あり
	補助具の使用	不要，必要（スプリント，キーガード，マウススティック，ヘッドスティック，その他　　　　　）
	作業姿勢	椅子，座位保持装置，車椅子，床座位，側臥位(右下，左下)，仰臥位，腹臥位，その他（　　）
	体幹角度	（　　）°
随意的運動候補2	部位と運動	手（右，左，両方） 手指（右，左，両方） 下肢 頭部 視線 その他（顔面（　　　　），発声，　　　　）
	範囲	正中線を越える，越えない，その他
	スピード	反応時間速い，遅い
	正確性	ターゲットを常にさせる，ターゲットを大きくする必要あり
	易疲労性	なし，あり
	補助具の使用	不要，必要（スプリント，キーガード，マウススティック，ヘッドスティック，その他　　　　　）
	作業姿勢	椅子，座位保持装置，車椅子，床座位，側臥位（右下，左下），仰臥位，腹臥位，その他（　　）
	体幹角度	（　　）°

表10●ディバイス試用時の評価ポイント

ディバイスの位置	距離 角度 固定方法
補助具の要否	スプリント 自助具 キーガード
スイッチ	種類 位置 固定方法 フィードバック方法
ポインティングディバイス	種類 位置

3 認知面で確認しておくこと

絵記号や文字などの視覚的記号をAACの記号として選ぶ場合には，平面図形の弁別力を評価する．ふるい分け，または選択のどちらか子どもが理解しやすい見本合わせ（マッチング）の方法（図4）で実施する．

ローテクのコミュニケーション・ボードやブック，ハイテクのディバイスを使用するには，構造を理解し，大まかな位置を記憶することが必要である．またハイテクのディバイスでは，操作手順の理解も必要である．子どもの好きな本やゲーム機などがあれば，目的の位置へどのようにアクセスしているか，観察または問診で情報を得る．また認知的負荷を軽減するために，どんな手がかりが有効かについての情報も得ておく．

4 言語・コミュニケーション面で確認しておくこと

言語・コミュニケーション評価として，国リハ式<S−S法>言語発達遅滞検査[8]，言語・コミュニケーション発達スケール（LCスケール）[24]，学齢版言語・コミュニケーション発達スケール（LCSA）[25]，改訂版絵画語い発達検査（PVT-R）[26]，標準抽象語理解力検査（SCTAW）[27]，新版構文検査−小児版−（STC）[28]，質問−応答関係検査[29]，ひらがな文字検査（HITSS）[30]，改訂版標準読み書きスクリーニング検査（STRAW-R）[31]，小中学生の読み書きの理解（URAWSS II）[32]，対人コミュニケーション行動観察フォーマット（FOSCOM）[33]などがある．子どもの言語発達段階に応じて，複数の検査で評価バッテリーを組む．視覚的記号の絵記号をAACの記号として選ぶ際には，以下の絵記号の課題も行う．

単語レベルでは，図5のように，a．同じ絵，同じ絵記号のマッチング，b．絵と絵記号のマッチング（絵記号の代表性の理解），c．絵と上位カテゴリーの絵記号のマッチング（上位概念の理解）を行う．ふるい分け，または選択のどちらか子どもが理解しやすい見本合わせ（マッチング）の方法で行う．絵の代わりに写真や実物を用いてもよい．名詞と，可能であれば動作語について確認する．語連鎖レベルでは，図6のように分解・合成の課題を行う．

必要な語彙を選択するために，語彙調査票の記載を依頼する（第1章総論p.33の語彙調査票）．そのほかに，観察や問診で子どもの興味・関心（カテゴリー），コミュニケーション意図を持って

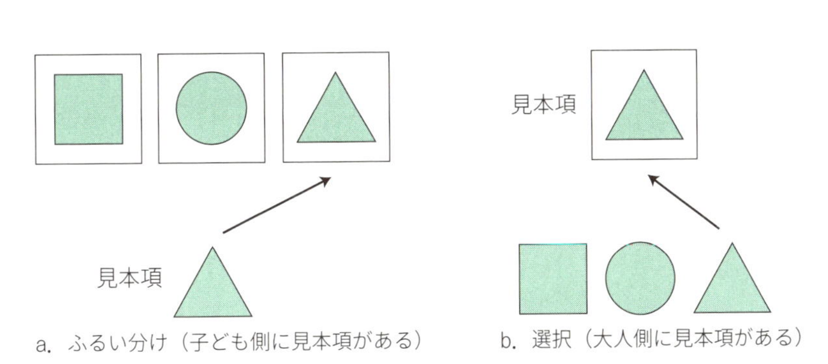

図4● 見本合わせの種類

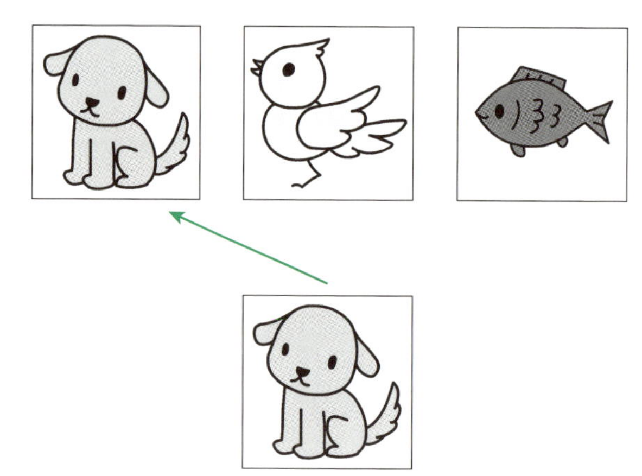

a．等価（同じ絵記号を見本合わせ，ドロップス）

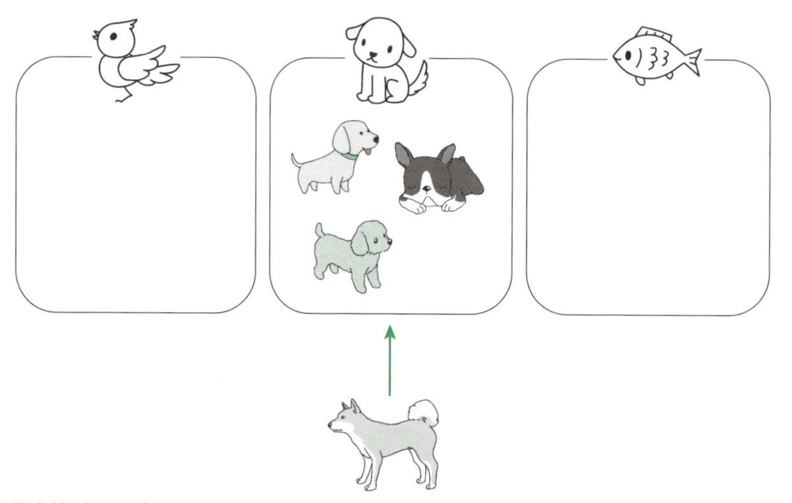

b．代表性（さまざまな絵，イラスト，写真などを同じものとして見本合わせ，ドロップス）

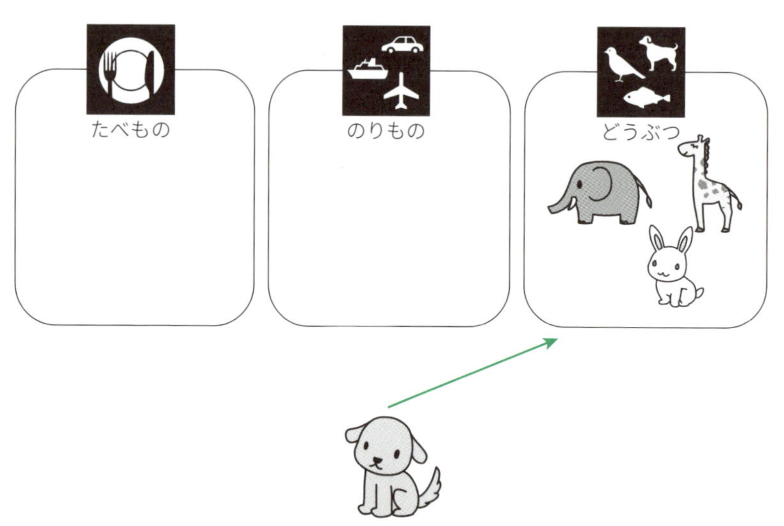

c．上位カテゴリー（さまざまな物を上位カテゴリーに見本合わせ，ドロップス，JIS 絵記号）

図5●見本合わせ

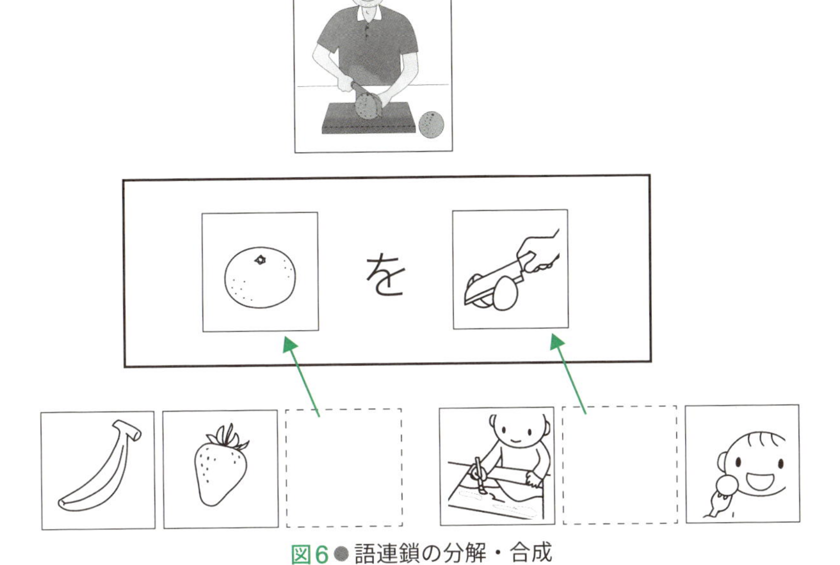

図6●語連鎖の分解・合成

最上段は，言語発達障害研究会：<S−S法>語彙・語連鎖絵カード．エスコアール．他は，ドロップス．

いると思われる行動の情報を得る．問題行動は，要求や拒否の意図を持っている可能性があるので，前後の文脈を丁寧に観察または聴取する．

5 心理面で確認しておくこと

日常的に子どもの意思で選択や決定をする機会の有無や頻度について，観察や問診を行う．自己表現の経験や支援者との関係性によって，表現を回避したり，意図とは異なる表現をしたりすることがある．

6 社会的資源で確認しておくこと

身体障害者手帳の有無と，所持している場合は種別と等級を確認する．居住地域によって利用できる制度が異なるため，自治体の窓口に問い合わせる必要がある．ディバイスの給付に際しては，実用的使用の可否についてSTらに報告書が求められる場合があるので対応する．また，子どもが関わる機会のある活動それぞれにおける支援者，およびキーパーソンとなる人についての情報を得る．

以上の評価結果を集約したら，2つのAACの目標を設定する（表11）．1つは，直近に成立させる「今日のAAC」であり，もう1つは長期的に取り組んで獲得する「明日のAAC」である．

表11●AAC目標設定

	今日のAAC（直近の目標） （今すぐ）	明日のAAC（中長期目標） （　　　　カ月・年後）
1．記号 （Symbol）		
2．ディバイス （Device）		
3．入力・出力技術 （Technique）		
4．行動計画 （Strategy）		
コミュニケーション 場面		
語彙		

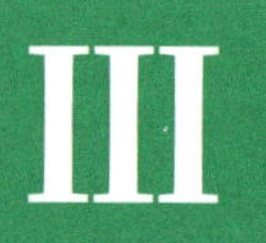

III AACの考え方を軸にしたアプローチ

知的能力障害や運動機能障害によって，言語・コミュニケーションの発達に遅れや偏りがある子どもに対する働きかけでは，理解と表現の両面から言語発達を促すことが原則となる．しかし，音声記号や文字記号の学習は必ずしもスムーズに進むとは限らない．複雑なコミュニケーションニーズ（CCN）を持つ子どもには，STは従来から異なるモダリティの記号を媒介にした学習を行い，可能な限り音声言語や文字言語の使用を促進してきた．これらの支援は，STが自身のアプローチをAACと同じ考えに立脚していると意識せずに行ってきたと換言することもできる．

この項では，1異なるモダリティの記号を媒介に言語発達を促すアプローチ，2実用的コミュニケーションを拡大するアプローチ，3子どもの支援者への支援の3つに分けて説明する．

1 異なるモダリティの記号を媒介に言語発達を促すアプローチ

音声言語の理解ができない段階の子どもに，バスタオルを見せて「お風呂だよ」と話しかけると，子どもは相手の意図するメッセージを理解できることがある．これは子どもが物，人，状況，場所などの関連性を理解しているときに成立する．視覚的記号が日常的な言語理解を補助する「今日のAAC」であるのと同時に，視覚的記号を媒介に音声記号の理解を学習するプログラムの一部でもある．たとえば<S−S法>では，物を適切に操作できるかどうかを理解の1つの段階として捉え，複数の物の操作が可能になると，見本合わせの段階へと進展する[34]．対となる実物，人や人形の身体部位，1つずつ切り離したはめ板，物の片付け場所など，教材に工夫をこらし，見本項を子どもが持つ見本合わせ（ふるい分け），次に相手が見本項を持つ見本合わせ（選択）という順序性に沿って学習を進める．音声記号と身ぶり記号を対提示した視覚的記号を子どもが理解し，時間・空間的な遅延状況の設定や，身ぶり記号，オノマトペなどの幼児語の音声記号の理解を経て，成人語の音声記号の理解へと至る（図7）．他にもかな文字による単語構成を媒介にして，単語の音声表現を学習する，絵記号や文字単語による文構成を媒介にして，音声記号での文の理解や表現を学習するなどのプログラムがある．このように音声記号や文字記号の習得が困難な子どもに対して行うSTの実践は，AACの考え方に通じる．

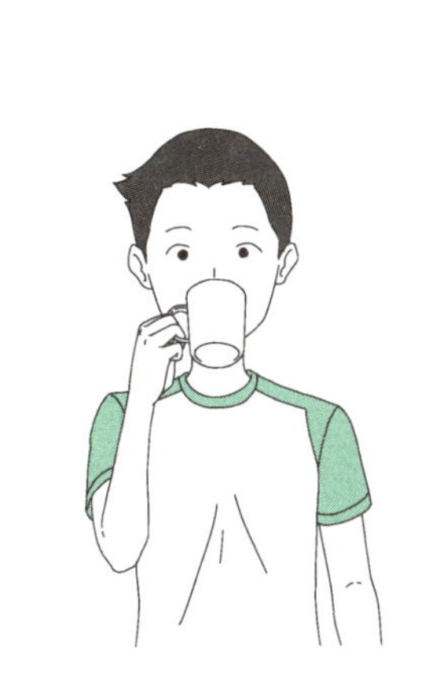

a. 適切に操作（機能的操作）

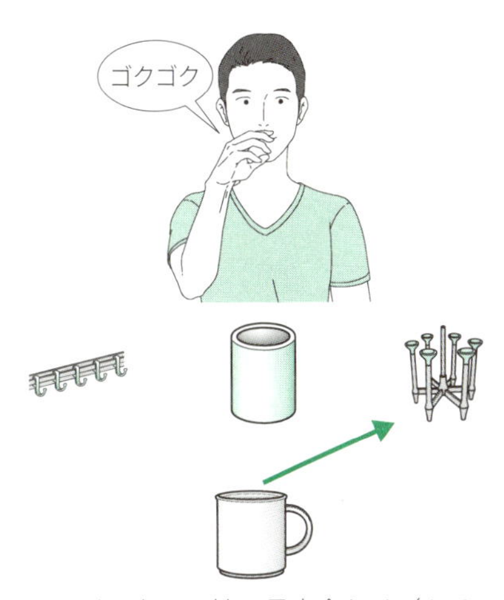

b. 子どもが見本項を持つ見本合わせ（ふるい分け）

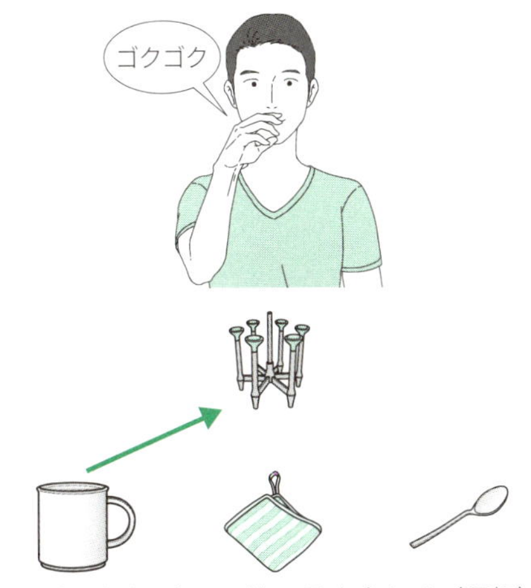

c. 相手が見本項を持つ見本合わせ（選択）

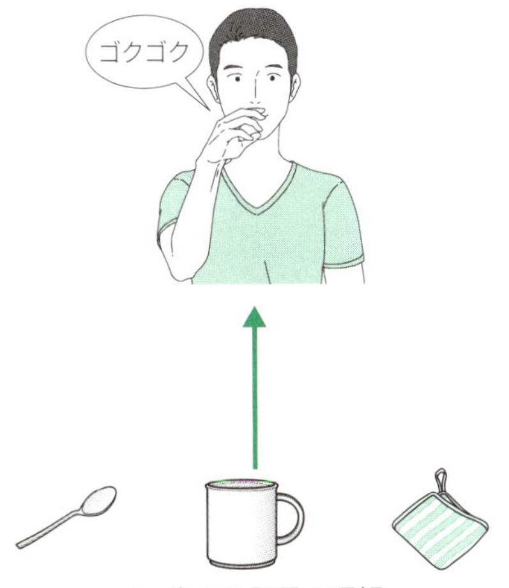

d. 身ぶり記号の理解

図7●異なるモダリティの記号を媒介とする音声言語理解

2 実用的コミュニケーションを拡大するアプローチ

子どもが新しく獲得した語彙や文を日常生活場面で実用的に使うための働きかけについて，コミュニケーション機能を中心に整理する．表12に子どもが新しいコミュニケーション行動を学習する際の手続きと例を示す．ステップ1は教示，ステップ2は新しいコミュニケーション行動の獲得，ステップ3は汎化，ステップ4は日常使用（サポートあり），ステップ5は日常使用（サポートなし）である．必ずしも全てのステップを踏む必要はなく，課題によっては，途中のステップを省略してもよい．

表12の例3にVOCAを使った会話を例示した．VOCAを導入してすぐに，家庭での家族との団らんで実用的に使える子どもはまれである．最初は構造化された場面で，STと他の人のモデルを子どもが観察する．次に子どもが十分応答できるレベルの質問を大人がして，子どもが答えられる成功体験を積み重ねる．そして家族の中でキーパーソンとなる人を決め，子どもの支援方法とパートナーの支援方法を体験する．それから家庭でVOCAを導入すると，子どもも家族も大きな失敗をすることなく，使い始めることができる．新しい課題，たとえば会話の中で子どもが「わからない」と表明することや，「〇〇さんはどう？」と質問する必要が生じたら，新しいコミュニケーション行動の学習として，また最初のステップに立ち戻って，スモールステップで形成と汎化を促す．

1 好きな物を選ぶ

第1章総論にある語彙調査票（p.33），および子どもの興味・関心の問診結果から，子どもが自分の好きな物を選べる機会を作る．表13のように子どもが興味・関心を持つ物，記号，目標とする子どもの反応，選択肢の数や配置などの提示条件，子どもの姿勢などの環境設定を決める．

自分で選択する機会がこれまで全くない子どもには，まず子どもが好きだと思われるもの，たとえば好きなおやつの実物を用意する．次に子どもが日常的に使っている表出手段のうち，相手に伝わりやすい反応，たとえば対象物に顔を向けて見る反応を目標にする．さらに選択肢の数を最初は1つとし，頭部が安定する姿勢を決め，確実に対象物を見て認知できる位置と距離にテーブルを置く．

たとえば，STはテーブル上，子どもの正面にプリンを置き，子どもに「プリン食べる？」と尋

表13● 選択行動の環境設定

項目	例
興味・関心を持つ物	おやつ，DVD鑑賞，外出　など
記号	実物（パッケージの切り抜き），ミニチュア，写真，絵記号
目標とする子どもの反応	見る，手を伸ばす，指さし，1つずつポインティングしてスキャンした問いかけに応答する，スイッチによる選択
提示条件	選択肢数：1個，2個，3個，（　）個
	配置：
子どもの姿勢	椅子座位，車椅子座位，座位保持椅子，側臥位，仰臥位，腹臥位

表12●新しいコミュニケーション行動の学習ステップ

ステップ	場面		例1：1メッセージVOCAによる注意喚起	例2：絵記号のスケジュール理解	例3：VOCAを使った会話
1 教示	構造化	STやパートナーがコミュニケーション行動のモデルを示す	「ねえねえ，〇〇さん」とメッセージの録音されたVOCAをSTが押す．パートナーが大げさなリアクションで返事をする．	STが「絵本」の絵記号を貼ったタイマーを1分に設定する．1分後にアラームが鳴ったら，STがパートナーに絵本を渡す．パートナーは楽しそうに絵本をめくって読む．	STがパートナーに簡単な質問をする．パートナーはVOCAを使って応答する．STは「へー，そうなんだ．わかったよ」とパートナーの反応を認める．
2 新しいコミュニケーション行動の獲得	構造化	子どもが新しい行動を獲得し，STやパートナーとコミュニケーションを成立させる	STは子どもに対して横を向き，子どもに気づかないふりをする．子どもがVOCAを押すと，STは大げさなリアクションで返事をする．	同上の設定で，アラームが鳴ったら，STが子どもに絵本を渡す．一緒に絵本を読む．	STはパートナーのために簡単な質問を用意しておく．パートナーが子どもに質問する．STは子どもがVOCAを操作するのを支援する．子どもが応答したら，パートナーは，子どもの応答を復唱し，認める．
3 汎化	構造化	他の相手と，あるいは別のテーマで，コミュニケーションを成立させる	子どもがVOCAを押し，家族が返事をする．STは子どもが反応するのをサポートをする．	絵本以外の課題（子どもの好きな活動レパートリーから選ぶ）でも同上の設定をする．アラームが鳴ったら，活動を楽しむ．設定時間を徐々に長くする．	STが子どもに質問をする．STがパートナーに助言を行い，パートナーは子どもがVOCAを操作するのを支援する．子どもがVOCAで応答したら，STは応答を復唱し，認める．
4 日常使用（サポートあり）	半構造化	日常場面でキーパーソンのサポートを受けてコミュニケーションを成立させる	子どもが家族の注意を引きたくなる場面を設定し，子どもがアクセスできる位置にVOCAをセッティングする．キーパーソンは，指さし，声かけ，子どもの押す動きの介助などによって，子どもがVOCAを押すことを促す．家族が返事をする．	歌，楽器，ダンス，玩具など，短くて反復できる子どもの好きな遊びを選び，その絵記号をタイマーに貼り，1分に設定する．アラームが鳴ったら，活動を楽しむ．設定時間を徐々に長くする．	キーパーソンが会話の場面を設定する．他の家族が子どもの答えやすい質問をし，子どもがVOCAを使って応答する．キーパーソンは，家族と子どもの双方の支援をする．
5 日常使用（サポートなし）	半構造化	日常場面でサポートなしにコミュニケーションを自発的に成立させる	VOCAを常時アクセスできる位置に固定する．子どもが自発的にVOCAを押し，家族が返事をする．	食事，おやつ，テレビ，外出など，子どもの好きな活動の絵記号をタイマーに貼る．アラームが鳴ったら，活動を楽しむ．	家族が質問をし，子どもがVOCAで応答する．

ねて，子どもがプリンに顔を向けるのを待つ．子どもがプリンを見たら，「食べようね」と言ってひとさじプリンをすくい，子どもに食べさせる．子どもが尋ねられて，プリンを見る反応が安定したら，プリンを置く位置を変えて，子どもが定位する範囲の広さと見るまでのスピードについて観察する．1つの対象を確実に見るようになったら，表12に沿って，相手やおやつのメニューを変え，日常使用のステップを進める．

次に，選択肢の数を2つに増やす．プリンと飲み物のペットボトルのように，外観の違いがはっきり異なる実物を組み合わせると，子どもにとって選択がし易しくなる．子どもが定位できる範囲の内側にプリンとペットボトルを置き，「プリンを食べる？それともジュースを飲む？」と尋ねる．2つの選択肢に子どもの注意が向かないときは，実物を持ち上げたり，指さしたりしながら，間(ま)を取って1つずつゆっくり尋ねるとよい．子どもが顔を向けて見たら，そのおやつを与える．見て選んだ結果が子どもの望んでいた物とは異なり，いやそうな反応をしたときには，「いらないのね」とおやつを一旦下げて，子どもが落ち着くのを待つ．STが『子どもがほしいのはジュースだろう』と意図を推測して，プリンを見てもそれには応えず，ジュースを見るまで何度も尋ねるのは，望ましくない．見た物が手に入る，という経験を試行錯誤で重ねることが大切である．失敗経験で子どもの状態が不安定になる場合は，どちらも選んでもポジティブな結果となるように，選択肢を2つとも好きな物にするとよい．1/2選択で確実に見るようになったら，日常使用のステップを進める．また選択肢を増やして1/3選択にする．

子どもの評価結果に応じて，選択肢を実物以外の写真や絵記号，文字など，子どもに適切なものにしてよい．また見る以外にも，手を伸ばす，指さし，スキャンに対する応答，スイッチによる選択などの反応を選ぶ．手を伸ばして自力で食べたり，飲んだりできる子どもには，距離を離して実物を置く，空の容器を提示して，子どもが選択した後に実物を渡す，写真や絵記号を選択肢にする，などの工夫をするとよい．

その日の状況で実現可能な選択肢を毎回選んで，おやつ，遊び，外出先など，子どもが自己選択できる機会を拡大する．こうした選択行動は，次項の自発的な要求表現に直結する．

2 要求

1好きなものを選ぶでは，大人が環境設定をしないと，子どもは要求が伝えられない．そこで子どもからの自発的な要求表現を学習する．

注意喚起は，自発的な要求表現の第一歩である．子どもの日常的な表現手段の中から伝わりやすい反応を選ぶ．大人の肩をトントンと優しく叩く，発声する，1メッセージのVOCAを押す，などが候補となる．表12の例1に，1メッセージのVOCAによる注意喚起の学習ステップを示す．

VOCAを初めて使うときには，因果関係を理解するために，押した結果を楽しむ遊びを行うとよい．好きな歌のフレーズ，動物の鳴き声，効果音など，子どもが興味を持てる音や声を録音する．またVOCAに録音するメッセージは，1キーに対して1単語と定める必要はなく，初期には句や文であってもよい．

PECS（Picture Exchange Communication System）では，1枚のカードを手渡すことから要求表現の学習を開始する[35]．その後，段階（フェーズ）を踏んで複数枚の選択の学習に進む．好きなものを選ぶことが複数の場面で可能な子どもには，図8のように要求の内容を選べるコミュニケーション・ボードやVOCA，身ぶりの学習を行う．家庭で冷蔵庫を見ておやつの要求，テレビを見てDVDの要求，玄関の方を見て外出の要求などができる子どもも，家の外に出ると要求が伝えづらくなる．家庭以外の場面で家族以外の相手に対して円滑に要求が伝えられるように，実物以外の記号での要求表現を学習する必要がある．

表14におやつ，DVD，外出を例に，身ぶり表現，コミュニケーション・ボードやVOCAのオーバーレイシートをつくるための項目の例を示す．子どもの評価結果に応じて，適切な記号を選択し，要求用のコミュニケーション・ボードの作成やVOCAの設定を行う．ここでも表12の

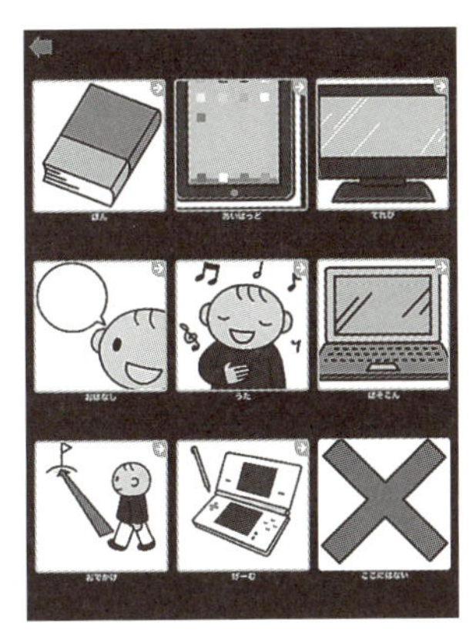

図8●要求のコミュニケーションボードの例
iOSアプリ“SoundingBoard”，絵記号はドロップス

表14●要求表現の例

場面	身ぶり	実物	絵記号（ドロップス）	文字
おやつ	食べる身ぶり			おやつ
DVD	見る身ぶり			DVD
外出（車で）	行くの身ぶり　または　車の身ぶり			おでかけ

原則のように，選択肢が1個からステップを踏んで成功体験を積み重ね，日常使用へと進める．また「ここにはない」という選択肢を用意し，新しい要求内容への拡大を図る．

怒る，泣くなどの情動反応，奇声を上げる，自傷行為，筋緊張を高めるなどの行動の中には，潜在的に要求の意図が含まれることがある．こうした行動が現れたときに，既に獲得した注意喚起や要求表現を介助で誘導して，すぐに要求をかなえる．それによって，問題となる行動を減少させ，結果的に要求行動に置き換えられる場合がある．

3 拒否

子どもは，いやなときには顔をそむける，口角を下げるような不快表情，首を振る，手を振る，物を押しやるなどの自発的な表現が既に可能なことが多い．食べたくない食べ物を片付けてよいトレー（図9）や嫌いな玩具や教材を入れてよいフィニッシュボックスを用意することによって，子どもが拒否を表現しやすくなり，拒否が大人に受け入れられる体験ができる．次項のyes-no表現でも拒否や禁止などの表現について述べる．

4 yes-no表現

yes-no表現は，パートナーからの質問が理解できる単語〜2語文の理解が可能となる時期に成立する表現である．その前に，快・不快の表出や，要求と拒否の表現を獲得していて，多くの場合，それらの表現がyes-no表現のベースとなる．中枢性の運動障害があり，舌の前方呈出や頸部・全身の伸展などの異常反射や姿勢が崩れる運動を表現として使っている場合には，理学療法士らと相談し，他の手段に置き換える必要がある．

言語理解のレベルに応じたyes-no表現の分化について，表15に示す．またyes-no表現の意味関係について，表16に示す．大人の行動を許可－禁止するという意味関係では，子どもはyes-noの双方でポジティブな結果が得られるので，反応を強化する練習をしやすい．たとえば，STが「玩具で遊んでもいい？」と子どもに尋ねる．子どもがyes反応をしたときは，STはうれしそう

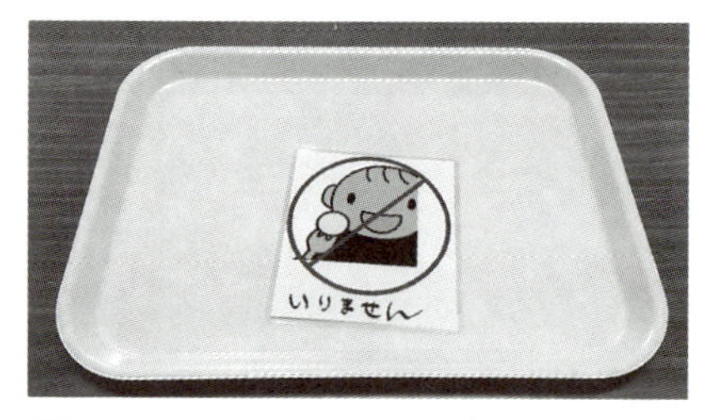

図9●いりませんトレー（ドロップス）

表15●yes-no表現の分化

1	未確立	快・不快の表出はあるが，質問の理解ができず応答しない
2	yes反応の確立	質問の理解が不確実で，どの質問に対してもyesの応答をする
3	noのときに無反応	質問を理解して，yesの時はyes反応，noのときは無反応となる
4	no反応の確立	yes反応と弁別可能なno反応で応答する
5	第三の応答	どちらでもない，わからない，どちらでもいいときに，第三の応答をする

表16●yes-noの意味関係

yes		no	
要求	やりたい	拒否	いやだ
許可	いいよ	禁止	だめ
存在	ある，いる	非在	ない，いない
肯定	そう，合ってる	否定	ちがう

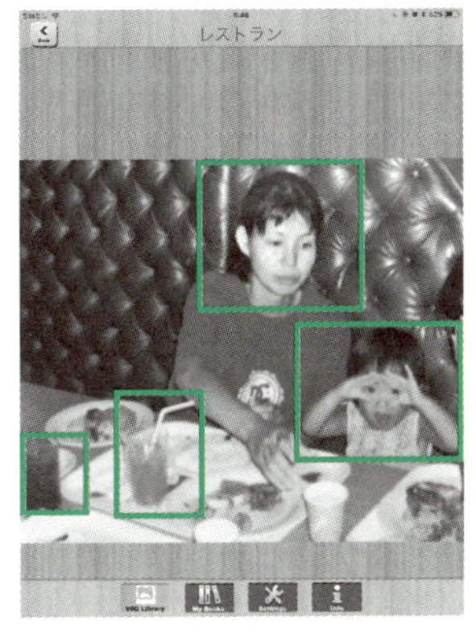

図10●VSD（Visual Scene Display）の例
iOSアプリ"Scene Speak"，四角い枠がホットスポット

に遊んで子どもの注意を引きつける．子どもがno反応をしたときには大げさにがっかりして子どもを喜ばせる．yes-no表現のどちらに対しても，子どもがまた見たいと思うようなリアクションをSTがすることによって，yes-no表現の練習を反復できる．

他にも存在－非在，肯定－否定という意味関係でも，絵本やゲームを活用して，yes-no表現を反復練習できる質問場面を設定して，日常使用に向けてステップを進める．

5 報告

相手に報告する，というコミュニケーション意図は，発達的には要求や拒否の後に出現することが多い．最初は現前，すなわち現在の目の前の事象を報告できるようになり，次に過去，未来の報告へと時間軸が拡大する．

現前の報告を促すには，子どもが興味・関心を示しているとき，そのタイミングで大人が子どもと同じ表現手段を使って「〇〇だね」と報告のモデルを示す．支援者のモデリングについては，③子どもの支援者への支援で述べる．

写真や動画，VSD（Visual Scene Display）のアプリを使うことによって，直近の過去の報告を促すことができる．子どもが活動を楽しんでいる最中にその情景を写真や動画に撮り，一緒に見ながら「〇〇だね」と大人が報告のモデルを示す．そしてそのメッセージを録音して写真の該当部位（ホットスポット）に保存する．VSDは，ホットスポットに触れるとメッセージが再生されるので，子どもが興味・関心を持ったトピックを自発的に反復できる（図10）．タブレット端末は，画面が大きく，撮影と再生が1台で簡便にできる利点がある．数時間から数日前の報告を促すには，写真，動画の他に，パンフレットのようなレムナント（remnant，活動の名残）が役立つ．活動のたびにこまめに写真や動画を撮影し，チラシやチケットなどを子どもと一緒に集めてクリアファイルに収納しておくと，子どもが報告表現をする際の手段になり，記銘，再生の補助としても有効である．

未来の話題は，表12の例2のように直後のスケジュールの予告から始める．通園や学校などのルーティンな活動における翌日の予定と今日の予定の区別ができる時期に，積極的に取り上げる．「明日」「曜日」などの時制を表す語彙の学習が進むのもこの時期である．

6 やりとり

2語文の理解が可能となる頃に，年齢，誰と来たか，家族のルーティンな行き先など，簡単な日常的質問に応答できるようになる[29]．食事のメニュー，子どもの活動内容，交通手段などの語彙を集めたコミュニケーション・ボードやVOCAの作成，身ぶり表現の学習を行うことによって，支援者とルーティンなやりとりを行う機会が増やせる．言語理解の発達レベルに合わせて，質問－応答関係が発達するので，やりとりのバリエーションを広げる．

7 質問

子どもからの質問を促すステップを表17に示す．疑問詞の習得順序は，何？どこ？誰？が早く，なぜ？どうやって？いつ？などの理由，方法，時間を問う疑問詞は後から習得される[36]．

8 会話の調整

会話が途切れたときや，話がそれたときに，会話を修復するには，会話を調整するメタ機能が必要である．メッセージをカードにして選択できる位置に貼っておく工夫や，VOCAにあらかじめメッセージを登録し，容易に再生できるようにする工夫が便利である．たとえば「もう1回言ってください」と再質問を依頼する，「入力するまで少し待ってください」と会話の間（ま）をとる，「ところで話は変わりますが」と話題の転換を予告するのは，会話調整の例である．

表17●子どもからの質問「何？」の学習ステップ

ステップ	働きかけ
1 教示	STは箱の中に玩具を隠す．パートナーが「何？」と子どもの使うコミュニケーション手段で尋ねる．STは「…だよ」と大げさな仕草で箱から玩具を取り出してみせる．
2 新しいコミュニケーション行動の獲得	パートナーが箱の中に玩具を隠す．子どもが「何？」と質問するようSTがサポートする．パートナーは玩具を取り出して見せる．
3 汎化	絵本やおやつなどの前に，すぐに見せずに，子どもが「何？」と質問する機会を作る．家族が子どもの反応をサポートする．
4 日常使用（サポートあり）	家庭で子どもが「何？」と質問する場面を設定する（例：おやつ，おみやげ）．子どもの反応を家族のキーパーソンがサポートする．他の家族が「…だよ」と見せる．
5 日常使用（サポートなし）	子どもが常時質問できるようにセッティングする．子どもが「何？」と質問したら，家族が応答する．

3 子どもの支援者への支援

1 モデリング

AACを必要とする子どもが新しいコミュニケーション手段を学習するときに，周囲の人がその手段を使うモデルが圧倒的に少ないことが指摘されている[37]．そこでAAC手段を使うように子どもに働きかけるときは，必ず大人も子どもと同じAAC手段を使って話しかけることが推奨される．大人だけでなく，きょうだいや友人などにも同様にAAC手段を使ったコミュニケーション機会を設定する．

2 AACに関する情報共有

子どもの活動への関わりを促す上で，コミュニケーションのモデルを示し，環境調整を図る支援は重要である．たとえば，子どもとのコミュニケーションのとり方について解説したサポートシート（図11）や，身ぶり表現を紹介した身ぶり辞書（図12）などは，支援者間で情報共有を

Aのサポートシート

問いかけに対して「はい」（いいよ，やりたい，合ってる，ください）「いいえ」（だめ，いやだ，ちがう，いらない）「考え中」（どっちでもいいときにもこの表情をします）は，下の写真のように答えます．

はい

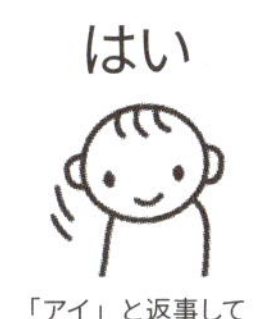

「アイ」と返事してにこっと笑う

いいえ

顔をそむけて視線をそらす（「ヤダモン」）

考え中

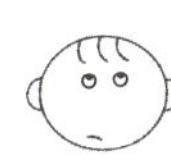

「えっとー…」と天井を見上げて考える表情

注（実際にはAさんの写真を使用しました）

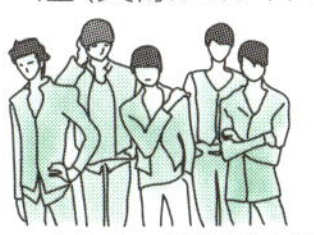

妹の影響でアイドルの○○が大好きです．木曜日の番組は欠かさず見ています．△△くんが出てくると大喜びです．

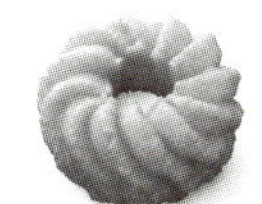

ドーナツにはまっています．土日はドーナツショップに行こうとコミュニケーションボードで父に要求します．

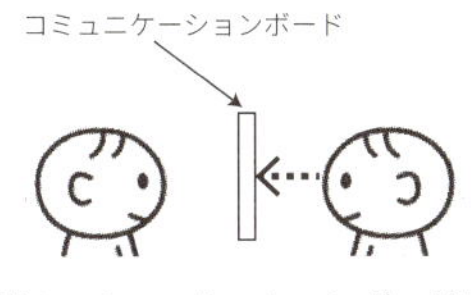

透明のコミュニケーションボードは，向かい合って顔と顔の間に置き，Aの視線が止まったところで「○○？」と聞いてください．合っていると「アイ」と答えます．

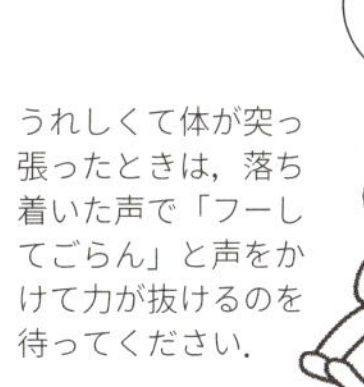

うれしくて体が突っ張ったときは，落ち着いた声で「フーしてごらん」と声をかけて力が抜けるのを待ってください．

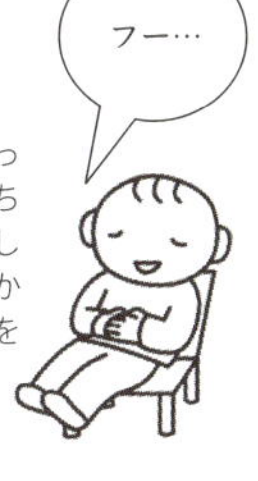

図11 ● サポートシートの例

○○さんの身ぶりリスト

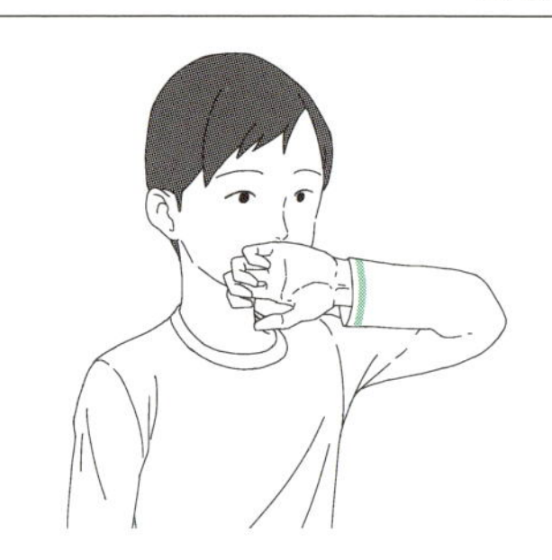	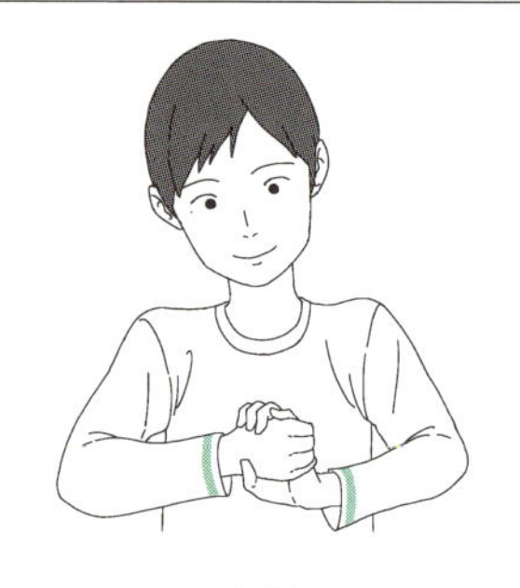
飲む，飲み物，コップ 手の甲を口に当てます． （食べる，食べ物は，手の甲を頬に当てます）	**学校** 両手を組みます． （手話で「友だち」を表しています）

図12● 身ぶり辞書の例

図り，コミュニケーション環境を整えるための有効なツールである．コミュニケーション支援に関する知識に詳しくない人であっても子どもとの接点が広がるように働きかけるのも，STの大切な役割である．

3 語彙のマネジメント

子どもが関わる活動に応じて，子どものAAC手段に語彙を追加・更新するサポートが必要不可欠である．a）支援者間で協力し，b）少ない労力で，c）速やかに行うことが継続的な支援に必要である．

a）協力

初期にはSTや家族のキーパーソンが中心となって，必要な語彙の調査と追加を行う．特定の一人が作業を抱えこまずに，通園施設の職員や学校の教員など，活動を実施する支援者にも，無理のない範囲でなるべく語彙調査票（p.33）の共有や写真，撮影の協力を依頼する．必要な語彙を調べて追加する作業のプロセスを「見える化」することによって，持続的に協力して作業を行う関係性が生まれる．

b）省力化

絵記号をダウンロードできるサイトやデータ，身ぶりや手話の辞典などのリソースを共有し，必要なときに誰でも語彙を追加するためのデータにアクセスできるようにすることは効率的である．またDropboxやGoogleDriveなどのクラウド上のフォルダを，限定した支援者間で共有することによって，素材のデータや作成した教材を必要なときに編集することができる．個人のデータについては，事前に本人・家族の使用許可を取る配慮を忘れないようにする．また活動の際に入手可能なパンフレットやチラシ，学校などで配布されるおたよりなどは，レムナント（活動の名残）としてクリアファイルに入れて携帯することによって，本人が即座に話題を設定，転換できる手段となるので有効である．

c）タイミング

新規な活動の前にあらかじめ必要な語彙をリストアップして，AAC手段に語彙を追加する作業を行うと，子どもは活動の最初からコミュニケーションに参加することが可能となる．

IV 臨床における実践例

1 Aさん：発語困難な言語発達障害児

1 ケース紹介

Aさんは9歳で，診断名は知的能力障害，言語発達遅滞であった．Aセンターの外来で作業療法を受け，B特別支援学校小学部に在籍，C市発達センターで言語聴覚療法を受けていた．家族の主訴は「学校でカードを使ったコミュニケーションがとれるようになってほしい」ことであった．

2 初回評価

9歳時の新版K式発達検査2001で，姿勢−運動2：4，認知−適応2：4，言語−社会2：2，全領域2：3であった．近視があり眼鏡を装用し，聴覚には問題はなかった．上肢の動きは巧緻性にやや乏しく，ADLには一部介助が必要であった．言語理解は，PVT-Rで語い年齢5歳0カ月であり，3語文の理解が可能であった．有意味な発語はなく，身ぶり表現が約30語あった．絵記号（PCS）のコミュニケーション・カードを渡す，または指さしで，1〜2語連鎖の表現が可能で（図13），コミュニケーション機能は，要求，拒否，注意喚起，報告などに分化していた．音声模倣，口型模倣ともに困難であった．

臨床像は，国リハ式<S−S法>言語発達遅滞検査の症状分類のB群（音声発信困難）の状態であり，実用的な発信手段の獲得を図りながら，発語獲得の可能性を考慮しつつ，言語発達を促す

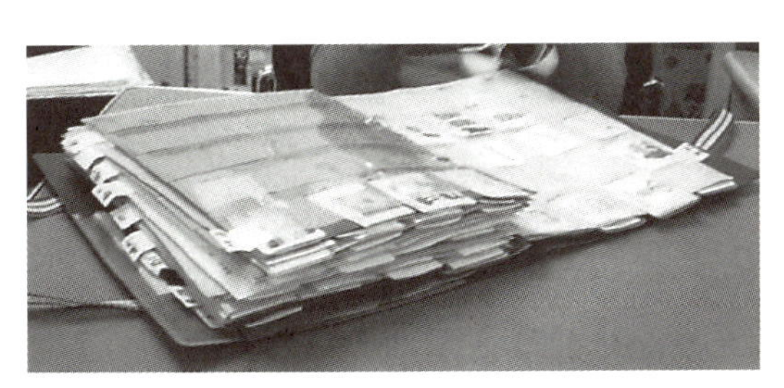
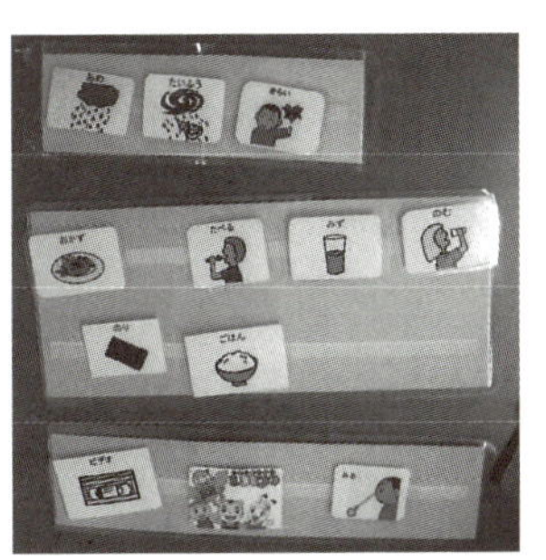

図13●Aさんのコミュニケーション・カード（絵記号はPCS）

表18●AさんのAAC目標設定

	今日のAAC（直近の目標） （今すぐ）	明日のAAC（中長期目標） （2年後）
1. 記号 (Symbol)	身ぶり 絵記号（PCS）	絵記号（PCS） 文字（ひらがな）
2. ディバイス (Device)	コミュニケーション・カード	VOCA
3. 入力・出力技術 (Technique)	指さし，手渡し	直接選択
4. 行動計画 (Strategy)	抜粋版を携帯する（本人，支援者） または複数作って数カ所に置く	ひらがな絵と文字単語の結合学習 VOCA携帯方法，破損防止の工夫
コミュニケーション場面	学校の休み時間，個別学習場面	家庭→放課後等デイサービス→学校
語彙	てつだってください，ブックをみせてください，よていをおしえてください	

必要があると考えられた．

3 目標と支援プログラム（表18参照）

「今日のAAC」として，家庭で使っている身ぶりと絵記号のコミュニケーション・カードを使う場面の拡大を目標とし，「明日のAAC」として，文字の習得と発信手段としての使用を目標とした．

4 経過（図14参照）

特別支援学校の担任教員と連携し，学校での本人のコミュニケーションや，活動参加機会について，情報を共有した．家庭では本人のペースで活動を一旦止めて，家族が1対1でコミュニケーションをとる時間が確保できるのに対し，学校ではクラス全体のペースで活動が進行し，本人が伝えたいときに教員が1対1で関わることができる時間が必ずしも確保できていなかった．またディバイスの携帯が活動を制限していた．家庭と学校の環境の違いを把握した上で，学校では本人の身ぶり表現を教員間で共有し，常時携帯できる小型のディバイスを作成し，本人と教員の双方が身につけた（図15）．

ひらがなの学習は，文字単語と絵の結合学習を行ったが，レパートリーの数が拡大せず，学習が進まなかった．

絵記号の語彙は本人の興味・関心や経験に応じて着実に増加し，過去の経験の報告や，未来の予定の約束と確認などに実用的に使われた．その一方で日々増加するコミュニケーション・カードの管理と携帯が課題となった．そのため，10歳時にコミュニケーション・カードからiPod touchへとディバイスの移行を図った．導入として動画の再生や簡単なゲームアプリを楽しんで使った．次にVOCAアプリ（DropTalk）を使い始めたが，音声出力を嫌い，音量調整などの工夫をしても使わなかった．そのためコミュニケーション・ブックと併用して，iPod touchの写真アプリで過去の活動の報告を促した．

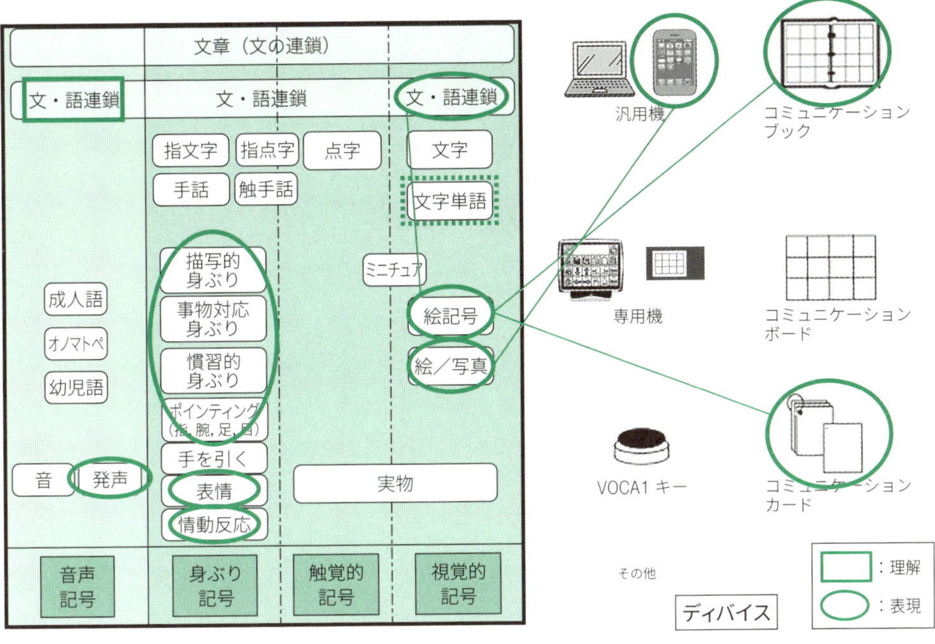

図14●Aさんのコミュニケーション手段

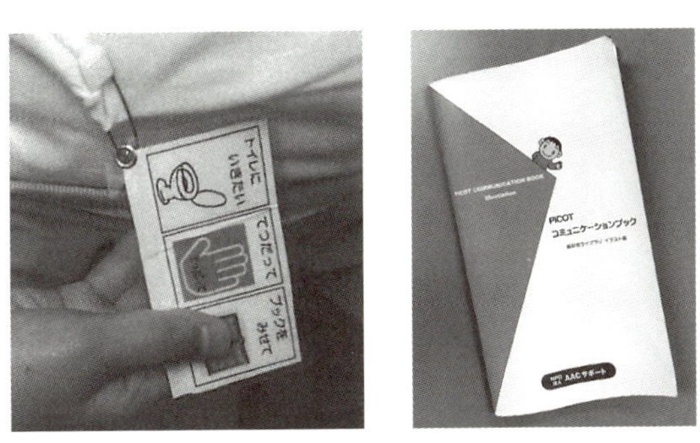

図15●Aさんが学校で使ったディバイス（左：PCS，右：PICOT）
左：本人がシャツの裾に安全ピンで留める，右：先生が首から提げる

発語獲得へのアプローチも試み，両唇音の無声破裂音の模倣が可能となったが，その他の音の分化は進まなかった．

5 考察

理解に比し発語が困難な言語発達障害児が，支援者間で評価結果を共有し，集団場面に応じた工夫をすることで，家庭で使っている身ぶり表現や絵記号のコミュニケーション・カードの使用を拡大することができた．絵記号は具象的なレベルで語彙が増加すると，ローテクのディバイスの語彙を管理すること，また本人が携帯することが難しくなる．支援の方針としては，a. ハイテクディバイスへの移行，b. より恣意的な視覚的記号の習得の両面が考えられる．Aさんは両方とも試みたが，支援の工夫が不足していた．iOSのVOCAアプリの選択肢は複数あり，出力音声の違うアプリやVSDアプリなどの試用によって，受け入れの幅が広がった可能性がある．また，ひらがな一音一文字対応の読みや文字単語構成の学習は進まなかったが，上位カテゴリーを表す絵記号と特定の語頭一文字の組み合わせ（Semantic Compaction）で語彙数を減らす工夫も行う価値があったと考えられる．

2 Bさん：発語を拡大した脳性麻痺児

1 ケース紹介

Bさんは4歳の脳室周囲白質軟化症による脳性麻痺で，痙直型四肢麻痺に知的能力障害とてんかんを合併していた．Aセンターで理学療法，作業療法の外来療育を受け，B通園施設で集団療育を受けていた．家族の主訴は「よくわかっているのにことばがはっきりしない」ことであった．

2 初回評価

近視があり，眼鏡装用，聴覚は問題なし．定頸しているが，自力座位は困難で，姿勢変換は寝返りが可能，上肢で指さしが可能だが巧緻性に乏しく，食事動作の一部を除き，ADLはほぼ全介助であった．2歳時の新版K式発達検査2001で，姿勢－運動18，認知－適応19，言語－社会26，全領域20であった．言語理解は2歳前半レベルで2語文の理解が可能，言語表現は有意味語が約30語あるが，音形が未熟で，語尾1～2音のワードパーシャルがほとんどで，前後の文脈から推測しないと発話は相手に通じなかった．また粗大な身ぶり表現が約30語あった．コミュニケーション態度は良好で，コミュニケーション機能は要求，拒否，依頼，勧誘，報告などに分化していた．○△□の3種図形弁別は○のみ可能で，視覚認知は1歳レベルにあった．構音の分化は母音の他，子音は/tʃ/，/ʃ/，/k/，/g/に分化していた．音声模倣は構音のレパートリー内にある1音節の模倣のみ可能であった．音声模倣のスキルや構音レパートリーの狭さから，発語の音形が改善するには時間がかかると思われた．

3 目標と支援プログラム（表19参照）

「今日のAAC」として，絵や写真のコミュニケーション・ボードの使用を目標とし，「明日のAAC」として，文字を媒介とした発語の明瞭度向上を目標とした．

4 経過（図16参照）

興味・関心の高い人物や食べ物，料理に関する語彙を中心に絵・写真のコミュニケーション・ボードを作成した．料理本のページを自力でめくり，スムーズに目的の料理や素材をポインティングすることができたため，カテゴリー別にページを編冊したコミュニケーション・ブックに拡張した．特別支援学校に就学後，コミュニケーション・ブックを用いて，過去のできごとの報告を行い，やりとりをする相手と場面が拡大した．

図形弁別は，△をおにぎり，□を食パンのようにSTが図形を命名すると，正しく弁別できたため，言語性手がかりを与えて，黒線図形の弁別の学習を進めた．11歳時には，調理用具の写真と図形記号の見本合わせ（マッチング）の学習と並行して，「○○さんの『あ』」のように，人名

表19●BさんのAAC目標設定

	今日のAAC（直近の目標）（今すぐ）	明日のAAC（中長期目標）（3年後）
1. 記号（Symbol）	身ぶり 絵／写真，一部絵記号（PCS）	文字（ひらがな） 音声による発話
2. ディバイス（Device）	コミュニケーション・ボード	コミュニケーション・ボード（五十音表）
3. 入力・出力技術（Technique）	手でポインティング	手でポインティング
4. 行動計画（Strategy）	身ぶり辞書 コミュニケーション・ボードを複数枚 携帯→バインダーに編冊 絵／写真・絵記号と文字単語併記	発話を中心にコミュニケーション 通じないときにコミュニケーション・ブックまたは五十音表補助
コミュニケーション場面	家庭（家族，ヘルパー） 放課後等ディサービス 学校（教員，友人）	家庭→放課後等デイサービス→学校
語彙	人，食べ物，料理に関する語彙 →動作語，属性を表す語，地名等	

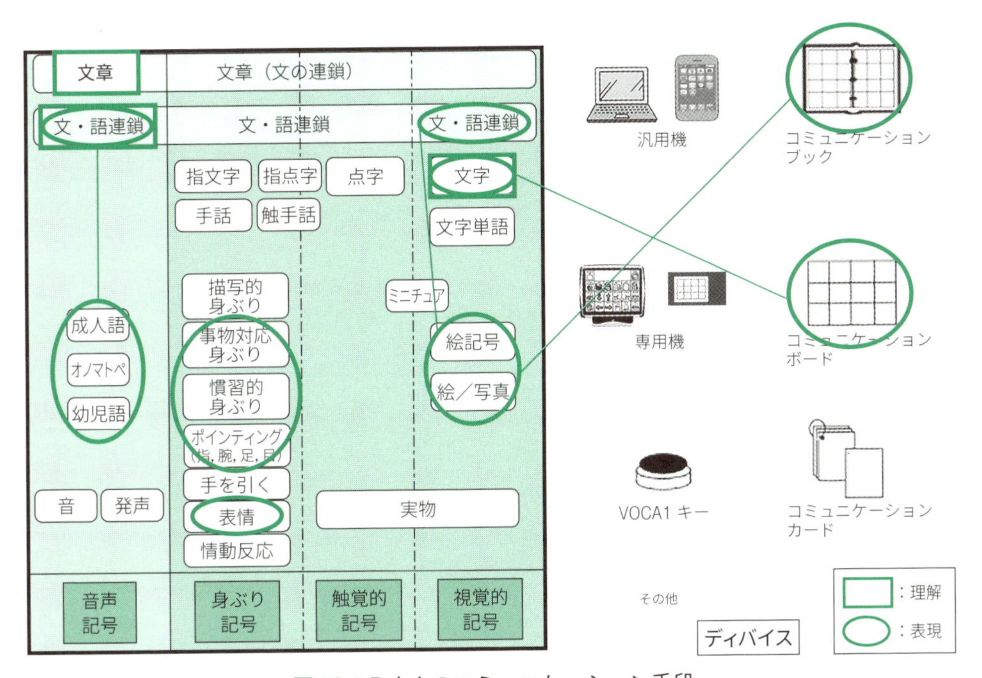

図16●Bさんのコミュニケーション手段

をキーワードにして音声でひらがな1文字のカードを選択できるようになった．ね・れ・わ，め・ぬ，る・ろのように，似た字形の誤りはみられるものの，清音の約3/4はキーワードなしの音声で選択できるようになった．

五十音の行×列の構造を，VOCA（ボイスキャリーペチャラ）を使用して覚えると，五十音表内の文字の位置を覚えて探すことがスムーズになり，3〜6文字単語の清音の単語は自力で構成できるようになった.

文字単語構成が可能となると，構音の置換はあるものの，発語の音節数と後続母音が正しい音形となり，発話の明瞭度は向上した．発話が相手に通じないときには，車椅子のテーブルに貼った五十音表を自発的にポインティングして，伝えることができた.

5 考察

脳室周囲白質軟化症による視覚認知障害がある知的能力障害と運動障害の重複障害児が，優位な言語性の手がかりと五十音の位置の記憶を利用して，ひらがなの読みと文字単語構成を習得した．文字習得が発語の音形改善に寄与し，音声による発話を中心に，文字表現を補助的な手段として実用的に使っている.

3 Cさん：四肢麻痺と知的能力障害の重複障害児

1 ケース紹介

Cさんは，STによる初回評価時は17歳で，先天性多発奇形と知的能力障害があり，頸髄圧迫により四肢の関節拘縮と呼吸障害を合併していた．横地分類ではD1-D, Uである．人工呼吸器を使用し，吸引，導尿等の医療的ケアが必要で，A施設に入所中であった．本人の主訴は「家族に手紙を書きたい」であり，職員からの主訴は，声が出ないときのコミュニケーション手段の保証であった.

2 評価

視覚には問題がなく，聴覚は一側性の感音性難聴（平均聴力レベル右75 dB，左13.5 dB）がみられた．四肢麻痺があり，自力で姿勢変換はできず，随意運動が可能な部位は眼球と口腔器官であった．言語理解はPVT-Rで語い年齢8歳9カ月レベル，<S−S法>の統語方略の助詞の理解が可能で，言語表現は気管切開をしているが呼気の口腔側へのリークがあり，文レベルの発話が可能であった．コミュニケーション態度は良好で，ひらがな清音の読みは可能だが，濁音，半濁音，特殊音声の読みは不確実で，短文の読解は可能であった．嗄声があり，予備呼気量の乏しさから文末は無声化しやすく，構音は/s/，/dz/に歪みがあった．心因性の失声があり，発話によるコミュニケーションにしばしば支障を来していた.

3 目標と支援プログラム（表20参照）

「今日のAAC」としてナースコールやパソコンディスプレイ等の環境設定変更を目標とし，「明日のAAC」として本人のニーズに沿ったメールやブラウザなどのパソコン操作自立を目標とした.

表20●CさんのAAC目標設定

	今日のAAC（直近の目標） （今すぐ）	明日のAAC（中長期目標） （1年後）
1. 記号 (Symbol)	音声による発話 文字（ひらがな）	音声による発話 文字（ひらがな）
2. ディバイス (Device)	ナースコール，ノートPC，オーバーテーブル	ノートPC，アーム型ディスプレイ，ワープロ，メール，ブラウザソフト
3. 入力・出力技術 (Technique)	音声スイッチ（舌打ち音で入力）	音声スイッチ（舌打ち音で入力） オンスクリーンキーボード オートスキャン
4. 行動計画 (Strategy)	院内学級教員と国語の授業でひらがな特殊音節の学習	セットアップと電源ON/OFF以外の操作自立 呼吸苦を感じたときに，ナースコールを鳴らせる
コミュニケーション場面	病棟内自室，言語聴覚療法・作業療法場面	病棟内自室，デイルーム，言語聴覚療法・作業療法場面
語彙		

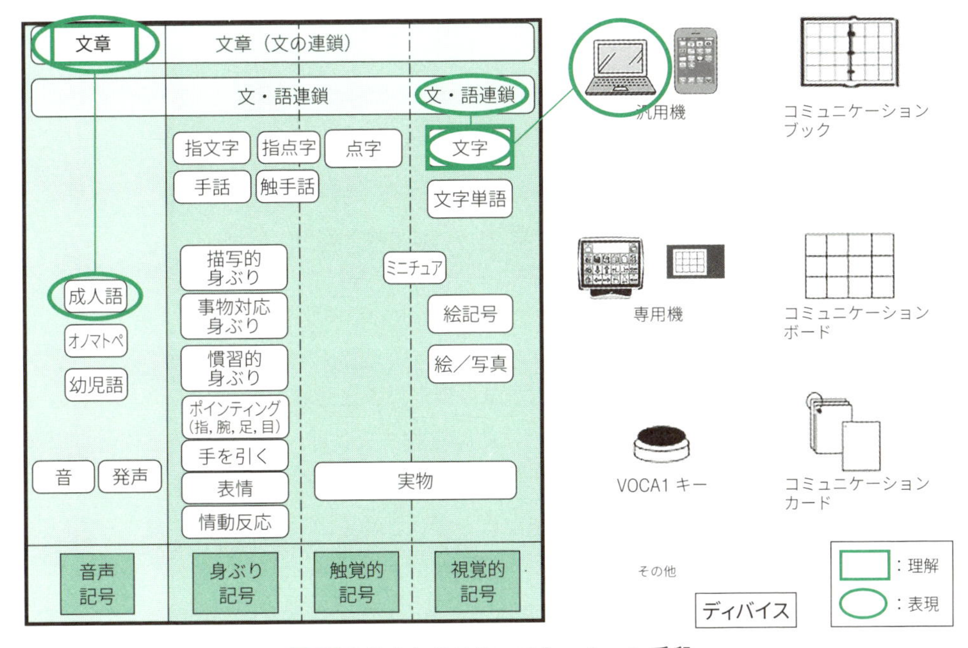

図17●Cさんのコミュニケーション手段

4 経過（図17参照）

ナースコールに接続した音声スイッチを発声で操作していたが，発声困難な状況でも操作が可能な舌打ち音による入力に変更したところ，確実に操作できるようになり，本人の安心感につながった．常時仰臥位の姿勢を取っていたため，鏡を使って室内全体やパソコンの画面を見ていたが，ノートパソコンを180度開いた状態で固定できるオーバーテーブルを作製し，ディスプレイを直接見られるように変更した．心因性の失声は自然改善した．

オンスクリーンキーボード（キネックス）を使用して，オートスキャンでひらがな入力の練習を開始した．本人の意欲は高く，家族や友人，施設職員に手紙やメールを書いた．特殊音節の誤りがあるため，特別支援学校の院内学級の教員と協力して，国語の授業で綴りの学習を行った．卒業後は，アイドルのファンクラブへの入会やライブに行くこと，選挙の投票，家族や友人に季節の手紙を書くこと，自分の洋服やバレンタインチョコをインターネットで購入することなどの活動が拡大した．ディバイスは施設の備品を使用していたが，パソコン，SwitchXS，アーム式のディスプレイなどを個人で購入してカスタマイズした．パソコン操作で実現できることが増えるにつれ，自己効力感が増し，他の入所児者への配慮や代弁，忙しい職員をサポートする配慮や入院生活の活動に関する提案，施設見学者への対応，研修会の実技演習のモデル協力の申し出など，施設内で主体的に役割を担い，施設外の人との交流機会も拡大した．

5 考察

運動機能は頸髄損傷に近い状態にある知的能力障害を重複する事例が，舌打ちによる1スイッチ操作でパソコンの自立操作を獲得した．ひらがなは清音の読みまでは確実であったが，濁音，半濁音，特殊音節の読みの学習，単語を綴る学習，文章読解の学習などは系統的に積み重ねられていなかった．オートスキャンでワープロを自力操作することによって，読みや綴りの不十分さが周囲に理解され，学校での指導に取り入れられた．パソコン操作によって興味・関心と活動が広がり，施設入所生活を送りながら社会参加の機会も拡大した．

4 Dさん：視覚聴覚二重障害等の重複障害児

1 ケース紹介

Dさんは7歳で，知的能力障害と運動発達遅滞に視覚障害と難聴を合併していた．横地分類ではA3-B, Dである．A通園施設で集団療育と言語聴覚療法を受け，B特別支援学校就学に際し，補聴器フィッティングを目的にCセンターの言語聴覚療法に紹介となった．家族の主訴は「補聴器をつけられるようになり，周りからの働きかけを受けとめてほしい」であった．

2 初回評価

運動発達は，自力座位とつかまり立ちまで可能で，上肢操作はつかむ，払いのけるなどの動きは可能だが，ADLは全介助であった．視反応は光覚なし，聴力は500 Hz，105 dBで反応がみられるのみであった．耳かけ型補聴器を両耳装用し，250～2000 Hzにおいて70～80 dBのワーブルトーンに対して音が提示されたときに動作を停止し，音が消失すると低く持続した発声がみられた．補聴器は装用すると，すぐ外そうとするが，手をつなぎ，タッピングや聴覚刺激などで注意をそらすと，短時間装用が可能であった．言語理解は，音声言語の理解はできず，食べ物が口唇に近づくと認知する，両脇に手が当てられると抱っことわかり動作を止める，など限られた場面で対象や状況の理解が可能であった．通園施設ではタッチキューで予告をしてから働きかけ，嗅

表21●DさんのAAC目標設定

	今日のAAC（直近の目標）（今すぐ）	明日のAAC（中長期目標）（3年後）
1. 記号（Symbol）	情動反応，実物，タッチキュー	情動反応，実物，タッチキュー，手を引く
2. ディバイス（Device）	耳かけ型補聴器	耳かけ型補聴器
3. 入力・出力技術（Technique）		
4. 行動計画（Strategy）	コミュニケーション方法の共有 補聴器装用方法の共有 （サポートシート）	コミュニケーション方法の共有 補聴器装用方法の共有 （サポートシート，動画）
コミュニケーション場面	家庭，学校，病棟の個別場面	家庭，学校，病棟の個別場面
語彙	抱っこ，ごはん，飲む，おしまい，補聴器，おむつ，立つ，座る，脱ぐ，テーブル，髪の毛など	

覚刺激で人物を区別させるために，担任は異なるオーデコロンをつけて接していた．タッチキューの理解や人の理解については不明であった．快表出は笑顔になり，不快時は手で払いのける反応や発声，自傷行為がみられた．

3 目標と支援プログラム（表21参照）

「今日のAAC」としては，支援方法の共有と補聴器の装用時間延長を目標とし，「明日のAAC」としては，興味・関心の拡大，および上肢での探索や手に触れることによる要求表現の獲得を目標とした．

4 経過（図18参照）

タッチキューは，抱っこの際に両脇に手を入れ軽く持ち上げる，おむつ交換の際に軽くタッピングする，開口を促す際に下唇にそっと触れる，おしまいのときには胸をトントンとタッピングする等，通園施設での働きかけを特別支援学校の教員と報告書で情報共有した．また補聴器の取り扱いについては，写真入りのサポートシートで共有した．

補聴器装用はいやがるが，静かな場所では一旦装用すると一定時間は外そうとせず，下を向いて大人の話し声を聞いて微笑する，音が聞こえなくなると発声するという様子が観察された．

学年が変わり進級するタイミングで，必要に応じて報告書を再度書く，補聴器を装用している場面を母の携帯電話で動画撮影して見てもらうなどの方法で，学校の担任教員と情報共有を図った．

手引き歩行が可能となり，補聴器を装用しながら歩くと歩行時間が延長するという報告があった．上肢での探索や大人の手に触れる要求は見られないが，快状態ではタッチキューを受け入れ，微笑する様子が観察される場面が増えた．

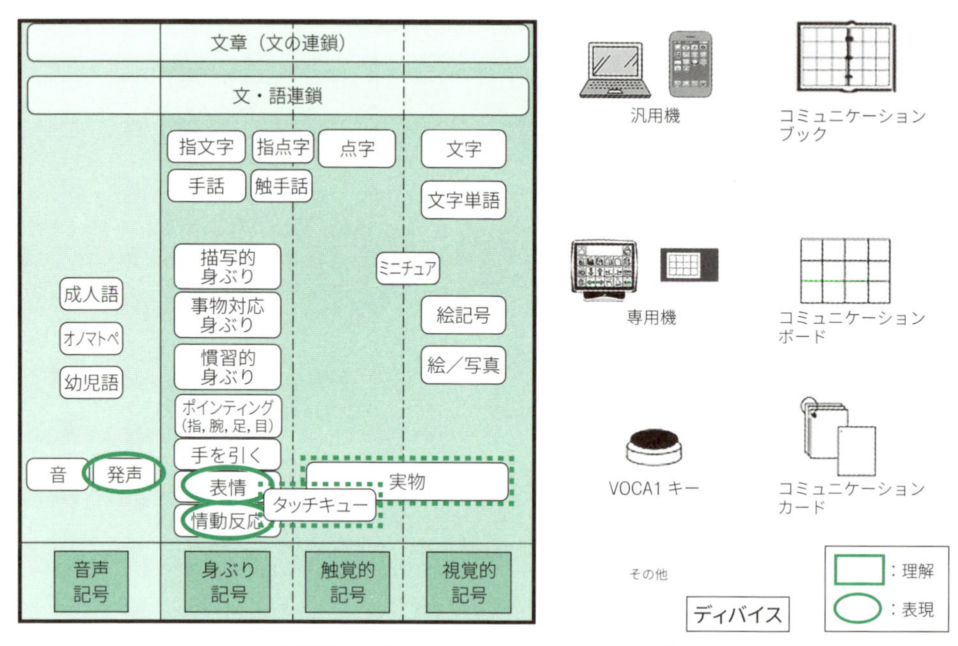

図18●Dさんのコミュニケーション手段

5 考察

視覚聴覚二重障害に知的能力障害と運動障害を重複する児に，補聴器適合の経過観察と助言を行った．働きかけの効果が確認しづらい重度重複障害児のコミュニケーション支援では，就学，学年や学部，学校の変わり目，卒業後の施設間移行で，支援内容を継続することが大切である．STは長期的視点を持ちつつ，学校の内外からサポートする役割を果たせる存在である．

文　献

1）長田洋和，栗田　広：知的能力障害．臨床精神医学 44：550-559，2015
2）榊原洋一：言語発達障害の病態（藤田郁代・監修：標準言語聴覚障害学 言語発達障害学，第2版）．医学書院，2015，pp10-19．
3）厚生省脳性麻痺研究班 CP 定義：厚生省特別研究：脳性小児麻痺の成因と治療に関する研究．班長：高津忠夫，1968．
4）宮田広善：脳性麻痺．小児科診療 71：1499-1504，2008．
5）山根希代子：精神遅滞（加藤正仁，宮田広善・監修：発達支援学 その理論と実践）．協同医書出版社，2011，pp415-419．
6）Bates E, Benigni L, et al.：The Emergence of Symbols. Cognition and Communication in Infancy. Academic Press, Inc., New York, 1979．
7）飯塚直美，小寺富子，他：<S−S法>言語発達遅滞検査を用いた健常幼児の言語能力調査．音声言語医学 39：245-253，1998．
8）小寺富子，倉井成子，他・編著：国リハ式<S−S法>言語発達遅滞検査マニュアル，改訂第4版．エスコアール，1998．
9）佐竹恒夫，飯塚直美，他：症状分類B群（音声発信困難）の1類型−発信行動習得モデルによる分析の試み−．音声言語医学 34：354-373，1993．

10) 飯塚直美，佐竹恒夫，他：症状分類B群(音声発信困難)リスク児について．音声言語医学 35：240-254，1994.
11) 大伴　潔：知的障害(西村辨作・編：入門コースことばの発達と障害2 ことばの障害入門)．大修館書店，2001，pp79-104.
12) 石田宏代：知的障害(藤田郁代・監修：標準言語聴覚障害学 言語発達障害学，第2版)．医学書院，2015，pp128-142.
13) 小寺富子：言語・認知科学と言語発達遅滞の臨床．音声言語医学 38：304-308，1997.
14) 高見葉津：コミュニケーションの発達援助(日本聴能言語士協会講習会実行委員会・編：アドバンスシリーズ／コミュニケーション障害の臨床3 脳性麻痺)．協同医書出版社，2002，pp73-108.
15) 佐々木千穂，境　信哉，他：脊髄性筋萎縮症I型児に対するコミュニケーション支援の1経験．保健科学研究誌 11：81-90，2014.
16) 大島一良：重症心身障害児の基本問題．公衆衛生 35：648-655，1971.
17) 重症心身障害療育学会：横地分類．2014〈http://www.zyuusin1512.or.jp/gakkai/yokochibunrui.htm〉(最終アクセス日 2017年10月23日).
18) 鈴木康之，武井理子，他：超重症児の判定について：スコア改訂の試み．日本重症心身障害学会誌 33：303-309，2008.
19) 北島善夫：生理心理学的指標を用いた重症心身障害研究の動向と課題．特殊教育学研究 43：225-231，2005.
20) 竹田一則：QOL向上のためのストレス計測技術 重症心身障害児(者)のストレスとその計測－コミュニケーションが困難な対象者における快・不快の評価－．バイオインダストリー25：58-69，2008.
21) 菊池紀彦，八島　猛，他：超重症児に対する療育研究における現状と課題．保健福祉学研究 4：87-101，2006.
22) Beukelman D, Mirenda P：Augmentative and alternative communication: Supporting children and adults with complex communication needs. Paul H.Brookes, Baltimore, 2013.
23) 田中美郷・監修：改訂版 随意運動発達検査．発達科学研究教育センター，1989.
24) 大伴　潔，林安紀子，他：LCスケール 増補版 言語・コミュニケーション発達スケール．学苑社，2013.
25) 大伴　潔，林安紀子，他：LCSA 学齢版 言語・コミュニケーション発達スケール．学苑社，2012.
26) 上野一彦，名越斉子，他：PVT-R 絵画語い発達検査．日本文化科学社，2008.
27) 宇野　彰・監修：標準抽象語理解力検査(SCTAW)．インテルナ出版，2002.
28) 藤田郁代，三宅孝子：新版 構文検査－小児版－(STC)．千葉テストセンター，2016.
29) 外山浩美，久野雅樹，他：質問－応答関係検査1－検査の作成とノーマルデーター．音声言語医学 35：338-348，1994.
30) 佐竹恒夫，足立さつき，他：ひらがな文字検査(HITSS)．エスコアール，2013.
31) 宇野　彰，春原則子，他：STRAW-R 改訂版 標準読み書きスクリーニング検査－正確性と流暢性の評価．インテルナ出版，2017.
32) 河野俊寛，平林ルミ，他：小学生の読み書きの理解 URAWSS II．atacLab，2017.
33) 東川　健，宇佐美慧，他：対人コミュニケーション行動観察フォーマット(FOSCOM)．エスコアール，2013.
34) 川崎聡大：S－S法(国リハ式言語発達遅滞検査)を用いた言語発達遅滞児の評価．コミュニケーション障害学 33：15-21，2016.
35) Bondy A, Frost L：A Picture's Worth. Woodbine House, 2001 (アンディ ボンディ，ロリ フロスト：園山繁樹，竹内康二・訳：自閉症児と絵カードでコミュニケーション－PECSとAAC－．二瓶社，2006).
36) 村杉恵子：幼児の疑問文獲得における三つの特徴．国立国語研究所　研究報告書(3)：155-173，2015.
37) Mirenda P：A back door approach to autism and AAC. Augmentative and Alternative Communication 24:220-234, 2008.

コラム 視覚障害

視覚障害のある人にとってのAACは，絵や絵記号（マーク），文字などの視覚的記号を「見やすく」する方法と他のモダリティに変換・代替する方法が考えられる．全盲かロービジョン（low vision，低視覚）か，先天性か中途障害か，中枢性か末梢性かなど，見え方の困難さは人によって異なるので，個々に合わせた工夫が必要である．

本コラムでは，①視覚的記号を「見やすく」する方法，②視覚情報を音や触覚情報に変換する方法，③触覚を用いたコミュニケーションについて順に解説する．

■視覚的記号を「見やすく」する

ロービジョンの人は，さまざまディバイス（device）を用い，絵，図，文字などの視覚的記号を拡大したりコントラストを上げたりして情報を把握している．

視覚的記号そのものを拡大するには，絵や文字を大きく書く，補助具などを使用して拡大する，大活字本を用いるなどの方法がある．電子データであれば，モニター上で拡大して見ることができる．現在，視覚障害のある児童生徒に対しては，教科書の文字や絵を拡大し複製した拡大教科書が，無償で給与されている．

光学的に拡大する方法では，近くを見る場合は拡大鏡（ルーペなど）や拡大読書器を用い，遠くを見る場合は単眼鏡や双眼鏡を用いる（図2，図3）．最近は，スマートフォンやデジタルカメラ，ビデオカメラで遠くの掲示物や黒板などを映しながら，モニター画面で拡大

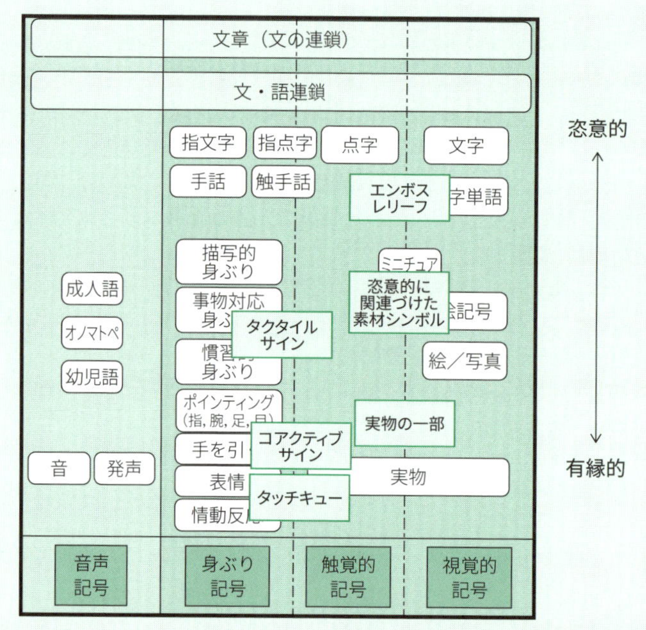

図1●記号のモダリティと恣意性（本コラムで取り上げたAACを緑色の四角形で表す）

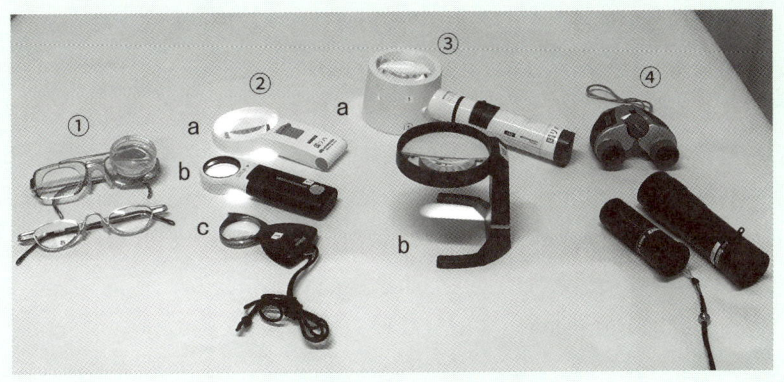

図2●さまざまな光学的補助具

①メガネとメガネタイプ単眼鏡
②手持ち式拡大鏡
　a. シュバイツァーエコルクスプラスモビール 白色LED採用手お持ちタイプ（シュバイツァー）
　　http://www.times.ne.jp/visual/loop/schweizerloupe/
　b. LEDワイドルーペ（エッシェンバッハ）
　　http://www.eschenbach-optik.co.jp/wp/index.php/mobilux-led/
　c. ニューポケットタイプルーペ（ニコン）
　　http://www.nikonvision.co.jp/products/loupe/pocket.htm
③卓上式拡大鏡
　a. 置き型ライトルーペ（エッシェンバッハ）
　　http://www.eschenbach-optik.co.jp/wp/index.php/product/1559-94
　b. スタンドルーペ（コイル）
　　http://www.loupe-studio.com/brand/coil/coilstand/
④双眼鏡と単眼鏡

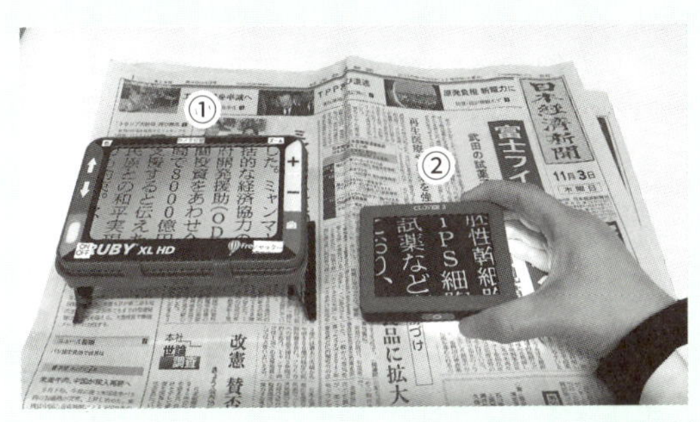

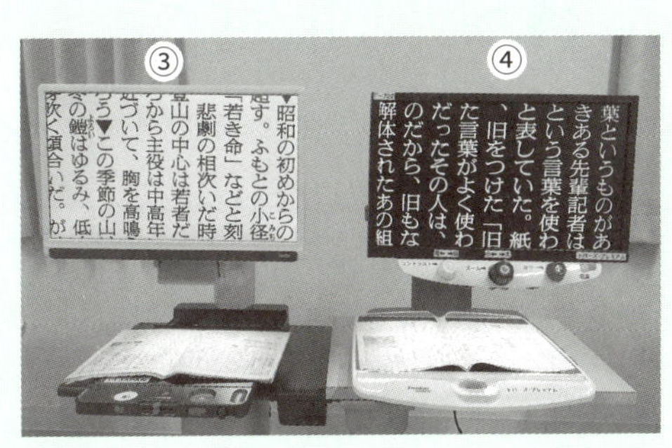

図3●拡大読書器

左：携帯型拡大読書器
　①ルビーHD5インチ（株式会社インサイト）
　　http://www.asakuramegane.co.jp/rUBYHD5inch.pdf
　②電子ルーペ「クローバー3」（株式会社タイムズコーポレーション）
　　http://www.times.ne.jp/visual/electronic_magnifier/clover3/
右：据置型拡大読書器
　③拡大読書器NVS-X1（株式会社ナイツ）
　　http://www.neitz.co.jp/product/wel/nvs-x1.html
　④トパーズXL HDプレミアム（有限会社エクストラ）
　　http://www.extra.co.jp/topaz/topaz_hd.html

して見ることも容易にできる．また視覚障害児の見えにくさはさまざまなので，文字などがぼやける，まぶしくて見えにくいなどの困難への対策も必要である．具体的には，コントラストを上げて文字や図を明確化する，文字や図の背景を単色にする，白黒反転する，遮光眼鏡を用いる，電灯の明るさを減らす（和紙をかぶせるなど），タイポスコープ（スリット付き台紙）で読みを補助するなどの方法がある．これらの適用に関しては，ロービジョンへの支援を実施している眼科を受診し，評価のうえ，対応を相談するとよい．ロービジョンケアを行っている病院についての情報は，公益社団法人日本眼科学会の「ロービジョンケア施設」（http://www.gankaikai.or.jp/lowvision/）および日本ロービジョン学会の「ロービジョン対応医療機関リスト」（https://www.jslrr.org/low-vision/institutions）を参照されたい．

ハイテク機器であれローテク機器であれ，ニーズや場面に合わせて使い分けることが大切である．たとえば，大活字本は重くて持ち運びが大変であるが，複数の本を同時に見る場合や，ページを前後にめくって見比べる場合はタブレット端末で見るよりも使いやすい．一方，左手で単眼鏡を持って，右手で筆記していた生徒が，タブレットに黒板を大きく映して見ることで，単眼鏡を手に持たなくてもよくなり，授業内容に集中できるようになる場合もある．今後，ハイテク機器の活用はさらなる可能性をもっているといえる．

■視覚情報を音や触覚に変換する

●文字などの視覚情報を音に変換

音訳は，書籍や雑誌，新聞，各種発行物（学校のおたより，チラシなどすべて）などの文字や図等の情報を音声に変換して伝えることである．以前は肉声による音訳のみが可能であったが，現在は合成音声による音訳も広く普及している．

肉声による音訳は，対面あるいは電話でリアルタイムに読み上げてもらう方法と，音訳ボランティアなどが録音した録音図書を聞く方法がある．アクセントやイントネーションなどのパラ言語的情報も加えられる点や，図表や写真などを説明できる点はメリットである．

パソコンを用いて電子テキスト情報を合成音声へ変換することは格段に容易となった．電子化されていないテキストであっても，スキャナーで取り込みOCR機能（紙に印刷された文字をデジタル化する機能）を用い電子データへ変換することもできる．昔よりも合成音声の質も向上し，自然さが増してきている．

パソコンやスマートフォン，タブレット端末，携帯電話に標準的に搭載されているスクリーンリーダーは，コンピュータの画面を読み上げるソフトウェアである．パソコン操作に必要な情報を読み上げ，操作を補助することもできる．

昨今は，印刷物をスキャンして直接読み上げる拡大読書器や，スマートフォンやタブレット端末のカメラで撮影した印刷物をリアルタイムで読み上げるアプリケーションも続々と開発されている．また，光の強さや色彩など，文字以外の視覚情報を音に変換して伝えるアプリケーションも利用されている[1)]．

DAISY（デイジー）は，印刷物を読むことが困難な人々のために開発されたアクセシブルな情報システム（Digital Accessible Information SYstem）である．もともとは，録音図書

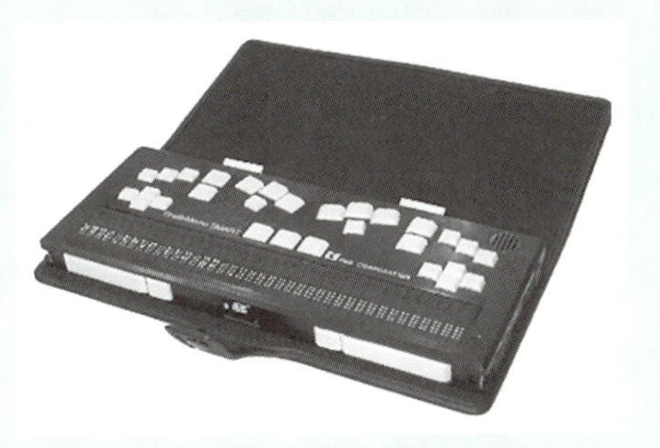

図4●点字ディスプレイ　ブレイルメモスマート40（ケージーエス株式会社）
上部の操作キーで点字入力．下部のピンディスプレイで点字出力．その他，テキスト変換・編集，音声読み上げ，録音，Bluetoothなどを利用した通信が可能．
https://www.kgs-jpn.co.jp/index.php?%E8%A3%BD%E5%93%81%E8%A9%B3%E7%B4%B0#l9f3c200

として開発されたが，現在はマルチメディアDAISYとして，パソコンで音声を聞きながら，ハイライト化された文字を追うことができ，同時に絵や写真を見ることもできる．詳しくは「エンジョイ・デイジー」（http://www.dinf.ne.jp/doc/daisy/index.html）を参照されたい．

●点訳－文字を点字に変換する－

晴眼者が紙に書かれた文字を見て，点字盤や点字タイプライターで点訳する方法に加えて，点訳ソフトを用いてテキストデータを点字に変換できるようになった．出力も，点字プリンターで紙に打刻する方法だけではなく，点字端末（点字ディスプレイ）に直接出力することもできる．点字端末とは点字を表示する電気機械式ディバイスであり，平坦な表面に開けられた穴からドットが上がってくることで点字を表す．小型なため持ち運びが容易で，インターネットにもつなげられる多機能化した点字端末も販売されている（図4）．

■触覚を用いたコミュニケーション－先天性視覚障害児の記号の学習を中心に－

●点字とアクセシブルデザイン

触覚を利用したAACでは，点字やアクセシブルデザインの例が一般に知られている．

点字は，縦3点，横2点の6つの点の組み合わせからなる表音文字であり，恣意的な触覚的記号である．6つの点の組み合わせは63通りあり，それぞれが五十音や数字，アルファベット，記号を表している（第1章総論p.8，図6参照）．

アクセシブルデザインとは，福祉用具と一般用具の中間的な位置にあり，多様な人の身体的・感覚的・認知特性に対応した，直感的でわかりやすい工夫と，それを応用した製品とサービス[2)]の総称である．現在，シャンプーの側面についている刻み（2015年からはボディシャンプーにも縦に線が入るように一部のメーカーで始まった），牛乳の紙パックの開け口の反対側上部についている半円の切り欠き，ラップの箱についているWマーク，ON-OFFスイッチのON側の凸点なども，同様の考え方で生まれたものであり，触ってわかる記号であるといえる（図5）．

知的能力障害や自閉スペクトラム症児のコミュニケーション支援では，持続して呈示できる絵や写真や文字などの視覚的記号を用いる方法が効果的である．したがって視覚障害のあ

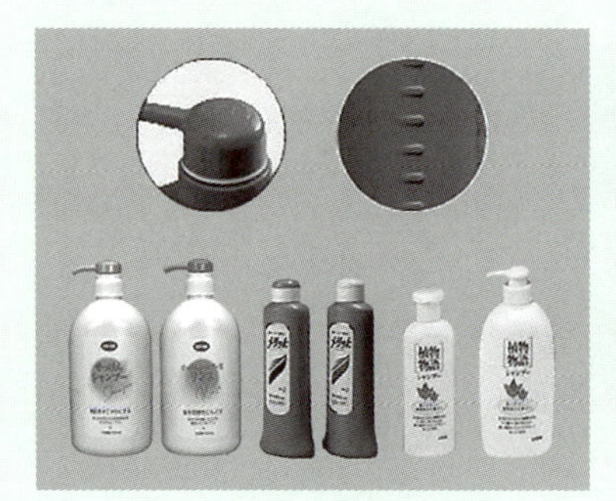
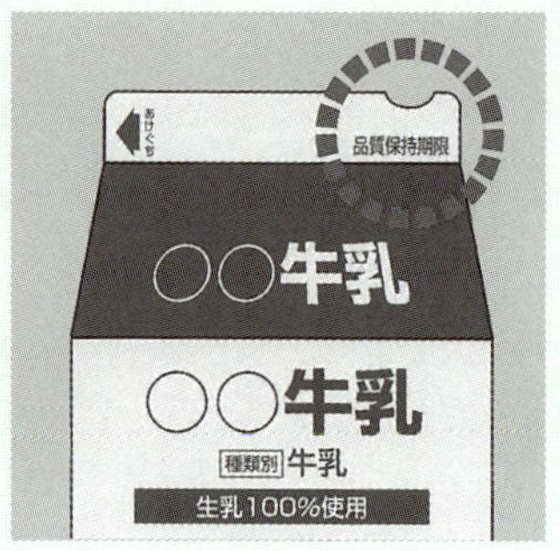

図5●アクセシブルデザインの例
公益財団法人共用品推進機構ウェブサイトより
左：シャンプー・リンスボトル
http://www.kyoyohin.org/20_search/p_detail.php?p_id=0000000000000120
右：牛乳パック
http://www.kyoyohin.org/20_search/p_detail.php?p_id=0000000000000051

る知的能力障害や自閉スペクトラム症児の支援にも，「見やすく」した視覚的記号や，同じく持続して呈示できる触覚的記号を積極的に用いる必要がある．

言語記号未習得な段階の視覚障害児にとって，「触る」「触られる」経験は，外界を認識するための基本的なモダリティである．初期には「触る」「触られる」経験を，有縁的な記号と結び付けることで記号の学習を進め，コミュニケーション行動を成立させることが重要である．

触覚的記号と視覚的記号は，音声記号とは異なり「持続的」であるという共通の特徴をもつ．しかし，絵や写真など視覚的記号は「見る」ことで全体を一度に把握することができるのに対し，触覚的記号は部分をひとつひとつ触って確認し，それらを合成し統合しなければならない．また，音声記号や視覚的記号は離れた場所で聞いたり見たりできるが，「触る」ことは近くにあってはじめて経験できる．また「触られる」ことは，予期したり回避するのが難しいということは，周囲が留意すべき特徴である．視覚障害児とのコミュニケーションでは，急に抱き上げたり突然大声で話しかけるのではなく，近くに人が来たことやコミュニケーションを開始することを，物音や声かけと優しく触ることで穏やかに伝えるとよい（表1）．

表1●視覚的記号と触覚的記号の比較（文献3，表1.1を改変）

視覚的記号	触覚的記号
持続して呈示できる*	
同時に全体を認識することができる	部分ごとに認識し、部分を統合して全体を認識する
遠位から認識できる	近位で認識（接触が必要）
目をつぶって見ないことができる	触られるのを避けることができない

＊音声記号は瞬間的に消えてしまう

●有縁的な触覚的記号

Chenら[3]は，有縁的な触覚的記号を，タッチキュー（touch cue），コアクティブサイン（coactive sign），タクタイルサイン（tactile sign），オブジェクトキュー（object cue）に分類している．

タッチキュー，コアクティブサイン，タクタイルサインは，本書での枠組みではエイドを使わない触覚的記号に位置づけられる（表2）．

オブジェクトキューはエイドを使う三次元の触覚的記号であり，形や材質，重さがあり，操作したり触ったりして確認できる記号である．tangible symbol，tactile symbols，tangible cues，objects of reference，anticipation cuesなどとも呼ばれる[4]．Beuklemanら[5]は，このtangible symbolを「実物（real object）」，「ミニチュア（miniature object）」，「実物の一部分（partial object）」，「恣意的に関連づけた素材シンボル（artificially associated and textured symbols）」に分類している．

「実物」「実物の一部分」は，エイドを使う触覚的記号のうちもっとも有縁的な記号であり，同一の実物や関連する実物を用いて表す．「歯ブラシを触らせて『はみがきするよ』」（同一の実物），「バスタオルを触らせて『お風呂に入るよ』」，「CDを持たせて『音楽室に行きます』」（関連する実物），「マットと同質の切れ端を触らせて『マットの上で遊ぶよ』」（実物の一部，図6参照）など，記号形式である実物（例：CD）を触ると，記号内容（例：音楽室）が想起されるような実物を用意する．

「ミニチュア」の使用には注意が必要である．「見えない」子どもにとっては，本物の椅子とミニチュアの椅子が等価の物である，あるいはプラスチック製のままごとのりんごが本物のりんごと同等のものと認識することは容易ではない．Beuklemanら[5]は，トイレのプラスチック模型（ミニチュア）を触らせてもトイレを表していることがわからないが，トイレットペーパー（実物）を触らせるとトイレが想起できる例を紹介している．

「恣意的に関連づけた素材シンボル」とは，記号形式と記号内容の関係性を，本人と周囲の

表2●エイドを使わない触覚的記号

タッチキュー：抱っこするときに，子どもの両脇の下あたりを触って合図してから抱っこする．
食べるときには，口元を触ってから食べさせる．
コアクティブサイン：食べるときに，子どもの手で子どもの口元に触らせる．
タクタイルサイン：大人の「ちょうだい」の身ぶりを子どもに触らせて，物を渡してもらう．

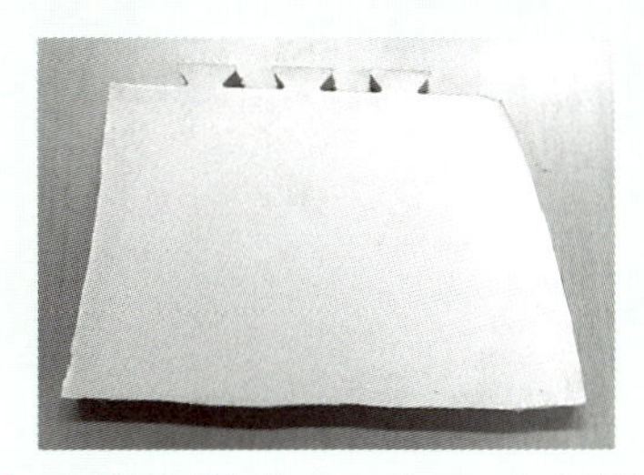

図6●予告に使用しているマットの切れ端

人々との間で定めて用いるものである．たとえば，Aさんのマークは「フェルト」ということに取り決め，Aさんのロッカーや持ち物には名前の代わりにフェルトを貼っておくという例や，「カフェテリアのドアに木製のりんごがついているので，りんごの形の板がランチタイムを表す[6)]例が挙げられる．

●**触覚的記号の学習プロセス**

視覚障害児の中には，音声表出が盛んだが概念の形成が十分でなく，ことば（音声記号）は知っていてもことばの概念（意味内容）を限定的にしか理解していない子どもが少なくない（図7）．したがって，初期には同じ状況や手順で，事物を触る・操作する，味わう，声や音を聞く，においを嗅ぐなどの体験を繰り返すことで概念を形成しながら，これらの概念と音声記号や触覚的記号を結びつけることをていねいに働きかける必要がある．

初期には「実物」「タッチキュー」のような有縁的な記号を導入してコミュニケーションを成立させることを第一とする．触覚的記号も有縁的記号から「点字」「指点字」という恣意的な記号まで連続した体系をもっており，子どもが学習可能であれば，徐々に恣意的な記号へと移行させていくとよい．たとえば実物全体から部分へ，三次元から二次元に近い物（凹凸のある物）へと変化させていく．コップの実物であれば，コップを半分に切って厚紙に貼ったもの，ミニチュアのコップ，コップの輪郭を表す板やレリーフ，エンボスなどへ徐々に抽象度を上げていく．初期的な触覚的記号の意味を理解することが，恣意的な記号である点字の学習への橋渡しともなる．

私たちは標識，ロゴ，文字などのたくさんの視覚的記号に囲まれて暮らしている．それだけでなく，実は，人の表情や仕草，服装，場所など，見えるものすべてが，記号の役割を果

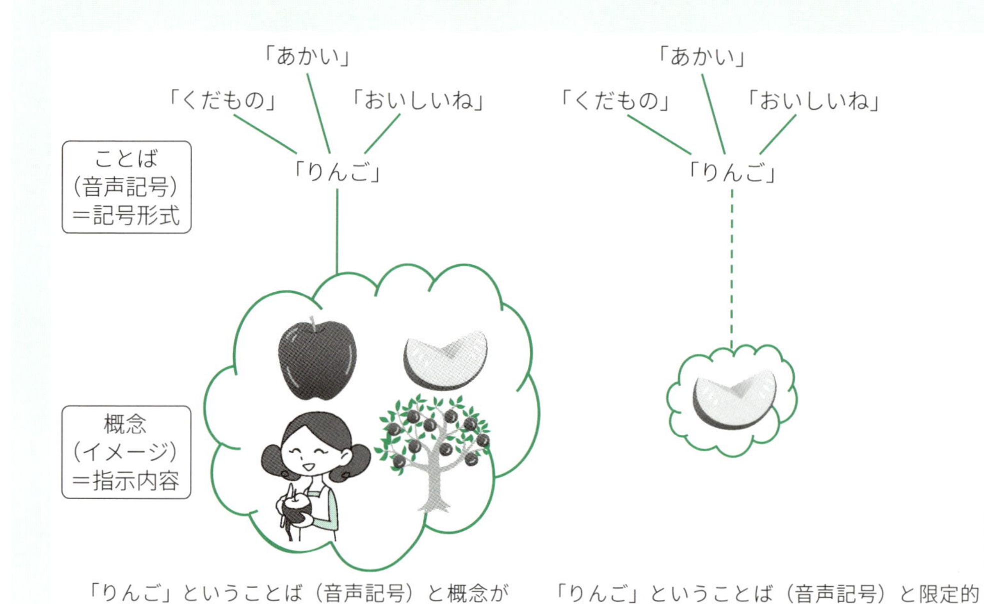

「りんご」ということば（音声記号）と概念が結びついている晴眼の子どもの場合

「りんご」ということば（音声記号）と限定的な概念が結びついている視覚障害児の場合

図7

たしている．幼児であっても，親がエプロンを身につけると食事の支度が始まるとわかる．レストランで写真入りのメニューを見ながら，食べたいものを自ら選択することができる．カレンダーを見てあといくつ寝ると遠足かがわかり，それまでを楽しみに待つことができる．このような体験を通じて，恣意的な記号である文字にも自然と興味をもつようになる．視覚障害のある子どもに対しても，ことばで話しかけるだけでなく，視覚的記号と同じ働きをもつ触覚的記号を用意し，子どもが記号を触り確かめるように促していくことが求められる．

文 献

1) 氏間和仁：視覚障害のある子どもにとっての視覚支援－視覚障害者の視覚支援－基本的な AT からタブレット端末まで－(金森克浩編集代表［実践］特別支援教育と AT 第 5 集)．明治図書，2014，pp6-9．
2) 星川安之：アクセシブルデザインの発想－不便さから生まれる「便利製品」(岩波ブックレット 939)．岩波書店，2015．
3) Chen D, Downing JE：Tactile Strategies for Children Who Have Visual Impairments and Multiple Disabilities: Promoting Communication and Learning Skills. American Foundation for the Blind, 2006.
4) Trief E, Bruce SM, et al.：The development of a universal tangible symbol system. Journal of Visual Impairment & Blindness103:425-430, 2009.
5) Beukelman DR, Mirenda P：Augmentative & Alternative Communication: Supporting Children and Adults with Complex Communication Needs, 4th ed. Paul H Brookes, 2013, pp50-52.
6) Rowland C, Schweigert P：Tangible symbols: symbolic communication for individuals with multisensory impairments. Augmentative and Alternative Communication7:226-234, 1989.

コラム　視覚聴覚二重障害，盲ろう

視覚聴覚二重障害は「盲ろう[注1)]」とも呼ばれ，視覚と聴覚の双方に障害がある状態である．視覚・聴覚それぞれの障害の発症時期により，「先天性盲ろう（視覚・聴覚ともに概ね2歳までに発症)」，「盲ベースの盲ろう（先天性の視覚障害と後天性聴覚障害)」，「ろうベースの盲ろう（先天性の聴覚障害と後天性視覚障害)」，「成人期・高齢期盲ろう（視覚・聴覚ともに後天性)」に大別することができる．また障害の程度による分類では，「全盲＋ろう」，「全盲＋難聴」，「ロービジョン＋ろう」，「ロービジョン＋難聴」とも分けられる（図1)．

受障時期や障害の程度による分類は，盲ろう児者のコミュニケーション手段を考えるうえで参考となる．しかし，見え方や聞こえ方は実際は多様であり，さらに各障害の発症時期と順序や経過，併せもつ他の障害，生活環境等の違いにより，一人ひとりの支援ニーズや適切なコミュニケーション手段はさまざまである．

盲ろうの原因は，生まれてすぐに診断がつく疾患や，いずれかの障害が先に出現し後で他

		聴覚障害の受障時期			
		先天性〜乳児期		〜成人期・高齢期	
視覚障害の受障時期	程度	聞こえにくい	聞こえない	聞こえにくい	聞こえない
先天性〜乳児期	見えにくい	LV＋難聴	LV＋ろう	LV＋難聴	LV＋ろう
		先天性盲ろう		盲ベース盲ろう	
	見えない	全盲＋難聴	全盲＋ろう	全盲＋難聴	全盲＋ろう
〜成人期・高齢期	見えにくい	LV＋難聴	LV＋ろう	LV＋難聴	LV＋ろう
		ろうベース盲ろう		成人期・高齢期盲ろう	
	見えない	全盲＋難聴	全盲＋ろう	全盲＋難聴	全盲＋ろう

LV=ロービジョン

図1●盲ろうの分類

社会福祉法人全国盲ろう者協会ウェブサイト[1]を参考に作成

注1)「盲ろう（deafblind)」という用語は，ロービジョンや難聴の人も含んだ意味で広く使用されている．したがって，本コラムでも「視覚と聴覚の両方の障害を併せもつ状態」と定義し，「視覚聴覚二重障害」と同義に扱うこととする．

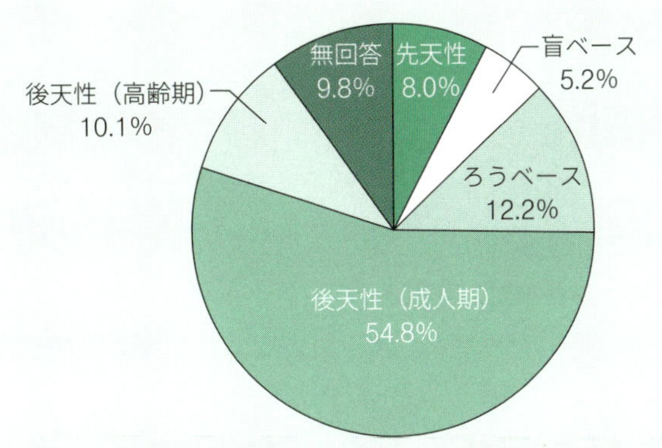

図2●視聴覚障害者の経緯による割合（文献2，p28）

注）視聴覚障害の受障経緯の組み合わせについては，受障時期を以下のように組み合わせ，操作的に定義をしたもの．
- 先天性：視覚・聴覚とも4歳未満で受障
- 盲ベース：視覚は4歳未満，聴覚は4歳以後に受障
- ろうベース：聴覚は4歳未満，視覚は4歳以後に受障
- 後天性（成人期）：視覚・聴覚とも4歳以後，65歳未満で受障
- 後天性（高齢期）：視覚・聴覚とも65歳以後に受障

の障害が発症するもの，全く別な原因で各障害を発症するものがあり，さらに原因が特定できない場合も多い．主な原因には，CHARGE症候群[注2)]，アッシャー症候群[注3)]，ダウン症候群などの染色体や遺伝子の変異，サイトメガロウイルス感染，先天性風疹症候群など出生前の母胎感染，髄膜炎や頭部外傷など後天性のものなどがある．

全国盲ろう者協会の調査[2)]によると，身体障害者手帳に視覚と聴覚の両方の障害が記載されている者は，2012年時点で全国で約14,000人で，このうち65歳以上が最も多く77.4%を占めていた（回答のあった106自治体の集計）．さらに個人から回答が得られた2,744人で盲ろう状態となった時期をみると，図2に示すように後天性（成人期）が54.8%と半数以上であった．しかし，受障時期が4歳未満の者が視覚障害で20.8%，聴覚障害で13.7%いることからも，ことば（音声）や文字を獲得以前にいずれかの障害があった者も一定数いることがわかる．

■盲ろう者の支援ニーズ

盲ろう者の困難は，移動の困難，情報獲得の困難，コミュニケーションの困難の大きく3つに集約され，周囲の総合的な支援が必須である．盲ろう者と外界との間の仲介を行う者を「通訳・介助者」といい，現在，都道府県により「盲ろう者向け通訳・介助員派遣事業」，「同養成事業」が実施されている．

注2）CHARGE症候群：視聴覚障害，心臓疾患，成長発達の遅れなど特徴的な症状をもつ遺伝子疾患．

注3）アッシャー症候群：聴覚障害（多くは先天性）と網膜色素変性症を合併する疾患．聴覚・視覚障害の程度はばらつきが大きく，ともに進行性が多い．

このうちコミュニケーションの困難さへの支援は，単にことばのやり取りを通訳するのではなく，誰がいる・いないのか，コミュニケーション相手の表情や容姿はどうか，周囲の環境はどうかなどを説明し，さらに周囲の人に盲ろう者と接する時の留意事項を伝え理解を促すなどの配慮が必要である．

■AAC（コミュニケーション手段）適用の例

盲ろう児者の状況やコミュニケーション手段は，個人によって異なるが，いくつかの例を挙げる．

●例1：先天性の視覚障害と後天性聴覚障害（盲ベース盲ろう）のAさん

生まれつき視覚障害があり，盲学校に入り点字を学んだ．音声言語でコミュニケーションをとっていたが，徐々に聴力が悪化し音声の聞き取りが困難となってきた．補聴器を使用していた時期もあるが，最近は聞こえがいっそう悪くなり，指点字（第1章総論p.9，図8参照）での通訳を希望している．

●例2：先天性の聴覚障害と後天性視覚障害（ろうベース盲ろう）のBさん

手話を使用してコミュニケーションをとってきたが，視力が低下し手話を見ることができなくなったため，手話や指文字を触って（触手話）（第1章総論p.9，図7参照）理解している．

●例3：高齢で視覚障害となり，その後聴覚障害が進行した高齢期盲ろうのCさん

退職してから失明．現在は聞こえが悪化してきたので補聴器をつけている．口元が見えないので，1対1の会話でもゆっくり話してもらっている．集団場面での聞き取りは難しいので，近くで再度，話してもらっている．

●例4：30歳で病気となり，視覚・聴覚を突然失った成人期盲ろうのDさん

受障直後は精神的に落ち込み，コミュニケーションに消極的であったが，その後，掌に字を書いてもらうことで（図3）周囲からの情報を理解できるようになり，情緒的にも落ち着いてきた．現在は点字の学習に意欲的である．

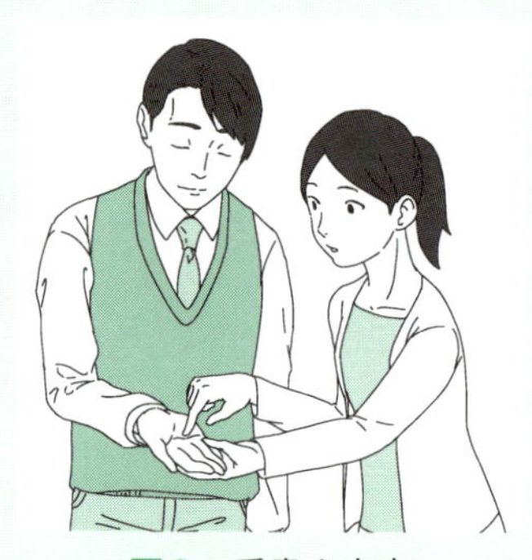

図3●手書き文字

掌や背中などに文字を書いてもらい，読み取る方法である．文字を獲得した者であれば，時間はかかるが誰でも伝えることができる．ひらがな，カタカナ，漢字のうち，読み取りやすい文字をゆっくりと正しい書き順で書くことが必要である．

■先天性盲ろう児の言語・コミュニケーション獲得への支援

残存する視覚・聴覚や，触覚・嗅覚・味覚・振動覚などを通して，子どもが外界の事象を認知し，概念を形成し，人への志向や要求行動を獲得することが前言語期の働きかけの目標である．先天性盲ろう児は，自然な状況の中で見たり聞いたりして学習することができない．したがって，子どもに意味のある活動を意図的に設定して，同じ状況や手順で繰り返し体験できるようにする必要がある．その際，周囲の人々は子どもにわかる方法でていねいに活動を予告し，先行する刺激から次に起こる事象を子どもが思い浮かべられるように導く．たとえば入浴場面では，当初はお湯につかってはじめて喜んでいた子どもが，徐々に入浴剤の香りがしただけで風呂に入れるとわかり喜ぶ，服を脱がせるとわかる，バスタオルに触れさせるとわかる，といったプロセスを経て，記号形式（入浴剤の香り，脱衣，バスタオル）と指示内容（入浴）との関係が間接化していく．

知的能力障害のない盲ろう児では，有縁的記号から恣意的記号への連続性や異なるモダリティ間の関連性を考慮しながら，スモールステップで学習を積み重ねて，手話や指文字，点字など，より恣意的な記号を用いたコミュニケーション手段の獲得へと導く．

■AAC（コミュニケーション手段）適用の原則

コミュニケーション手段を選択するときには，他の障害と同様，できるだけ負担が少なく，確実に伝え読み取ることができ，十分な情報量を素早くやりとりできる方法を探る．子どもでは発達的な視点も考慮する．特に盲ろう児者では以下のようなポイントを押さえて，個々に合わせたコミュニケーション手段を適用する．

●現在のコミュニケーションの補償と新たなコミュニケーション手段の獲得

本人にとって楽ですぐに導入できるコミュニケーション手段を用い，現時点でのコミュニケーションをまずは補償する．そのうえで，より効果的なコミュニケーション手段を獲得するためのプログラムを考える．手話や点字など新しい記号を習得し日常で使いこなすには，一定の学習能力と強い動機付けが必要であるため，年齢や環境，能力などを評価し，以降のプログラムを立案する．

●残存する視覚，聴覚入力への補償

聴覚障害のある人には，耳元で個別に伝えたり，補聴器や人工内耳を装用して入力への補償をはかる．視覚障害のある人には，文字を大きく見やすくする，手話を見やすい位置で提示する，眼鏡や補助機器（視覚障害コラム p.81 参照）を用いるなどの方法がある．昨今では各種の情報通信機器が盲ろう者のコミュニケーションの大きな助けとなり得る．

●複数のコミュニケーション手段を利用する

残存する視覚・聴覚，触覚，嗅覚など複数の感覚を用いて，コミュニケーション手段を組み合わせて使用する．

●障害程度の進行に応じたフォローアップ

視覚障害・聴覚障害は症状が固定的な疾患だけでなく，発症時に比べ症状が進行する場合もある．たとえば，アッシャー症候群は，学齢期以降に網膜色素変性症が進行する場合が多

い．症状の進行やライフステージの変化によりコミュニケーション上のニーズは変わるので，適切なコミュニケーション手段も再考しなければならない．進行が予測できる場合には，ニーズの変化に対応できるような準備をしておくことも大切である．さらに盲ろう児者や家族の不安を理解し，心理的なサポートをすることも支援者には求められている．

●視覚障害，聴覚障害領域の専門家との協力

STの養成カリキュラムには，「視覚聴覚二重障害」の評価と援助の項目が含まれている．STはコミュニケーションの専門家であることを自覚し，盲ろう児者や家族のコミュニケーション上のニーズを最も理解し，支援に関わる多職種のイニシアティブを取る役割を期待されている．

しかし，盲ろう児者支援の経験が少ないSTは多い．また聴覚障害児者の支援の経験はあっても視覚障害には詳しくない場合がほとんどであろう．そのときには，視覚障害については眼科医や視能訓練士，盲学校の教諭などの視覚障害の専門家に相談したり，関連機関が発行する出版物やウェブサイトを参照して情報を収集し，必要な場合は各機関に問い合わせて助言を受けるとよい．

文　献

1）社会福祉法人全国盲ろう者協会ウェブサイト〈http://www.jdba.or.jp/〉(最終アクセス日2017年10月17日)．
2）社会福祉法人全国盲ろう者協会：厚生労働省平成24年度障害者総合福祉推進事業「盲ろう者に関する実態調査報告書」．社会福祉法人全国盲ろう者協会，2013．

第3章

自閉スペクトラム症における AAC

ドナ・ウィリアムズやテンプル・グランディンら，当事者自らが自伝*の中で自閉スペクトラム症の障害特性を語ることによって，社会生活上の困難さが支援者に強く実感されるようになりました．同時に，多数派の定型的発達の人に合わせるのではなく，強みを活かした生き方をサポートする支援の姿勢についても共有されつつあります．この章では，自閉スペクトラム症児者が楽にコミュニケーションを楽しむためのAACについて，解説と提案をします．

＊：ドナ・ウィリアムズ：自閉症だったわたしへ．新潮社，1993.
テンプル・グランディン，マーガレット M スカリアノ：我，自閉症に生まれて．学研，1994.

I 主な症状と予後の概観

1 原因と症状

自閉スペクトラム症（Autism Spectrum Disorder：以下ASD）とは，Wing[1)]が提唱した概念であり，発達早期より社会性，コミュニケーション，イマジネーション（想像力，思考の柔軟性）の三つ組において，質的な障害を有する状態をさす．また2013年に，国際的診断基準の1つであるDSM-5[2)]に導入された用語でもある[注)]（表1）．

ASDを引き起こす生物学的要因や環境的要因については特定されていないが，何らかの脳機能の異常によって起こるものとされている．身ぶりや視線，表情などの非音声言語的な側面，プロソディなどの超分節的側面，語用論的な側面において，知的発達，あるいは言語発達の観点では説明しがたいような質的な問題を示す．症状の現れ方や程度は個々人によってさまざまである．

併存する障害によっても状態像はさまざまである．知的障害，ADHDあるいは，特異的言語障害を併存する場合がある．

ASDを説明する仮説を表2に記してある．

表1●DSM-5におけるASDの診断基準の抜粋

A. 複数の状況で社会的コミュニケーションおよび対人的相互反応における持続的な欠陥があり，現時点または病歴によって，以下により明らかになる． （1）相互の対人的－情緒的関係の欠落 （2）対人的相互反応で非言語的コミュニケーション行動を用いることの欠陥 （3）人間関係を発展させ，維持し，それを理解することの欠陥
B. 行動，興味，または活動の限定された反復的な様式で，現在または病歴によって，以下の少なくとも2つにより明らかになる． （1）常同的または反復的な身体の運動，物の使用，または会話 （2）同一性への固執，習慣への頑ななこだわり，または言語的，非言語的な儀式的行動様式 （3）強度または対象において異常なほど，きわめて限定され執着する興味 （4）感覚刺激に対する過敏さまたは鈍感さ，または環境の感覚的側面に対する並外れた興味
C. 症状は発達早期に存在していなければならない．
D. その症状は，社会的，職業的，または他の重要な領域における現在の機能に臨床的に意味のある障害を引き起こしている．
E. これらの障害は，知的能力障害（知的発達症）または全般的発達遅延ではうまく説明されない．

日本精神神経学会・日本語版用語監修，高橋三郎，大野　裕，他・監訳：DSM-5 精神疾患の分類と診断の手引．医学書院，2014，pp49-50による．

注）ただし，WingとDSM-5のASD概念は同一のものではない点に注意が必要である．

表2●ASDを説明する主な仮説

	内容	例・根拠	長所	留意点
「心の理論」障害仮説	ASDの人は，自分や他者の考えや感情などの心的状態を直観的に理解することが難しい，とする．マインドブラインドネスとも言われる．	人の嘘や冗談がわからない，字義通りに理解する．	ASDの人の持つ社会性・コミュニケーションの問題を説明できる．	心の理論課題に通過するASDの人がいる，また，聴覚障害などの他の障害の人も仮題に失敗する．社会的コミュニケーションの感情に関する側面が説明できない，などの議論あり．本仮説を提唱したBaron-Cohenが，共感化-システム化仮説，極端な男性脳仮説を展開している．
社会的であろうとする動因の欠如	ASDの人は，社会的であろうとする生物学的に組み込まれた動因が欠けている，とする．社会脳とされる領域に位置する扁桃体に障害があることで説明する．	他者との感情共有，感情交流の乏しさ．他者の目に注目することが乏しい．	ASDの人が示す感情交流の乏しさなどの行動を脳研究とのつながりから説明できる．	ASDの一部にみられるような，乳幼児期に早期には人への関心が存在した，という退行についての説明ができない，とする指摘がある．
ミラーシステム欠陥仮説	サルの脳の研究に端を発する．見ることと動作することを自動的に結びつけ，他人が行う動作の意味を理解できるようすると仮定されるミラーニューロンシステムにASDの人は欠陥があるとする．	ASDの人は，他人の表情や身ぶりを観察している時，ミラーシステムの活動が弱い，という研究がある．あくびの伝染が，ASDの子どもでは弱いとする研究がある．	他者の非言語的な動作の理解やそれに伴う共感が乏しいなど，ASDの人が示す，感情的な反応の不思議な欠落を説明できる可能性がある．	比較的新しい仮説であり，ASDの人の示す社会生活状の問題の全てを説明できない．
弱い「中枢性統合」仮説	ASDの人は，情報（重要なものとそうではない情報含め）を統合することが弱く，断片的に捉える傾向にある，とする．	情報の統合を必要としない領域における突出した，優れた技能（詳細な描画能力，絶対音感など）．ASDの人の示す要点を得ない，細部にこだわった説明．	ASDの人の能力の欠陥だけではなく，認知的な長所も説明できる．	飛行機の設計などの特定の領域であれば，情報を統合できる場合がある．
「実行機能」障害仮説*	ASDの人は，歩行や食事などの日常決まった行動には対応できるが，予定の変更や同時に2つのことをこなすなど，高度の意思決定を必要とする活動において困難を示す，とする．前頭葉の障害との関連でモデル化された．	歩行中に興味を引く出来事（好きな車など）に会うと移動の目的を忘れてしまい没頭してしまう，急いでいるのに一定のきちんとした順序で料理を作り，約束の時間に遅れてしまう（優先順位がつけられない，思い込むと考えをシフトすることができない）．	社会的な交流を必要としない日常的な出来事におけるASDの人の困難さを説明できる．	ASDの人の持つ社会性や対人認知の問題については説明しにくい，との議論がある．

*訳語としては，「遂行機能」とする場合もある．

参考文献：ウタ フリス（神尾 陽子・監訳）：ウタ・フリスの自閉症入門―その世界を理解するために．中央法規出版，2012，pp90-142.

2 ASDのある人へのアプローチ

ASDのある人へのアプローチはさまざまであり，まさに百花繚乱の様相を呈している．主なものを表3に記すが，発達論的なアプローチと行動理論に基づくアプローチに大別できる．1970～80年代の行動理論に基づくアプローチは，反復的な学習課題による指導をさすことが多かったが，学習の汎化や子どもの自発性などについての批判を受けて，発達理論を取り入れつつ自発性や日常場面へのアプローチを重視する方向性に変わってきている．

種々のアプローチを概観する時には，特定の領域への指導方法や技法のパッケージである指導方略・技法と支援システムなども含んだ包括的なプログラムを区別して考えるようにする．たとえば，指導手続き・技法の1つであるPECS[3]，PRT[4]，Floor time[5]は，複数の異なる包括的なプログラムの中で使用されることもありうる．その他，主にターゲットとしている領域や視覚的な支援の活用の程度などの特徴をおさえておくことが重要である．

また，表3にあるESDM[6]では，対象が12カ月からとなっており，そのような月齢の幼児を対象に支援する場合，行う技法も自ずと感覚遊びを活用するような大人と子どもの二項的な相互交渉に重きを置くものとなり，視覚支援などよりも，身ぶり動作や音声言語などのコミュニケーションを重視するものになっている．しかし，後に音声言語の発達に困難を示す場合は，TEACCH自閉症プログラムの視覚支援，つまり構造化された指導やPECSなどの技法を活用する．ASDの早期発見に伴い，視覚支援やAACの位置づけ，活用が変わりつつある最近の動向を示す一例とも言える．

3 一般的な予後とAAC適用の考え方

1 予後に影響する因子

ASDの概念の提唱者であるWingは，ASDは社会的な本能あるいは直感（social instinct）の障害である，と表現している[7]．ASDの人への支援には，その社会的本能，直感の障害から社会的に顕在化したと考えられる困難・問題に対する支援が含まれ，一生涯何らかの支援が必要とされている．必要な支援の程度と内容は個々人によって異なる．臨床的には，知的能力障害を伴う場合と明確な知的能力障害を伴わない場合は，それぞれ共通性もあるが，支援の重点の置き方が若干異なる．以下，支援の重点の置き方の概略について述べる．

明確な知的能力障害を伴う場合は，社会的な状況のみならず，物理的な環境（例：注意が散漫にならないように仕切りをつけるなど）も含め，本人にとってわかりやすく構造化する必要があることが多い．構造化は，TEACCH自閉症プログラム[8]で提唱された支援の考え方であるが，広い意味では，理解面へのAACと捉えることもできる．また，未発話であることもあり，意思表示手段としてAAC手段の獲得ができるように支援していく必要がある．知的能力障害が重度である場合は，AACなどの視覚的手段の活用は，一生涯必要であることが多い．

知的能力障害を伴わない場合でも，本人が見通しを持ちやすいようにスケジュールなどにより時間的な情報をわかりやすく構造化する点では，知的能力障害を伴う場合と共通する．知的能力

表3●ASDへのアプローチ概観（その1）

位置づけ	名称	概要	理論的な基礎	使用している指導方略・技法	手続きの厳密さ	視覚的な支援の活用	主にターゲットとしている領域
指導方略・技法	PECS (Picture Exchange Communication System)「絵カード交換式コミュニケーションシステム」	Bondyらによって開発された．絵カードを相手に手渡すことで，自発的なコミュニケーションの開始を促しており，AACの技法の1つとして位置づけられる．Phase 1～6まで，手続きが厳密に定められている点も特徴である	応用行動分析注1)		厳密	重視する	自発的な，表現性コミュニケーション
指導方略・技法	ソーシャルストーリー* コミック会話**	Grayが開発した．いずれも，絵や文字などの視覚的な手段によって社会的な状況や会話のルールの理解を促すことを目的としている			個別化されている	重視する	社会的な状況の理解，会話のルール
指導方略・技法	PRT (Pivotal Response Training)	Koegelらが開発した，発達論的なアプローチと応用行動分析の手続きを用いたサービス提供モデル．子どもの自然な環境の文脈における学習機会を提供する．保護者指導にも重点を置いている	発達理論と応用行動分析		個別化されている	重視しない	pivotal（軸となる，極めて重要な）領域には，動機付け，複数の手がかりに対する反応，自己マネージメント，自発的開始，共感性などがある
包括的プログラム	DIR (Developmental, Individual-differences, & Relationship-based model)	Greenspanが開発した．情緒的な相互交渉が認知的，情動的な成長につながるという考えに基づいている．ASDなどの障害カテゴリーにあまりこだわらない．子どもに主導権をもたせるFloor timeなどの相互交渉を家庭で行うように推奨する	発達理論	Floor timeなど	個別化されている	子どもの状態に応じて用いる	注意の共有，関与，相互的な身ぶり，前言語的な問題解決，考えの創出，考えをつなげる，などを発達の基礎となるプロセスとしている

表3●ASDへのアプローチ概観（その2）

位置づけ	名称	概要	理論的な基礎	使用している指導方略・技法	手続きの厳密さ	視覚的な支援の活用	主にターゲットとしている領域
包括的プログラム	TEACCH自閉症プログラム	Shoplerが，「自閉症および関連領域のコミュニケーションに障害を持つ子どものための治療と教育（Treatment and Education of Autistic and related Communication handicapped Children）として創設したTEACCHプログラムが元である．2012年に名称をTEACCH自閉症プログラムとして変更した．ASDの思考の違いを文化として捉え，彼らが一生涯地域で自立的に生活できることを目標としている	認知理論・行動理論[注2)]	構造化された指導，低年齢では，Floor timeも使用．その他，ソーシャルストーリー，コミック会話	個別化されている	重視する	自己効力感，自立，場面間の移動
包括的プログラム	SCERTS（Social Communication Emotional Regulation Transactional Support）モデル***	Prizantらが開発した，発達理論に基づくアプローチであり，社会コミュニケーション，情動調整，交流型支援の3つの領域からなるアプローチ	発達理論	必要に応じて他のアプローチを活用	個別化されている	比較的重視	コミュニケーション機能，自発性，情動統制
包括的プログラム	ESDM（Early Start Denver Model）	Rogersらによって開発された，12カ月から介入を実施する早期介入プログラム．対人相互作用に焦点を当て，社会的動機付けを高めることに重点を置く．社会的な感覚ルーティンなどのテクニックを活用する	コミュニケーション発達理論，応用行動分析	PRTを一部修正して活用，言語コミュニケーションの発達が良くない時に，PECSなどを用いる	個別化されている	重視しない（進捗状況が良くないときに用いる）	相互作用に重きを置くが，模倣，言語，非言語コミュニケーションなど複数の領域も重視

注1：応用行動分析
『ことばの認知科学事典』（大修館書店）によると「応用行動分析学とは，スキナーによって創始され，発展してきた行動分析学を構成する1分野であり，実験行動分析学によって明らかにされた行動の理論的枠組みや知識を，社会の中に役立てて応用していくことを目的としている．教育のみにとどまらず，医学，福祉，交通安全，企業内での行動マネジメントなど，幅広い分野で成果をあげている」とされる．この理論を最初に自閉症教育に当てはめたものとして知られているものにLovaasらの取り組みがあるが，応用行動分析理論は，このような特定のアプローチを指すものではなく，より広い理論の総称である点に注意が必要である．

注2：行動理論：応用行動分析，行動分析学をふくめた学習理論に基づくより広い考え方を指している．

* キャロル・グレイ・編著，服巻 智子・監訳：ソーシャル ストーリー ブック一書き方と文例．クリエイツかもがわ，2005.

** Gray C：Comic Strip Conversation, Jenison Public Schools Jenison, Michigan, 1994（キャロル グレイ（門眞一郎・訳）：コミック会話．明石書店，2004）.

*** バリー・M・プリザント，エミー・M・ウェザビー，他（長崎 勤，吉田仰希，他訳）：SCERTSモデル―自閉症スペクトラム障害の子どもたちのための包括的教育アプローチ〈1，2巻〉．日本文化科学社，2010，2012.

障害を伴わない場合は，会話が可能であることも多く，知的能力障害を伴う場合と比べて，定型発達の人たちと接触する頻度が高いため，対人的なトラブルや困難も起きやすい．また，取り巻く社会的な状況も複雑であり，ASDの人が学習困難とされる「暗黙の了解」が難しいことからくるトラブルも多い．多くの支援は，こういった社会的な状況を理解することや，その対処方法への支援に向けられる．また，本人が自分の障害・特性に気づく時期には，自己効力感，自己肯定感への支援に，より重点が置かれることもある．

2 AACを適用する際の視点

AAC適用の考え方は，第1章総論にあるように，他の障害と同様，今日のAAC，明日のAACの原則に沿って考える（第1章総論p.32参照）．

対象者であるASDの人がAACの恩恵を受けるかをAACの適用の評価，判断の基本とする．ASDの人にAACを適用する際に想定される利点の具体例を以下に挙げる．

自発的になる

AACの手段を用いることで，本人が自発的にコミュニケーションが開始し，外界をコントロールする感覚を持つ（例：自分が欲しいタイミングで，写真を取りに行き，相手に写真を渡し，欲しい玩具や飲食物を伝えることができる）．

注意を引くことができる

AACを用いることで，本人が周囲の人の注意を喚起することができる（例：VOCAを用いて要求する，あるいは呼びかけることで，家族の注意を引くことができる）．

適切な方法になる

AACを用いることで，不適切な方法ではなく，周囲に認められる方法で本人が意思を伝達できる（例：嫌いな食べ物がある時に食卓の下に隠れずに，「いりません」の文字単語カードを読んで意思を伝えることができる）．

意図が明確になる

AACの手段を用いることで，単に周囲が本人の意図を推測するのではなく，本人が意図を明示して相手に伝えることができる（例：周囲の人がCDの音楽を聞くかどうかを確認するために，「はい」「いや」の文字単語の選択肢を提示すると，文字単語を指さしで選んでイエスノーを伝える）．

主体的になる

AACを用いることで，質問に答えるだけでなく，本人が自分から話題を選択し主体的にコミュニケーションをすることができる（例：AAC〈レムナント（活動の名残）など．図13参照〉を用いることで，質問に答えるコミュニケーションパターンではなく，自分から主体的に楽しかった出来事に関する話題を開始し，相手に伝えることができる）．

社会的な役割を担う

AACを用いることで，本人がより主体的，かつ社会的な役割を持つことができる（例：朝の集まりで司会をする，VOCAを用いて買い物をする）．

感情について伝える

AACを用いることで，本人が感情に関する情報を伝達できる（例：文字や絵記号を使うと「わからない」などの困難の表明，つまらない，楽しいなどの感情面での表現が可能である）．

詳細な情報を伝える

AACを用いることで，より詳細な情報を伝達することができる（例：発話のみだと難しいが，絵記号や文字を介することで，学校で行ったことなど，より詳細な情報を伝達することができる）．

明確に伝わる

AACを用いることで，本人が用いている語彙を明確に相手に伝達することができる，など伝達効率が上がる（例：発話のみだと不明瞭であるが，五十音表を用いると伝えたい語彙が明確に伝わる）．

コミュニケーションパートナーが広がる

AACを用いることで，普段接することがあまりない人ともコミュニケーションができる（例：絵のコミュニケーションボードを用いることで，床屋の店員に髪型の依頼ができる）．

音声言語を獲得する

AACを通して，音声言語が獲得される（例：AACを通して，コミュニケーションが活発になり，音声模倣などが促進されたり，あるいは文字などの記号学習を媒介に，音声言語を獲得する）．

確実に理解できる

AACを用いることで，周囲の人が同じことを何回も伝えなくてもよい（例：周囲の人が音声言語のみで「明日は学校だよ」と伝えると，子どもが「がっこういく？」と何度も予定を確認してくるが，写真で予定を伝えると，子どもが予定を確認する頻度が減る）．

納得，安心する

AACを用いることで，本人がより納得した，安心したコミュニケーションが可能となる（例：スケジュールを用いて伝えることで，子どもが安心，納得できて落ち着く）．

4 本人・家族・支援者のニーズ

1 本人の障害認識とニーズ

幼少期には，本人には障害認識はないことが多い．コミュニケーションへのニーズについては，行動観察，及び家族との面接，質問紙において把握する．学童期，青年期以降の本人の障害認識やニーズについては，知的に遅れのない当事者の本を参考にする[9)]．知的に遅れがない場合，個人差はあるものの徐々に自分と周囲との違いに気づいていき，自分の特性を理解していく人もいる．本人の特性の理解に対する支援も行われている[10)]．

2 家族の障害認識とニーズ

子どもが診断を受ける前の保護者は，子どもが示すさまざまな行動の理由がわからず，まさしく混乱の時期にある，と言える．「発語さえ出れば，問題が解決するのではないか？」という訴えも珍しくない．

家族，主に保護者のニーズは，子どもの状態，年齢，受けてきた情報提供の質，療育経験などにより変化しうる．評価時点の保護者の主訴は，質問紙や面接の中で情報収集する．特に，過去に他の機関での相談歴がある保護者の場合は，そこでどんなことをしていたか，スタッフからなんと言われたか，それについて保護者がどう思っているかなどについて把握する．また，主治医や心理士，保健師，療育のスタッフ，学校の担任から受けた説明，指導，助言内容なども確認する．

支援を開始後STは，保護者のその時期のニーズに寄り添いながら，音声言語（話しことば）とAACを対立的な概念としない方向に保護者のニーズを形成・支援していくスタンスが望ましい．知的能力障害を伴う場合と伴わない場合に分けて具体的に述べる．

知的能力障害を伴う場合には，支援の初期に以下の2点を伝えることで，支援の方向性が保護者と一致しやすい場合がある．①身ぶりや絵や写真などを用いても，話しことばの発達を阻害することにはならないことを伝える．この場合，必ずしもAACという用語を用いる必要がない，②現在の力で可能なコミュニケーションと将来のためのコミュニケーションを並行して進めること，である，つまり“今日のAACと明日のAAC”について伝える．②では，本人の状態に合わせて具体的に伝える必要がある．たとえば，現在，絵や写真を用いての表現ができる子どもであれば，それによって意思を明確に他者に伝えることが必要なこと，そして将来に備えて，話しことばも含めて，文字なども学習していくことなどを保護者にわかりやすく伝える．それによって，保護者が今後の方向性に適切な期待を抱くことができる場合がある．音声言語の獲得の可能性についての説明を行うかは，知的レベルや年齢により異なる．また，たとえば，絵記号を用いた方が，「わからない」などの感情表現ができることを個別指導の中で，保護者と共有していくことで，AAC支援の必要性を保護者が認識していくことも少なくない．さらに，知的発達と言語発達，コミュニケーション全般についての概論的な内容・知識を保護者と共有することも重要である．

知的能力障害を伴わない場合の多くは，話しことばを有することが多く，ある程度会話が可能なことも多い．その場合，保護者は，話しことばで伝えれば子どもはわかる，と考え，話しことばを中心にコミュニケーションしやすい傾向にあり，そのことが子どもあるいは親子間のコミュニケーションを混乱させていることがある．ASDの特性の長所と課題，つまり視覚的に学びやすく，話しことばや身ぶりなど，提示すると消えてしまう一過性の（transient）情報を処理するのが困難であること，また目に見えないことについての想像力が乏しいことなど[11]を多職種と連携しながら説明する．加えて，目標設定の最優先事項として，穏やかなコミュニケーションを身につけることが大切であることを共有しながら，具体的なスキルについて支援を行う．

3 支援者の障害認識とニーズ

支援者には，2の家族に加え，園，学校など家庭以外で日常的に本人と接する保育士，教師や放課後デイサービスのスタッフ，ガイドヘルパーなどが含まれる．職種の専門性や職場環境により，障害特性や適切な支援方法を理解しづらく，「よくわかっているので，ことばで言えば伝わる」と子どもを捉えている場合もある．そのような支援者をSTが支援することは極めて重要である．具体的には，ASDの特性，長所，課題，コミュニケーションの方法についてレクチャー形式で伝える，個別指導場面の見学をしてもらう，あるいは現場に訪問して助言を行うなどの支援が求められる[12]．

II AAC導入のために行う評価

AAC導入のために行う評価を表4に示す.

1 姿勢・運動面で確認しておくこと

ここでは，顕著な運動障害を伴わない場合について述べる．上肢操作の巧緻性は，身ぶり記号の導入の判断やディバイス，特にタブレット端末やスマートフォンの操作可能性に関連する．発声発語器官についての評価は，将来的な音声言語の獲得の予後推測の根拠の1つになりうるため，状態を把握しておく．

2 感覚入力で確認しておくこと

聴力や視力については，把握しておく．注意するべきは，感覚過敏である．特に聴覚過敏は，ディバイスの音声出力への拒否にもつながる可能性もあるため，行動観察及び問診を通して，過

表4●AAC導入に関連する評価ツール

名称	概略	AACに関連する面
国リハ式<S−S法>言語発達遅滞検査	0歳代〜就学前後．記号形式−指示内容関係，基礎的プロセス，コミュニケーション態度の3側面を評価する	症状分類がわかることで，支援の方向性，重点の置き方がわかる
質問−応答関係検査	2歳代から就学前までのレベルの幼児を対象とした，会話面を測定する検査	有意味語が少ない場合は，インフォーマルな評価として，コミュニケーションボードなどを活用する
PEP-3（Psychoeducational Profile Third Edition：心理教育プロフィール三訂版）*	発達年齢が1歳程度から8歳程度．教育プランの作成に役立つように作られている評価ツール．養育者レポートも含まれる	実物と絵のマッチングの項目があり，絵の解読ができているか評価できる
FOSCOM（Format of Observation for Social Communication：対人コミュニケーション行動観察フォーマット）	主に就学前．言語発達検査中の対人コミュニケーション行動観察のための評価ツール．診断・支援につながる情報収集に用いる	要求や報告行動に関連する行動観察項目,「わからない」時にどうするのかをみる項目,場面の切り替えに関する項目などがある
ひらがな文字検査（HITSS HIRAGANA test for Children Based on Sign-Significate Relations）	発達レベルで，1歳半前後から就学前後．視覚的記号およびひらがな文字の習得の度合いを評価する	ひらがな文字に加え，視覚的記号（絵記号）の理解の項目がある

*ショプラー E：自閉症発達障害児 教育診断検査−心理教育プロフィール（PEP-3）の実際，三訂版．川島書店，2007.

敏の程度や音の種類などを早期に把握しておく．

3 認知面で確認しておくこと

主に心理士による発達検査，知能検査での情報を把握する．

4 言語・コミュニケーション面で確認しておくこと

1 言語発達全般の評価

言語発達全般の評価をみる評価を行い，認知面と言語理解，言語理解と言語表現の間に個体内能力の差があるか，そのプロフィールを把握する．図1と表5に，国リハ式＜S−S法＞言語発達遅滞検査法[13]の言語面についての症状分類の定義と概要を示す．この症状分類は固定的なものではなく，年齢や言語発達の伸びに伴い変化しうる．重要なことは，言語表現の有意味語なしの状態を示す子どもの中には，少なくとも3つの言語理解レベルが存在するということである．このことを踏まえると，「発話がない」という同じ主訴を持つ子どもでも，支援の方向性や重点の置き方が異なることがわかる．表5を参考にされたい．その他，理解語彙の発達レベルを測定するためには，絵画語い発達検査（PVT-R）[14]を用いる．

<table>
<tr><td rowspan="3"></td><td colspan="3">記号形式−指示内容関係</td></tr>
<tr><td colspan="2">受信</td><td>発信</td></tr>
<tr><td>単語
（事物名称）</td><td>語連鎖</td><td>音声発信</td></tr>
<tr><td>A群（音声受信未習得）</td><td>−※</td><td>−</td><td>−</td></tr>
<tr><td>T群（音声受信未習得）</td><td>＋※</td><td>−</td><td>−※</td></tr>
<tr><td>B群（音声発信困難）</td><td>＋</td><td>＋※</td><td>−※</td></tr>
<tr><td rowspan="2">C群
（生活年齢に比し遅れ）</td><td rowspan="2">＋※</td><td>−</td><td rowspan="2">＋※</td></tr>
<tr><td>＋</td></tr>
</table>

※：各群の定義項目
音声発信は，成人語，幼児語，ワードパーシャル等を含めた有意味語の総数で判断する．

図1● ＜S−S法＞の言語面の主な症状分類の定義（文献13）
ここでは，下位分類については除いてある．

表5●<S－S法>の主な症状分類と働きかけの概要

<S－S法>の主な症状分類	状態像の概要	働きかけの重点の概要
A群-a （音声受信未習得　全体的な遅れ）	重度の知的発達の遅れに伴う言語発達の遅れであり，言語理解が困難であることから有意味語がない状態.	言語や身ぶり，実物などの視覚的な手がかりの理解を広げながら，身ぶり，実物などの表現手段の拡大を目指す.
A群-b （音声受信未習得　動作性課題＞受信）	知的機能の遅れもあるが，図形弁別などの動作性課題にピークスキルを持っていることが多い．言語理解が困難であることから有意味語がない状態.	言語や身ぶり，実物，写真・絵記号などの視覚的な手がかりの理解を広げながら，身ぶり，実物，写真・絵記号などの表現手段の拡大を目指す.
T群 （音声発信未習得）	中～重度の知的な遅れを伴うことが多い．単語レベルでの言語の理解はあるが，有意味語の表現がない状態.	単語レベルでの言語理解を広げながら，文レベルの理解を目指す．表現面は，身ぶり，実物，写真・絵記号・文字などの表現手段の拡大を目指しながら，音声言語の拡大を促す.
B群 （音声発信困難）	知的な遅れを伴うことも多い．文の言語理解が可能であるが，有意味語の表現がない状態．言語理解と表現の間に乖離がある状態.	語彙，文レベルの理解を促しながら，表現面は，身ぶり，実物，写真・絵記号・文字などの表現手段の拡大を目指しながら，音声言語の拡大を促す.
C－a群 （生活年齢に比し遅れ　全体的遅れ）	発語はあるが，言語理解にも遅れがある状態．中～軽度域の知的な遅れを伴うことが多く，動作性課題と言語理解レベルとの差はあまりない.	語彙，文レベルの理解を促しながら，表現面は，音声言語の表現面の拡大を促す（単語，あるいは文レベル）．その際，絵や絵記号，文字などの視覚的な手がかりの活用も念頭に置く.
C－b群 （生活年齢に比し遅れ　動作性課題＞受信）	発語はあるが，言語理解にも遅れがある状態．中～軽度域の知的な遅れを伴うことが多く，動作性課題に比し言語理解レベルが落ちる.	語彙，文レベルの理解を促しながら，表現面は，音声言語の表現面の拡大を促す（単語，あるいは文レベル）．その際，絵や絵記号，文字などの視覚的な手がかりの活用も念頭に置く.
C－c群 （生活年齢に比し遅れ　受信＞発信）	発語はあるが，言語理解に比べて，言語表現の遅れが目立つ，あるいは単語の音形の問題など発語の不明瞭さが目立つ（一貫した音の誤りである構音障害とは区別する）状態.	語彙，文レベルの理解を促しながら，表現面は，身ぶり，実物，写真・絵記号・文字などの表現手段の拡大を目指しながら，音声言語の表現面の拡大（単語，あるいは文レベル），単語の音形の改善を目指す.

2 視覚的記号のレベルについての評価

AACとして扱う記号のレベルが，実物レベルか，写真，絵記号，文字のいずれであるかについての評価は重要である．その際，ひらがな文字検査[15]などのフォーマルな評価で，視覚的記号のレベルを特定する．また，質問紙などを用いた面接などの聞き取りから，子どもがどのようなものに興味を持っているか，どのような方法でコミュニケーションをしているかを聞き取ることで子どもの視覚的記号を推測できる場合がある．

3 コミュニケーションについての評価

個人のコミュニケーション行動評価と種々の環境について，あるいはさまざまな環境における行動の評価に大別される．具体的には，個別検査場面，可能なら日常場面についての直接的な行動観察と質問紙（図2，p.130-132）・面接による情報収集が必要である．表6の側面について情報を収集する．家庭場面の状況に関する情報に加え，通園施設や学校などでの活動への参加状況についての行動観察を行う．通園スタッフ，担任，あるいは関連職種（ソーシャルワーカー）などの情報源を通して情報を間接的に得ることも重要である．図3に，通園場面でのコミュニケーションの参加状況を観察した際の記録例を示す．問題行動がみられた場合は，その問題行動の要因について分析することで支援の方向性がみえる場合がある．

コミュニケーションに関する種々の情報をまとめる際，Wingが提唱した孤立群，受動群，「積極・奇異」群などの社会性のタイプが参考になる．FOSCOM（対人コミュニケーション行動観察フォーマット）[16]では，Wingの考えをもとにして，5つの対人コミュニケーションパターンを設定している．表7に概要と支援の方向性を示す．また，FOSCOMでの評価場面での行動観察の

表6●コミュニケーションの評価をする側面

側面		概要
コミュニケーション機能		要求（imperative）：要求，拒否，許可，勧誘 叙述（declarative）：報告，確認，応答 対人（interpersonal）：注意喚起，挨拶 その他：自己調整，質問，「わからない」，会話調整など
コミュニケーションの形態・手段		音声言語，身ぶり，実物，写真，絵，文字，視線，表情，発声など
興味・コミュニケーションの内容・話題		人・物・動作・場所・感情，その他（現前事象中心→非現前）
コミュニケーション行動の応答性・継続性	応答性（理解）	遊びへの誘いかけに対する反応，指示への反応，返事，場面・活動の変換への反応
	継続性	相互交渉の継続，修正方略，発展，終了
特徴的なコミュニケーション・問題行動など		抑揚・独語・反響言語（動作）・パターン的な言語（身ぶり）・状況理解の弱さ
状況文脈		コミュニケーションをする相手・日常場面における行動→種々の環境について，あるいはさまざまな環境における行動の評価
その他		時間的な見通しの持ち方など

子どもの名前　A　　20XX /YY /ZZ　10：00～12：20

まとめ (母子・単独)	自由場面で逸脱や混乱が数回見られる他は落ちついて参加．ハンドリングにて描画の要求，写真提示での給食のお代わりの要求がみられる	要求（拒否）	報告	注意喚起	その他の機能	理解	問題行動など
場面	具体的な行動（どんな手段で，どのように）						
ワーク（自立課題）	自立して実施．片付けるタイミングがわからず，混乱し，プレイエリアに戻れない						✓
お支度	写真にて実物を選択可能					✓	
自由（クラス）	洗面台に何度も行きたがりスタッフに止められる場面が数回あり 母親と二人で，ホワイトボードにマグ付きの写真を貼って遊んでいる．ハンドリングにて，絵を描くように母親に要求を繰り返す 途中，母親と分離するときに，バイバイ（reversal）	✓✓			✓		✓✓
トイレ	写真にて促されて可能					✓	
集まり	落ち着いて参加						
水分補給	写真を提示してお茶を要求	✓					
プログラム	落ちついて参加						
自由（集団指導）	嬉しそうに走っているのみ						
給食	おかずのおかわりを写真の手渡しで要求（2回） ヨーグルトの蓋を開けるようハンドリングにて要求	✓✓ ✓					
その他							

通園場面でのコミュニケーション行動の観察例．✓は生起回数を示す．

図3●通園場面でのコミュニケーション行動の観察例

ポイントを図4に示す．

4　会話面についての評価

会話面の評価には，質問−応答関係検査[17]を用いることが多い．ただ，質問−応答関係が成立するのは，国リハ式<S−S法>言語発達遅滞検査法の受信（理解）が少なくとも（2〜）3語連鎖以上であることを念頭に置く．表8に質問−応答関係の発達段階を示す．

音声言語の有意味語が少ない場合などは，インフォーマルな評価として答えの選択肢を含んだコミュニケーションボードを用意しておくとよい．図5，図6にコミュニケーションボードの例を示す．このような評価を通して，その後の支援につながる情報が得られる．

表7●FOSCOM 対人コミュニケーションパターン

	概要	支援の方向性
受動パターン	指示には応じるが，要求や拒否が弱い．	受動パターンになる要因を分析する．多くの場合，状況設定やモチベーション，興味などを考慮して要求や拒否などの意思表示を明確に発信できるような関わり，設定を行う．
指示に対する応答性の困難顕在化パターン	指示に応じにくい．要求や拒否が問題行動になる場合もある．	指示に応じにくい要因などを分析する．多くの場合，状況がわかりやすいようにわかりやすすること，モチベーションを考慮することが多い．不適切な行動は，周囲が受け入れやすいような方法に置き換えていく．
コミュニケーションの開始の困難パターン	聞かれると自分の要求や拒否などを表現できるが，自分からコミュニケーションを開始することが難しい．	要求などのコミュニケーションが生起しやすい場面を設定する．例えば絵カードやVOCAなど容易に発信できる手段を用いて，自発的にコミュニケーションを開始できるよう促す．
弱い報告機能パターン	要求や拒否は比較的明確にみられるが，報告機能が弱い，限定的である．	要求や拒否などの機能を長所として捉えながら，現前での応答（食べる直前に，「何食べるの？」，食べた直後に「何食べたの？」などの一定のスクリプトに基づいた質問−応答を促す．あるいは，課題終了後に「できた」などのパターン的な報告行動を促す．
過剰な報告パターン	報告機能がみられるが，過剰である．加えて，特定の話題への固執，社会的距離感の近さ，冗長性などの特徴が加わることがある．	過剰な報告機能になる要因を分析する．報告機能があることは長所として捉えながらも，状況をわかりやすくし，他者との適切な話題共有を促す．

表8●質問−応答関係の各段階の特徴

段階 年齢	（無反応）・現前事象 2歳前半	自己経験・連想 2歳後半〜3歳前半	意味ネットワーク 3歳後半〜4歳台	メタコミュニケーション 5〜6歳台
全体的特徴	「無反応」が約半数	初歩的な会話	ことばでことば	基本的な会話のルール
意味ネットワーク		未熟	成立	拡大
話題	現前事象	自己経験，非現前事象	共通経験	未知の事柄
文章		要素±	要素＋，系列＋	詳細に説明，要約
特徴的誤り	「現前事象」	「自己経験」「連想」		

佐竹恒夫，東江浩美，他：質問−応答関係検査．エスコアール，1997.

5 心理面で確認しておくこと

本人の興味・嗜好などについて，行動観察，面接，問診で把握する．図2の質問紙も活用できる．また，こだわりや問題行動の有無や生起条件についても確認する．

	行動観察のポイント（例）
待合室などでの あいさつ	あいさつにどのように応じるか，をみる．
	それまでにやってきたことを終了して別の行動にどのように移るか，をみる．
	初対面の人であれば，それ相応の緊張感があるか，をみる．
着席時	子どもの椅子を押す時に，観察者が「椅子を押すよ，いい？」と聞いて返事をどのようにするか，をみる．
あいさつ	あいさつにどのように応じるか，をみる．
導入の会話	子どもがリラックスしているようであれば，子どもの服や髪飾りをさして「これかっこいいね」「これかわいいね」と言って笑いを誘う声かけに対する反応をみる．
検査　実物	電話，太鼓，コップなどを用いて事物を用いた遊びへの誘いかけに対する反応をみる．
名称発信	観察者が（絵カードを持って）「これをやってみようか？」と聞いて返事をするか，をみる．
	発信時の注目の仕方をみる．名称の発信後にコメントをするか，またコメントの量が適切か，をみる．
	絵カードの発信において、「はさみ」「いぬ」「ぱん」「ひこうき」などについて，絵カードを用いた遊びへの誘いかけに対する反応をみる．
	随時「これ簡単？」と聞いて返事をするか，をみる．
	犬と猫のカードの所で，「どっちが好き？」と聞くなどして感情表現をみる．
名称受信	受信時の注目の仕方をみる．
	終わったら，「カードを片付けてくれる？」と聞いて返事をするか，あるいは指示への応答性をみる．
	終わった時に「簡単だった？」「難しかった？」と聞いて子どもの表情変化や返事の仕方をみる．
語連鎖受信	受信時の注目の仕方をみる．
	課題が多くなってきて，子どもが疲れた時に，課題に応じようとするか，「疲れた」などの意思表示をするか，をみる
合間	観察者「疲れたね．じゃあ，万歳をしてみようか？」と言って，万歳を促し，脇をくすぐり，身体を使った遊びへの誘いかけに対する反応をみる．適宜このような遊びを繰り返す．
	スタンプやシールなどを報酬として用いるなどして，どの程度課題に応じようとするか，あるいはそのような報酬を要求するか，その際の喜び方，報告の仕方について観察する．
検査　質問ー応答関係	子どもがわからない時に「わからない」ということを伝えるか，をみる．難しい場合は，視覚的な手がかりを用いて，「わからない」などの受信時の修正方略を行うか，をみる．
	説明の課題で，子どもが自発的に説明をおしまい，と伝えることができるか，をみる．
	文章の聴理解の課題で，観察者が文を読んでいる時の文の切れ目で，子どもが頷いたり返事をするか，をみる．
動作性課題	課題をする時に，「積み木やってみようか？」「ちょっと描いてみようか？」「パズルをやってみようか？」と聞いて，子どもがどのように返事をするか，をみる．
	課題達成時の子どもの喜び方をみる．
PVT-R	子どもがわからない時に「わからない」ということを伝えるか，をみる．難しい場合は，視覚的な手がかりを用いて，「わからない」などの受信時の修正方略を行うか，をみる．
自由場面 （保護者との面接時間） ＊１０分以上設定することが望ましい	遊びたい物の選択肢を写真あるいは実物で示し，子どもがどのように要求するか，をみる．
	子どもが自発的にコミュニケーションを開始するか，注意喚起をどのようにするか，をみる．
	子どもが遊びに飽きた時に，次の要求，あるいは現在の遊びの拒否をどのようにするか，をみる．
	要求したおもちゃを渡す時に，観察者が「これでいい？」と確認をして返事の仕方あるいは要求内容との一貫性などをみる．
	遊びの間に，遊んでいるおもちゃや絵などを見せるなどの報告をどのようにするか，をみる．
終了	遊びを中断してどのように応じるか，をみる．
退室時のあいさつ	あいさつにどのように応じるか，をみる．
	観察者との関係の深まりがどうか，をみる．

図４●FOSCOMにおける個別評価場面での行動観察ポイント
囲んだ部分は，AACの支援の方向性の評価をしている．

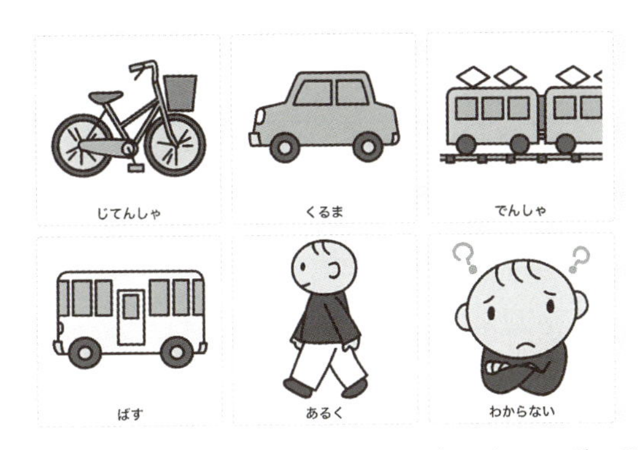

図5●交通手段についてのコミュニケーションボード
選択肢に加えて,「わからない」などの困難の表明についてのシンボルを含めると「わからない」が表明できるかの評価にもなる.
絵シンボルは,ドロップス.

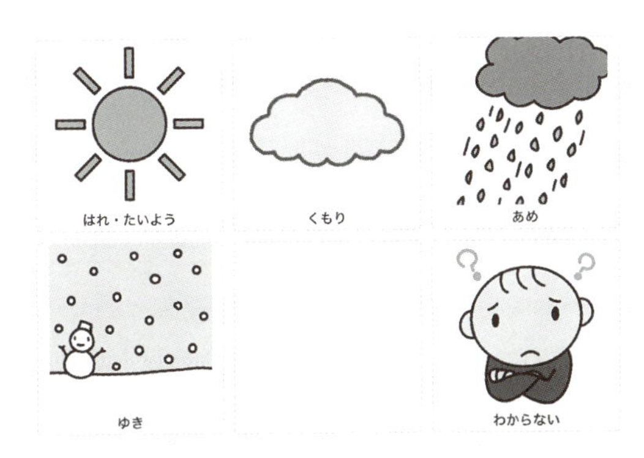

図6●天気についてのコミュニケーションボード
絵シンボルは,ドロップス.

6 社会的資源で確認しておくこと

生活の中でどのような機関を利用しているか,頻度,そこで関わる支援者なども含め把握する.その他,近隣の人など本人が接する人についても情報を収集しておく.コミュニケーションの状況文脈の評価と重ね合わせて情報を収集しておくことで,支援のターゲットとなることもある.

以上の①～⑥の評価で得た情報を統合し,全体像の評価とゴール設定を行う.また,支援の方向性についてもプランを立てる.具体的には,Ⅳ臨床における実践例を参照されたい.

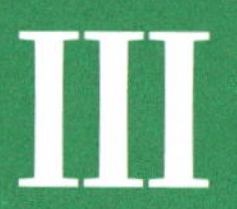

III AACの考え方を軸にしたアプローチ

1 ASDなどの発達障害におけるAACアプローチの考え方と課題

図7に，ASDなどの発達障害の子どもに対するAACアプローチの考え方を示す．第1章総論にある参加モデルに基づくAAC導入のフローチャート（p.20）の実践の部分をより詳細に示したものである．これまで行っていた個人あるいは環境に関する評価とゴール設定に基づいて支援の実践を行う．支援の実践は，並行した2つのアプローチが重要である．①個人の現在の能力で可能なコミュニケーションを，個別場面での記号学習やディバイスの学習を通して，拡大していく．たとえば，文字学習によって，コミュニケーションで用いる記号を拡大する．②並行して，日常場面では，コミュニケーションパートナーへの助言などの支援を行いながら，個人の現在の能力で可能なコミュニケーションをもとに日常活動場面でのコミュニケーション機会を設定し，使用場面を拡大することを通して，子どものコミュニケーションの実用性を向上させる．日常場面を念頭に置いたコミュニケーション支援は，現在の能力で可能なコミュニケーション支援の中に含まれる．この並行したアプローチを経て将来のコミュニケーションにつながるという考えである．

日常場面などの社会的文脈でのコミュニケーション機会を設定し使用する考え方は，他の障害にも当てはまるが，特に社会性の障害，学習の汎化に困難を示すASDでは，丁寧に支援する必要のある点が重要である．

前述のように，AAC支援には，本人を取り巻く周囲のコミュニケーションパートナーへの支

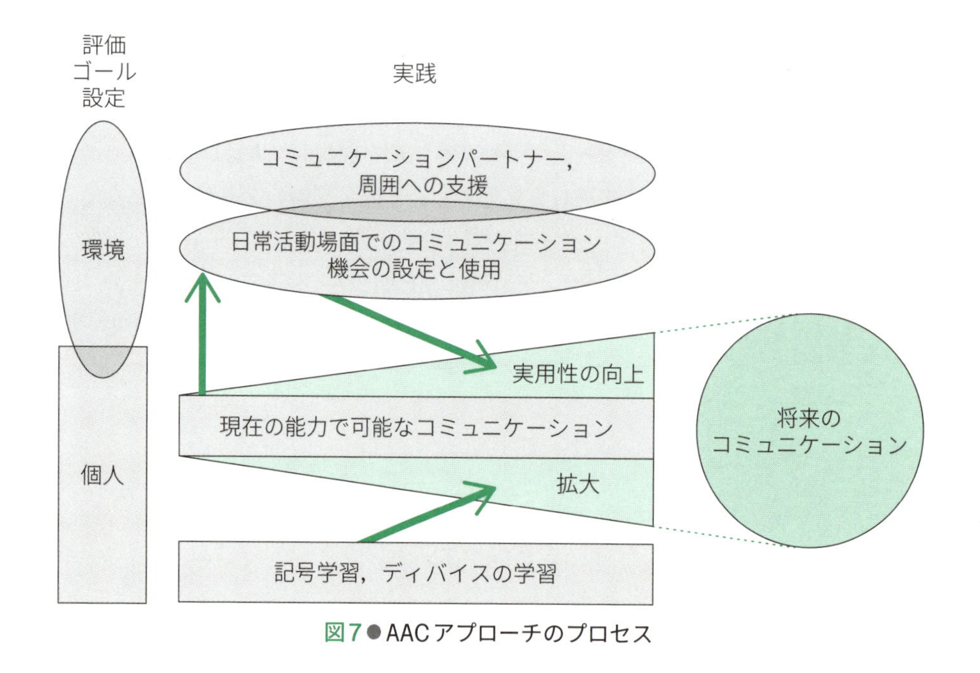

図7●AACアプローチのプロセス

援は欠かせない．その際，保護者を中心としたコミュニケーションパートナーと共有可能な目標設定，指針が必要となる．では，AAC支援は，究極的には何を目的として行うのだろうか？一言で言うと，生活の質（Quality of life）の向上ということになるが，それでは抽象的であり，臨床や支援の方向性を考える際，あるいは迷った時の指針になりにくい．そういった指針として「あいうえお」モデルについて述べる．図8に示す．「あいうえお」モデルでは，「お」の穏やかな生活・コミュニケーションを目標に置く．「あいうえ」は，その目標につながると考えられる視点である．AACの支援というとどうしても，「い」の意思表示である発信（表現）に重点が置かれがちであるが，本人の状態によっては，先の見通しを持って安心できること，つまり「あ」が優先されることも多い．見通しを持つことへの不安，混乱を示すことが多いASDの人への支援には特に重要である．また，「あ」と「い」のコミュニケーションの受信（理解）と発信（発信）は，コミュニケーションとしてAAC支援の中で意識されやすいが，「う」の余暇や「え」のような社会的な賞賛に伴う達成感については，視野に入りにくい．生活の中で，本人がどんなことを楽しみにしているか，周囲から認められて達成感を経験しているか，そういった全体的な視点で捉えることは，とかく視点が専門分化しがちなAAC支援者に必要なことであると考えられる．

たとえば，「え」の社会的賞賛を伴う達成感の視点を加えることで，学校で朝の会でSGD（speech generating device）あるいはVOCAを用いて司会をするような機会を設定できる場合がある（図9）．本人の意思表示だけでなく，周囲に認められることにつながる環境設定の必要性に支援者が気づくための指針としてほしい．

- **あ**：安心できる，明るい見通しが持てる→受信
- **い**：意思表示ができる→発信
- **う**：嬉しい，楽しいことがある→余暇
- **え**：「えらいね」，自分でやる→達成感・経験知

→**お**：穏やかな生活・コミュニケーション

図8●穏やかな生活・コミュニケーションに向けての支援

おはようございます
はじめます
きりつ
れい
きょうのよていです
おわります

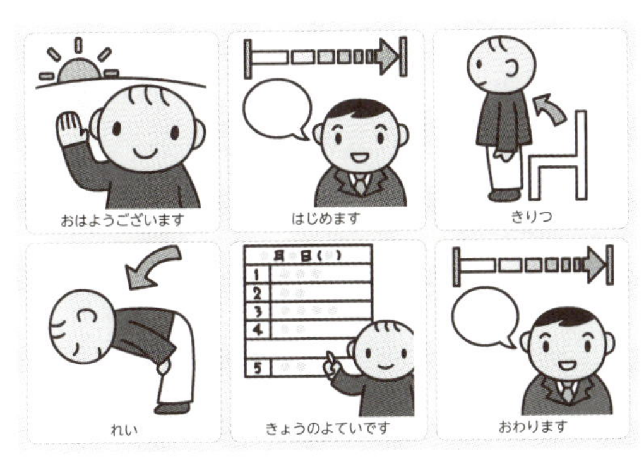

図9●朝の会の司会のためのVOCAのシート
絵シンボルは，ドロップス．

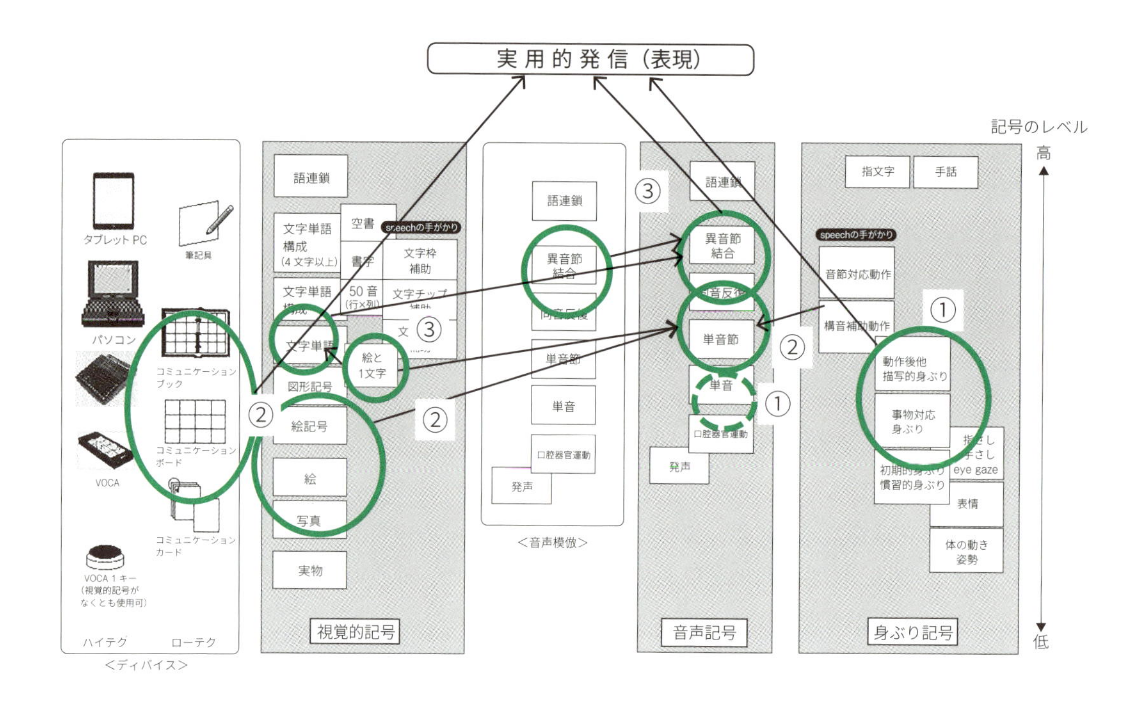

図10●発信行動習得モデル

中央に音声記号のフィールド（音声模倣と音声記号の発信に分けられる），右のフィールドに身ぶり記号，左に視覚的記号とその記号を搭載するディバイスが示している．コミュニケーションである実用的発信発信手段は，上段の実用的発信（表現）につながり，記号学習の媒介としてのAACは，下段で学習の経路を示す．Eさんの経過を例として示す．①初期には，Eは事物対応の身ぶりや動作語などの描写的身ぶりの発信が中心であった．②絵シンボルや絵，写真などの視覚的記号を用いたコミュニケーションカードボードやブックを用いて，経験したことなどについて報告するようになった．音声模倣は，構音補助動作（「シ」の音を産生する際に口元に指を立てる）を介した音声記号を絵（人差し指を立てている絵と文字の絵）と結合するなどして徐々に産生可能な音を拡大した．③絵と1文字の結合が可能になり，文字に対して音を産生できるようになり，2文字単語の学習とともに，2音節語の発信が可能になり，コミュニケーションにも用いるようになった．

2 記号の学習

発信行動習得モデル[18]は，AAC手段や記号学習の媒介としてのAACを概観できる．実践例にあるEさんの例を図10に示す．このモデルを念頭に置くことによって．特定の記号しか実施しない偏ったアプローチに陥ることを防ぎ，より包括的な評価，支援が想定可能になる．媒介とは，モダリティ（様式）が異なる記号，またはより低いレベルの記号を用いて，より高いレベルの記号を習得すること[19]である．身ぶり記号を用いることで音声記号の理解，あるいは表現を学習すること，文字を利用して音声記号の理解あるいは表現を学習することなどがその例である．

3 ディバイスの選択

表9にディバイスをその機能・構造的な特徴別に整理した[20]．どのようなディバイスがよいか，については，ⅡAAC導入のために行う評価で得られた情報を元に本人とのマッチングを行

表9●ディバイスの機能・構造

機能面		発信（表現）：要求（拒否）・報告・応答・対人 受信（理解）
物理的構造	タイプ	カード・ボード・ブック・VOCA・タブレット（アプリ名）
	ディスプレイ（ページ・シート）サイズ	（具体的に記入） 例：A5タテ
	ディスプレイ（ページ・シート）数	（具体的に記入） 例：10ページなど
	1ディスプレイ（ページ・シート）の項目数	（具体的に記入） 例：タテ3×ヨコ4項目以上など
言語構造	視覚的記号	実物・写真・絵シンボル・手書きの絵・文字単語・五十音表・文字文
	語彙（カテゴリー）	飲食物・人・場所・予定・遊ぶもの・キャラクターなど好きなもの・感情
	語彙分類	カテゴリー別・活動別・話題別
使用文脈	場面（かっこ内に具体的に）	指導場面・家庭場面（　　　）・通園（　　　）・学校（　　　）・その他
	コミュニケーションパートナー	ST・家族（父・母・きょうだい・祖父母）・先生・近所の人・店員など
その他	選択方法	指さし・手渡し・視線・イエスノー・スキャニング
	携帯方法	保護者が持ち提示・本人がカバンに入れて持つ・本人が身につける

う．

ディバイスのタイプは，コミュニケーションカードやブックなどのローテクディバイスとSGDあるいはVOCAのようなハイテクディバイスに大別できる．考え方としては，ローテクのディバイスを基本として，ローテク，ハイテクそれぞれの特徴を考慮し，併用しながら，場面や個人の特性に合わせながら決定していくスタンスが望ましい．ASD支援におけるSGDあるいはVOCAのメリットには，①他の人の注意を引きやすい，②馴染みがあるなしに関わらずコミュニケーションパートナーにとってわかりやすい，③1つのキーで句や文のメッセージ（例：「ぼくといっしょにあそぼう」など）を含めることができる，点が挙げられる．

ディバイスと本人とのマッチングの例を以下に挙げる．

本人の行動観察あるいは保護者からの聞き取りから，本人のコミュニケーション機能が要求中心であるため，用いるディバイスも要求機能に用いるようにした．語彙選択は，日常のコミュニケーションに関する質問紙（図2，p.130-132）の中にある本人の興味や要求内容などを考慮して決定し，初期には食べ物中心のメニューとした．選択方法は，カードを指さす方法だと相手に気づかれにくいため，カードを相手に手渡す方法とした．個別場面での実演を通して，家庭での使用方法について保護者に助言した．保護者から，家庭でのコミュニケーションの進捗状況を聞き取った．家庭でのコミュニケーションが安定してきたので，家庭だけでなく，通園のクラスや外出先での使用を促すなどの使用文脈を広げた．同時期に，家庭では，食べ物以外のテレビの番組などディバイスの語彙を広げた．

ディバイスと本人とのマッチングは，個別性の高いプロセスであるが，何点か留意しておく点があるので以下に述べる．

①本人のコミュニケーション意図であるコミュニケーション機能を重視する．本人が示しているコミュニケーション機能以外の内容（上記の例では，報告など）は，ディバイスに含めない．

②視覚的記号は，本人のレベルよりもやや容易なレベルのものを用いる．たとえば，文字が最近読めるようになったケースの場合は，文字のみからなるディバイスにするのではなく，絵や写真に文字を含んだものにする．

③語彙選択では，本人の興味や要求，報告内容など日常生活場面での聞き取りを十分に保護者に行い，語彙選択に反映する．

④保護者によっては，家庭では本人の要求内容を推測できるため，ディバイスの必要性を感じないことも珍しくない．そのような場合は，今後を考え，保護者以外の人とのコミュニケーションができるための出発点であることなどを保護者に伝え，必要性を共有していく．

⑤発信（表現）だけでなく，受信（理解）についてのディバイスも並行しながら検討していく．本人が時間的な見通しを持っていないような場合は，発信（表現）よりも受信（理解）を優先した方がよいことも多い．

ディバイスは，試作して使いながら更新，修正していくことが必要なことも多い．また，STが助言を行って，保護者がディバイスを作成することも多い．図11のコミュニケーションブックは，保護者が作成した一例である．

個々人の多様なコミュニケーションに対応するディバイスやコミュニケーション方法を概観するために，コミュニケーション機能，内容・話題の時間軸に基づくAACのディバイスのアイディアの概観を図12に示す．縦軸に，受信（理解），受信－発信，発信（表現）などのモダリティを位置づける．縦軸の下位項目として，コミュニケーション機能，内容別にディバイスのアイディアを示す．横軸は，コミュニケーションの内容・話題の時間軸を示す．たとえば，食べ物を写真で自発的に要求するような場合は，発信（表現）の要求のコミュニケーション機能であり，

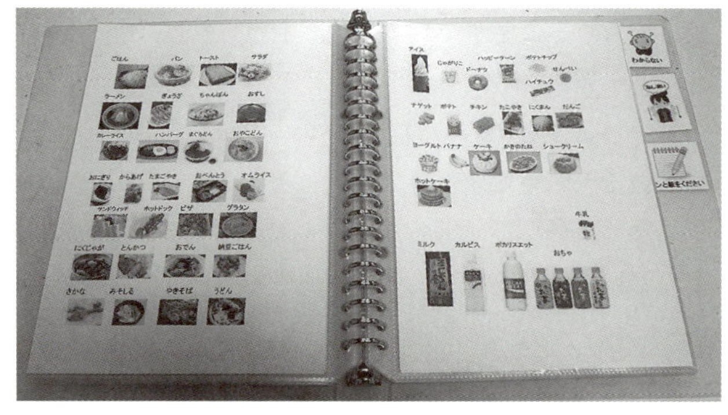

図11●コミュニケーションブックの例

写真と文字を中心としたコミュニケーションブック．何を食べたいかという要求や何を食べたかという質問に応答するために用いた．表紙の裏のスペースに，常にどのページを開いていても見えるように「わからない」「おしまい」などの絵シンボル（一部ドロップス）を貼ってある．

	機能	内容	内容・話題の時間軸			関連するアプローチ名
			過去について	現在について	未来について	
発信（表現）	要求・拒否	玩具，飲食物など		自発的発信 選択的発信		PECS
	報告	出来事 経験	実物　レムナント* 写真などの画像 絵日記 日記　絵シンボル・文字 スケジュールを用いての振り返り			
	修正方略			「わからない」などの困難表明		
		感情・感覚	楽しい－つまらない***	好き－嫌い 疲労メーター		
受信・発信		ストーリー・活動		活動ボード（日常・遊び・絵本）**** adapted book****		aided language stimulation** augmented input**
受信（理解）		時間的な情報			タイマー　スケジュール	
		課題内容，量，順序，など		ワークシステム		
		問題行動など				
		社会的状況		*****		ソーシャルストーリー，コミック会話

図12●コミュニケーション機能，内容・話題の時間軸に基づくAACディバイスのアイディアの概観

内容・話題の時間軸は，固定的ではない．
例えば，自発的発信は現在についてのところに記されているが，未来や過去について要求したりすることもありうる．その他本文参照．

*　レムナント（remnant）とは，「遺物，面影，残滓」という意味であり，映画館のチケットや水族館のパンフレットのように，経験した事象に関連する「もの」であり，これをきっかけに経験したことを他者に報告しやすくするものである．写真や絵日記あるいは日記などは，このレムナントの機能と連続している．図13に例を示してある．

**　Beukelman DR, Mirenda P：Augmentative and alternative communication: Supporting children and adults with complex communication needs, 4th ed. Paul H. Brookes, 2013.

***　図14に，楽しい－つまらないなどの感情表現を促すアイディアとして例を示してある．

****　絵本のコミュニケーションボード．adapted bookの例をそれぞれ図15，図16に示してある．

*****　図17に社会的状況についての理解面の支援として例を示してある．この例は，現在の状況についての支援であるが，過去，未来の社会的状況の理解への支援もありうる．

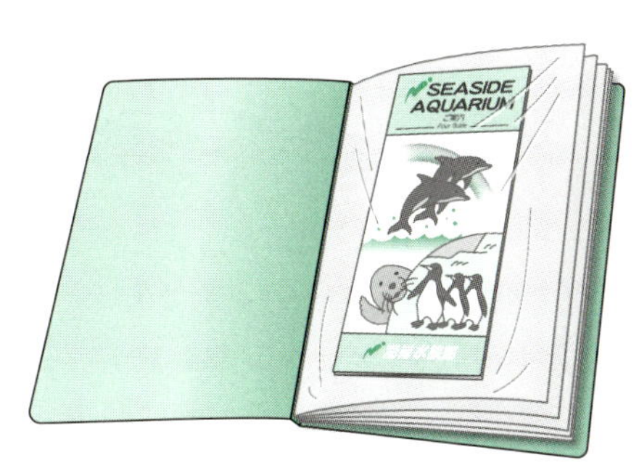

図13●レムナント（活動の名残）

出かけた先のパンフレットなどをコミュニケーションブックに入れ，子どもからの自発的な報告に用いる．

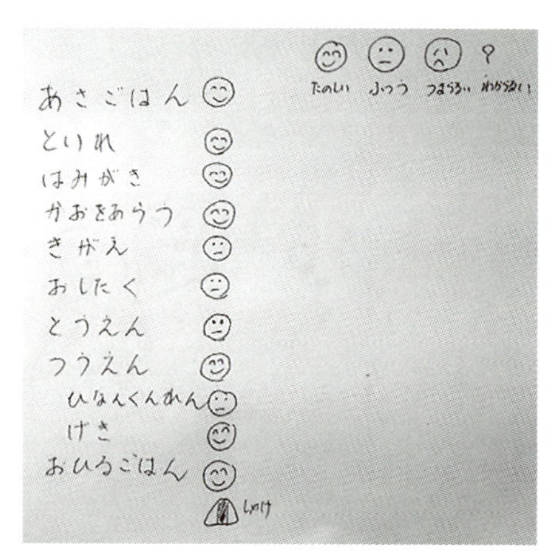

図14●楽しい−つまらないなどの感情表現を促すアイディアの例

母親が書いたその日の文字のスケジュールを見ながら，STが「どうだった？」と選択肢の感情（表情）の絵を示しながら質問し，子どもが口頭で答えたものをSTが書き加える．

着がえ，お支度のときは，母親に早くするように叱られた．登園の時は，自転車に乗ってきたが寒かった，避難訓練は怖かったようでそれぞれ，「ふつう」との表現である．お昼ご飯は「楽しい」であったので，「何が楽しかった？」と聞くと「しゃけおにぎり」とのことなのでSTがおにぎりの絵を書き加えた．

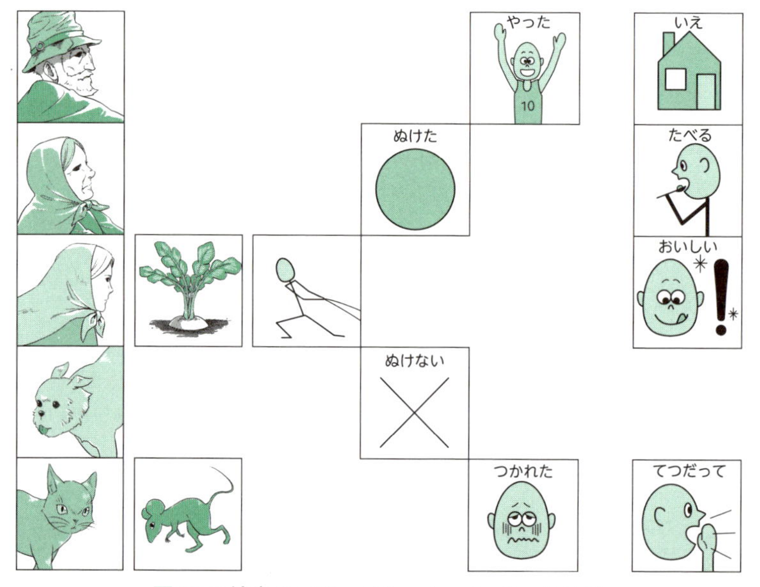

図15●絵本のコミュニケーションボードの例

『おおきなかぶ』の絵本．最初は，STが読み聞かせながら，該当する絵を指さしていく．2回目から，子どもからの反応を待って子どもが指差していくようにする．

絵シンボルは，Mayer-Johnson Co.：Picture Communication Symbols (PCS).

現在の内容（話題）に関するものである．また，スケジュールは，時間的側面についての受信（理解）であり，未来の内容・話題について示すツールである．これらのさまざまなアイディアの位置づけは固定的なものではなく，発達的，形態的，機能的に連続したものである．たとえば，自発的な要求は発信（表現面）のAACと位置づけられると述べたが，選択肢の提示という形で，「この選択肢の中で選ぶように」という理解面への支援の要素も含まれている．また，スケジュー

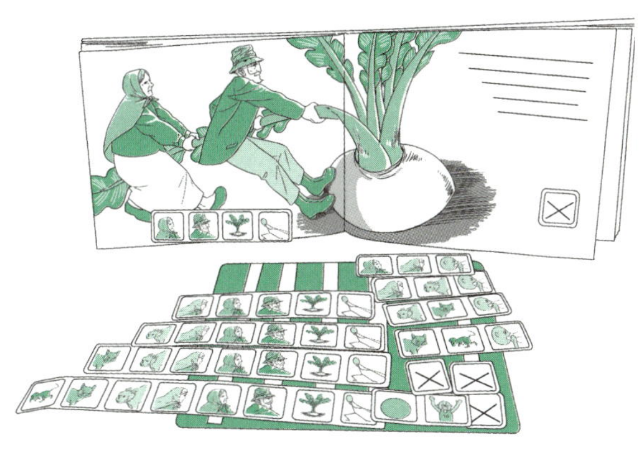

図16 ● adapted book の例

『おおきなかぶ』の絵本．最初は，STが読み聞かせながら，該当する絵をページに貼っていく．2回目から，子どもからの反応を待って子どもが選んで貼るようにする．
絵シンボルは，Mayer-Johnson Co.：Picture Communication Symbols (PCS).

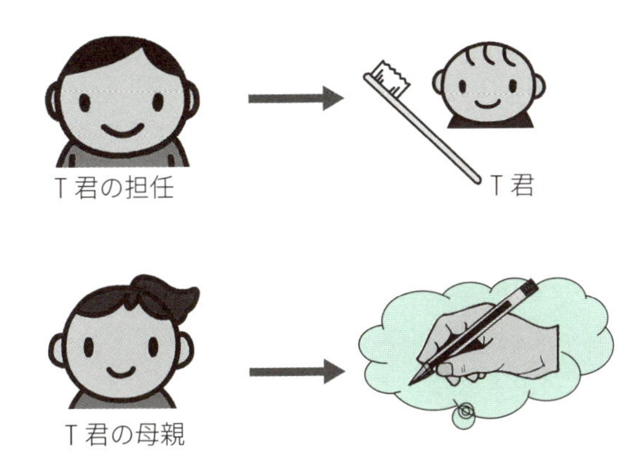

図17 ● 社会的状況についての理解面への支援の例

通園クラスで，人の存在が気になるT君は，同じ部屋に母親がいると混乱し，パニックになる．そこで，T君は担任の先生と歯ブラシをして，母親はクラスからの配布物への記入をしている状況をこの絵（人は写真）とことばで説明したところ受け入れ，混乱が軽減した．

ルは，時間的な側面の理解に関する受信（理解面）のツール，アイディアであるが，その同じ材料を用いてその日にあったことを子どもが保護者に報告する形に用いれば，それは報告行動という発信（表現面）を補うツールにもなる．この概観によって，ディバイスの位置づけを整理し，今後の支援の方向性（例：現在の要求だけでなく，明日の食事など未来についても行う，など）に気づくことができるという利点がある．

4 ストラテジー

1 個別化

ASDは，社会性の障害のタイプ，併存する障害によって多様な症状を呈する．従って，それぞれの問題の程度や質を見極めて，優先順位をつけて支援する，という極めて個別性の高い支援プログラムが必要である．たとえば，受動的なタイプの子どもには，自発性に重点を置いたアプローチを行い，また不安の強いタイプの子どもには，安心できる環境設定に重点を置き，聴覚過敏のある場合は，声掛けの声量やSGDあるいはVOCAの音量，周囲の環境音に配慮する．

2 連携と日常場面への支援

ASDのある人々に関わる職種は，医師や心理士など多岐にわたり，このような他職種との連携は，ASDへの支援に必須である．同時に，個別指導場面での支援だけでなく，家庭や本人の所属する保育園，幼稚園，通園施設，学校，通所施設などの集団への支援も不可欠である．日常場面への支援は，本人への直接支援よりも間接的な支援の色彩が濃くなり，やはり保護者や関連職種との連携が重要となる．

以下，日常場面などの社会的文脈でのコミュニケーション機会の例を挙げる．

①家庭場面で，飲食物や音楽，テレビなどのコミュニケーションボードで要求する．その際，ボードを子どもが取りやすいところに置き，自分で移動してコミュニケーションボードを持ってきて要求することができるようにする．

②学校の朝の会でVOCAを用いて司会の役割を果たす（図9）．

③学校で，担任とカレンダーなどで日付や予定などを確認する場面を設定し，会話の機会を設定する．

④病院の会計の窓口で，タブレットPCのアプリを用いて，伝票を出しながら「お願いします」と発信する．終了した時に「さようなら」と発信する．

⑤聴覚過敏のある場合，学校での朝の会で音がうるさい時に，絵と文字のボードを使って「うるさいので外に出たいです」と発信することで拒否・困難を表明する．

⑥通園が終わるとその日のスケジュールを担任と一緒に見て，「楽しかった」「ふつう」「つまらなかった」と振り返ることを習慣とする．

その他，個別指導場面も1つの重要なコミュニケーション機会である．さまざまなツールを用いてその様子を保護者と共有することで，新たなコミュニケーション方法をみつける手立てともなりうる．

IV 臨床における実践例

1 Eさん：発語困難なASD児

1 ケース紹介

5歳．ASDと知的能力障害に加え，音の産生に特異的な困難さを示した事例．

2 評価（図10：発信行動習得モデル①の時期）

言語評価：国リハ式<S−S法>言語発達遅滞検査の症状分類C-c群（生活年齢に比し遅れ　受信>発信）．コミュニケーション態度は境界域．言語理解は，3語連鎖1形式可能で2歳半程度のレベル，言語表現は，有意味語が10語程度可能で．母音の部分発話が一部可能．身ぶり記号は，事物対応の身ぶりや動作語などの描写的身ぶりが可能．1歳半程度のレベル．

構音：浮動的に[pa]，[ba]，[ma]，[ka]，[ga]などが観察されるが，再現性に乏しい．同音反復は言えるが，単音節が言えないことあり（例：[mama]は言えるが，[ma]は言えない）．

音形：母音の部分発話（例：りんご[o]）がみられる．

文字：未学習．絵記号の理解は可能．文字の形の弁別は可能だが，類似した文字形での誤りがみられる．

コミュニケーション態度：表情変化は豊かだが，興奮しすぎるなど反応が過剰な傾向あり．要求が離席などの直接的な行動になる，過度な報告など過剰・顕在化のパターンが多い．身ぶりが主体である．FOSCOMの対人コミュニケーションパターンは，指示に対する応答性の困難顕在化パターン（要求・拒否の問題行動あり）と過剰な報告パターンがみられた（表10）．

3 目標と支援プログラム

全体の方針としては，言語理解を広げながら，表現面を拡大していく．短期目標は，現在可能な絵や写真，絵などによるコミュニケーションを活用し，直接的な行動と置き換えていく．また，表情豊かであり，人懐っこいという長所を生かしていく．長期目標は，音声言語での表現を将来のコミュニケーション手段と位置づける．そのために，音声模倣や文字学習などにより記号

表10●Eさんのコミュニケーション面の評価（支援開始時点）

側面		概要
コミュニケーション機能		要求，拒否，勧誘，報告，確認，応答，注意喚起，挨拶
コミュニケーションの形態・手段		身ぶり，実物，写真，絵，視線，表情，抑揚，発声等
興味・コミュニケーションの内容・話題		人・物・動作・場所，その他（現前事象中心，数字，絵の細かい違いなどへの言及多い）
コミュニケーション行動の応答性・継続性	応答性（理解）	遊びへの誘いかけに対して応じて楽しむが，興奮しすぎることも多い．指示への反応には応じないことあり．返事は，みられるが，自分の伝えたいこと優先．場面・活動の変換への反応は，玩具の片付けなどが困難なことあり
	継続性	相互交渉の継続乏しく，「わからない」などの修正方略がみられない，相手に伝わらず，お互いに共有できないまま相互交渉が終了してしまうことも多い
特徴的なコミュニケーション・問題行動など		数字などについて繰り返し言及
状況文脈		社会的距離感が近く，見知らぬ人にも話しかける傾向あり
その他		その日の予定はある程度わかるが，翌日の予定などは分からないことが多い

学習を積み重ねる．

4 経過

第1期（5：0〜5：6）（図10：発信行動習得モデル②の時期）：レムナント（活動の名残），コミュニケーションブックを用いての経験事象の報告の拡大，構音補助動作などの手がかりで産生可能な音と有意味的な動作絵の結合．

休日に外出した先（遊園地，水族館など）のパンフレット類をレムナント（活動の名残）としてコミュニケーションブックに入れるように保護者に依頼し，指導場面に持ってきてもらい，経験事象の報告に用いた（図13）．また，語連鎖課題の発信として，タブレットPCのアプリに絵を取り込んで絵記号による発信課題として用いた（図18）．

その他，adapted book（図16）や遊び・ストーリーのコミュニケーションボード（図15）などを用いて，現在の能力で可能なコミュニケーションを拡大，強化した．一方，音声記号については，偶発的，あるいは浮動的に産生可能な音と構音補助動作（例：人差し指を立てて「シー」と言う，カラスの真似をして「カー」と言うなど）で単音節の模倣を拡大し，その音を絵カードと結びつけることで安定して産生することが可能になった．

第2期（5：7〜5：11）：疲労メーターを用いての感情表現，有意味な1音と1文字対応学習の拡大と産生可能な音との結合と拡大

発信課題への拒否がみられたため，Eさんからの「つかれた」などの意思表示を明確にするために，疲労メーター（図19）を用いて，STとゲーム的なやりとりをした．

Eさん：疲れた数字の「5」を示す．

ST：「先生も疲れた」とメーターの疲れた側の「4」の番号をさす．

Eさん：元気になった番号の「1」をさす．

ST：「復活したの？」と聞く．

Eさん：「うん」と嬉しそうにうなずき，得意そうな表情になる

上記のようなやりとりを経て，Eさんからの発信課題への拒否は減少した．一方，「立っていいですか？」「飲んでいいですか？」のリマインダーを机の上に，貼っていたが，欲しいものがある

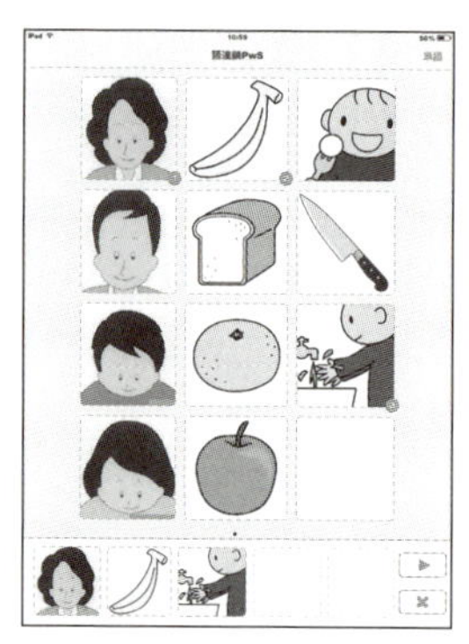

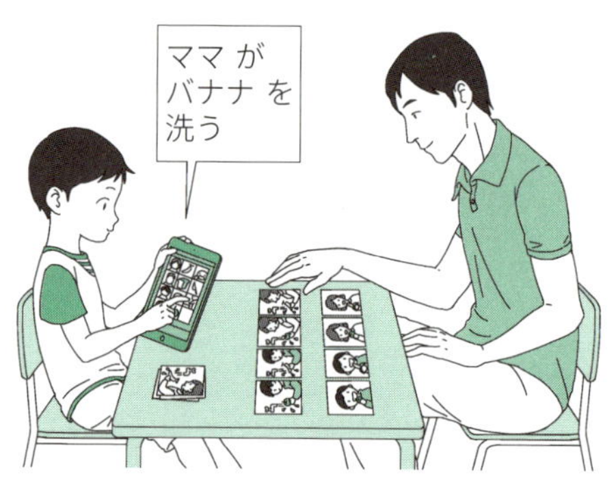

図18●語連鎖課題の発信として，タブレットPCのアプリを用いた絵記号による発信課題

子どもが発信者，STが受信者となる．子どもは，子ども側にある絵カードを見て絵記号をさす．
アプリはDrop Talk HD．絵は，左列が言語発達障害研究会：<S−S法>語彙・語連鎖絵カード，エスコアール．中列と右列はドロップス．

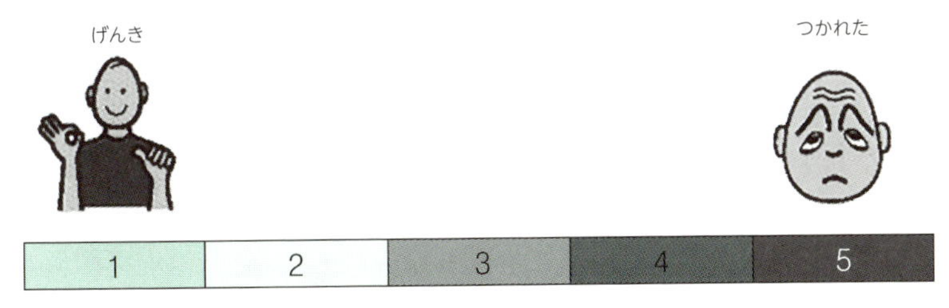

図19● 疲労メーター

用いている絵シンボルは，Mayer-Johnson Co.：Picture Communication Symbols (PCS).
アクセスインターナショナル：ボードメーカー日本語版
The Picture Communication Symbols ©1981-2016 by Tobii Dynavox. All Rights Reserved Worldwide. Used with permission.
Boardmaker® is a trademark of Tobii Dynavox.

わかりません
たっていいですか?
たのしみ
のんでいいですか?

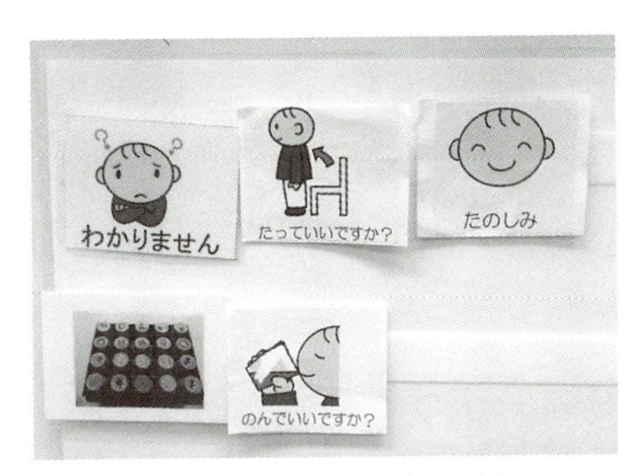

図20● リマインダーの例

絵シンボルは，ドロップス.

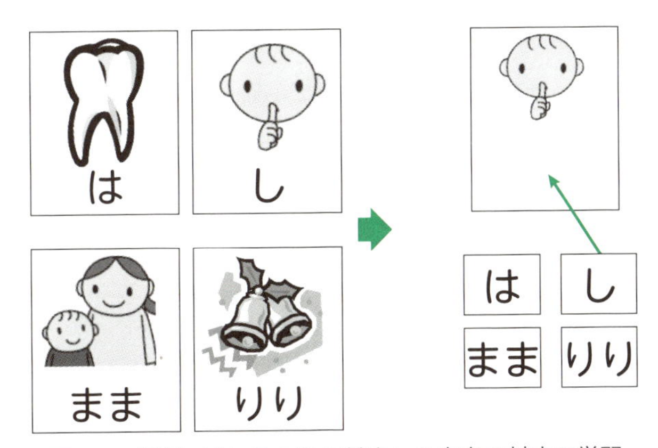

図21● 音声と絵とその絵に対応した文字の対応の学習

有意味な一音一文字対応学習方略.
絵と対応する文字を視覚的にあるいは音や身ぶりを媒介に結合する.
絵シンボルは，ドロップス，その他.

と離席をしてしまう行動は変わらずみられた（図20）.

有意味な一音一文字対応の学習をし始めた（図21）.

第3期（6：0〜7：0）（図10：発信行動習得モデル③の時期）：**絵記号による即時的な意思表示の成立，2文字単語の読解と2モーラ語の発信の拡大.**

徐々に離席する前にリマインダーを指さすことが増えてきた．また，2文字単語の読解と2モーラ語の発信が拡大した．

5 考察

Eさんの場合，比較的衝動性が高く，欲求がものを取りに行くという直接的な行動になりがちであった．視界に入るところにリマインダーを置くことで，相手に自分の欲求を伝える必要があることを見て思い出し，行動前にコミュニケーションをするようになったと言える．「つかれた」などの否定的な感情表現を適時，適切な方法で相手に伝えることで，課題への拒否は減少した点も特徴的である．

2 Fさん：聴覚障害を重複するASD児

1 ケース紹介

3歳．重度の難聴と自閉症，知的能力障害（中等度）を伴うケース．

2 評価

聴力：両耳重度感音性難聴（補聴器は装用しているが，利得はほとんど得られない）．

言語評価：国リハ式＜S−S法＞言語発達遅滞検査の症状分類（A群）（重度難聴を伴うため正確には症状分類には該当しない），コミュニケーション態度は非良好．言語理解は，身ぶり，音声記号不可．事物の基礎概念は選択が可能．1歳未満のレベル．言語表現は，有意味語なし．初期的な身ぶり記号もみられなかった．

文字などの視覚的記号：文字は未学習．写真の理解は可能．

コミュニケーション態度：非良好群であった．全体として対人的関心に乏しい状態であった．課題には応じ，身体接触的な誘いかけには期待して笑うが，あいさつやその他の遊びへの誘いかけには無反応であった．他者に主張する頻度は少なく，浮動的な接触での指さし（写真に直接触れた指さし），ハンドリングや提示行為での要求が時折ある程度であった．報告行動はみられなかった．表情変化に乏しく，他者への注目も弱かった．FOSCOMの対人コミュニケーションパターンでは，受動タイプであり，Wingの社会性タイプの孤立群に該当すると推測された．

3 目標と支援プログラム

目標は，現在理解可能な写真あるいは絵により，状況（場所，人など）を理解できる場面を増やすこととした．また，写真や絵を要求などの発信としても用いるように促していく．記号学習としては，身ぶり記号の理解と表現を促す．また，長期目標は，文字や指文字などを学習経過に応じて学習し，将来のコミュニケーションに備えることとした（表11）．

4 経過

就学前：絵や写真を用いての現前での伝達（例：バスが来ると保護者がバスの写真を見せる），予告（例：バスに乗る前にバスの写真を見せるなど）を行うように保護者に伝えたところ，

表11●Fさんのコミュニケーションの評価（支援開始時点）

側面		概要
コミュニケーション機能		要求
コミュニケーションの形態・手段		ハンドリング，実物提示，写真
興味・コミュニケーションの内容・話題		車，もの並べ．揺れるもの，光るものなどへの感覚刺激の没頭
コミュニケーション行動の応答性・継続性	応答性（理解）	身体接触的な誘いかけには期待して笑うが，あいさつやその他の遊びへの誘いかけには無反応
	継続性	相互交渉自体が成立することが少ない
特徴的なコミュニケーション・問題行動など		特にパニックなどはない
状況文脈		母親との関わりが中心
その他		先の見通しはほとんどもてていない

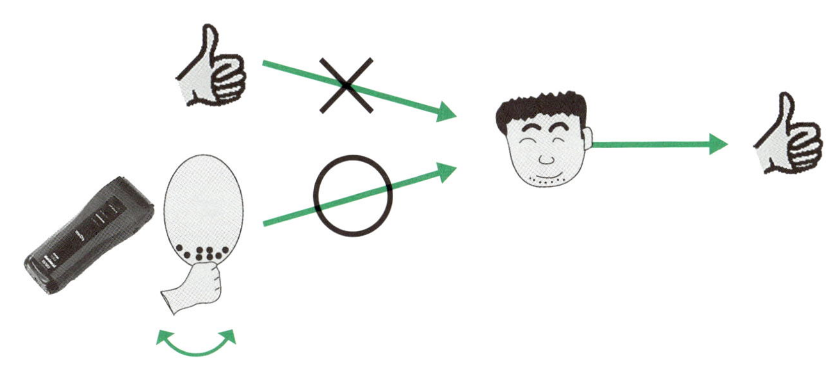

図22●父親の身ぶり記号の理解の例

父親の身ぶり記号は，初期には手話やマカトンなどを参考にした親指を立てる身ぶり記号で理解を促したが，理解は困難であった．そこで，髭を剃るという動作を加えて教えたところ理解するようになった．その後，親指を立てるなどの一般的な表現で理解可能になった．絵シンボルは一部，Mayer-Johnson Co.：Picture Communication Symbols (PCS).

すぐに理解できるようになった．個別場面では，身ぶり記号の理解を促した．ものを表す身ぶり記号は徐々に進んだが，手話を参考にした父親，母親などの抽象的な身ぶり記号の理解はなかなか進まなかった．そこで，父親はひげをそる動作，母親は化粧をする動作で表したところ，理解が可能になった（図22）．その後，徐々に，一般的な手話の表現（親指や小指を立てる）での理解に移行した．スケジュールは，母親が絵と文字で伝えることが習慣化しており，見通しを持って生活ができていた．また，コミュニケーションブックは，受信（理解）と発信（表現）双方に用いた（図23）．

小学校：身ぶり記号や文字の学習が徐々に進んだが，女性や機械に触ってしまうなどの問題行動がみられるようになった．そこで，触ってはいけないことと同時に代わりにするべきことを示す絵を提示して，対応した．問題はすぐには軽減しなかったが，行動前に予防的に用いることで，回避できることもあった（図24）．

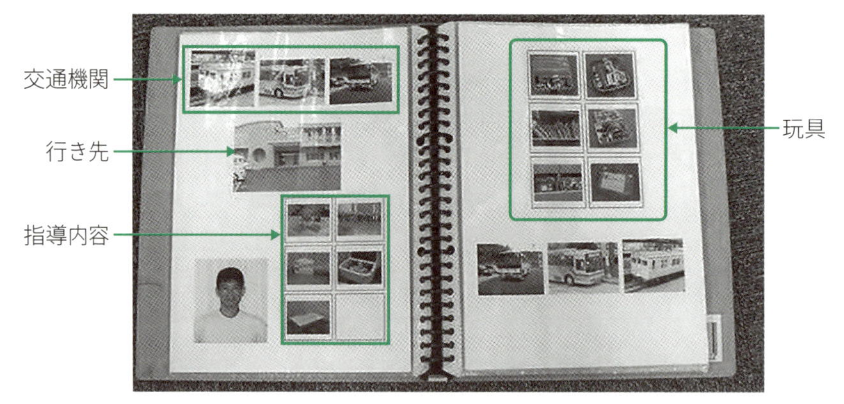

図23●受信・発信兼用の写真のコミュニケーションブック（STのページ）

Fさんのコミュニケーションブックの ST 指導のページである．受信（理解）と発信（表現）の両方で使用した．交通機関，行き先，指導内容などの写真については，来所前に保護者がFさんにこれを用いて予定を伝えた．玩具の写真は，指導後の自由時間中に，Fさんが指をさして遊びたい玩具を要求するなど発信として用いた．

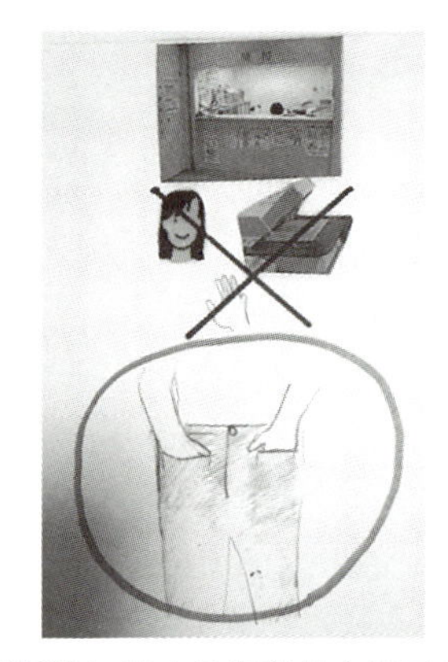

図24●問題行動に対する視覚的な指示を示すカード

受付の女性や置いてある機械に触ってしまうため，ここでは触ってはいけないことと，ここに来るときは手をポケットに入れることを示した絵を提示した．

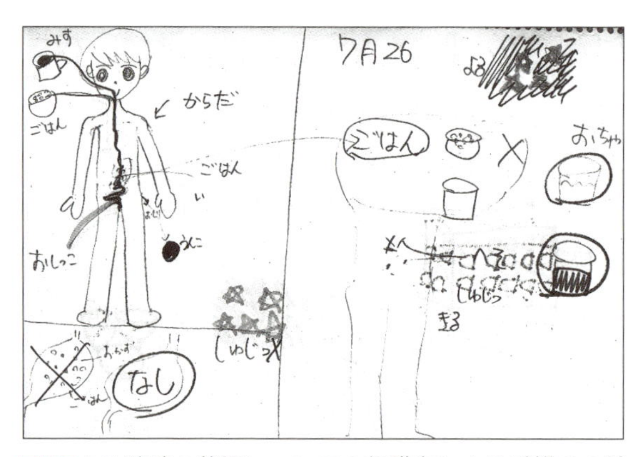

図25●入院時の状況についての保護者による手描きの絵

手術前は食べられないこと，手術後はご飯は食べられないがお茶は飲めることを示した．

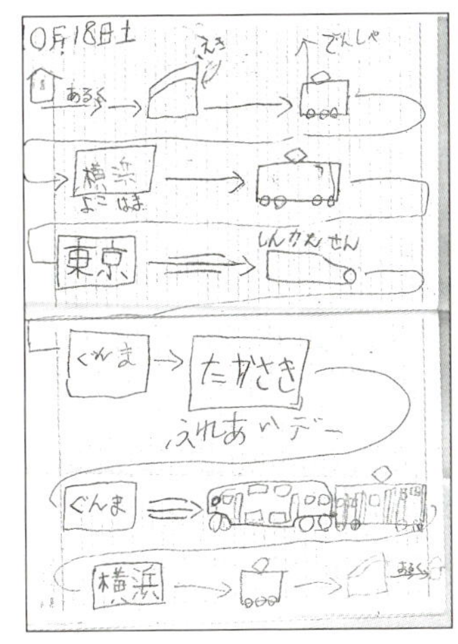

図26●旅行の絵日記

手術のため入院することがあった．保護者はFさんが混乱しないように，手術前，手術後の状況を示した絵を描いてFさんに示したところ，大きな混乱はなく退院することができた（図25）．

中学校〜高校：母親から，Fさんからの要求はあるが，報告行動がなく「さみしい」と訴えがあり，報告行動を拡大することを念頭に置いて，経験した出来事を絵日記様の絵にするように助言・指導をした．

乗り物が好きなFさんは，旅行の経路を絵にして報告するようになり，親子のコミュニケーションが拡大し，母親も「関わっていて面白くなった」というようになった（図26）．手話・身ぶり記号・文字による，質問ー応答も徐々に拡大した．

5 考察

ASDの場合，物よりも人についての情報を学習しにくい傾向があり，幼少期の手話の学習にも同様のことが起こっていることを示すエピソードであると思われる．「親指は男の人である」ということがイメージしにくかったと考えられる．「髭剃り」というより具体的な，有縁的な記号とすることでその指示内容が理解可能になったと思われる．その後，この有縁的な記号（この場合は，髭剃り）を媒介に，一般的な手話表現である親指あるいは頬を触る動作に移行していったことが考えられる．

Fさんの理解可能な記号を用いて，日常場面で理解と表現に用いた点も特徴的である．

また，長期的にフォローをしていると，幼少期に難しいと思われる行動が年齢が上がるにつれて可能になることもある．Fさんの場合は，それが報告行動であった．予後を予測しつつ，状態の変化をみて，支援の方向性を修正していくことの重要性も示唆してくれるケースである．

3 Gさん：知的機能に遅れのないASD児

1 ケース紹介

5歳．知的機能に遅れのないケース．ASD，学習障害の疑い．

2 評価

言語評価：国リハ式＜S−S法＞言語発達遅滞検査の症状分類（C群），コミュニケーション態度は境界域．言語理解は，PVT-R　VA5：1（SS9）．＜S−S法＞3語連鎖2形式可能．統語方略語順不可．言語表現は，助詞を含んだ多語発話が可能．

会話：質問－応答関係検査149点で4歳台のレベル．

文字などの視覚的記号：文字未学習．手描きの絵は理解可能．

コミュニケーション態度：課題に対しては，自分で手を膝に置くなど一生懸命行おうとする姿勢あり．全体的に多弁であり，課題中に「こっちと思った」など，解説的なコメントが比較的多く，また「教えて」などの母親に対する援助要求も自発的にみられるなど要求は観察された．課題が困難な時につぶやくように「難しいな」と言うのみなど困難の表明が弱く，その他やや意図が不明あるいは，まわりくどい意思表示がみられる．また，他者からの遊びへの誘いかけに対しては，笑みで応じるが，次の行動を期待する様子に乏しく，予期不安がある様子であった．返事もうなずきが曖昧になることあり．他者への注目や表情変化はやや乏しく，抑揚などがやや特徴的である．課題意図がすぐにわからず，教示が必要になるなど意図理解の弱さがみられる．対人

表12●Gさんのコミュニケーションの評価（支援開始時点）

側面		概要
コミュニケーション機能		要求（imperative）：人（interpersonal）：注意喚起，挨拶，会話調整など，その他：自己調整，質問，「わからない」など
コミュニケーションの形態・手段		音声言語（文，文章），写真，絵，視線，距離，表情，抑揚，発声等
興味・コミュニケーションの内容・話題		人・物・動作・場所・感情，その他（現前・非現前）
コミュニケーション行動の応答性・継続性	応答性（理解）	遊びへの誘いかけに対する反応，指示への反応は良いが，予期不安あり．返事しないことあり．場面・活動の変換に時間がかかることあり
	継続性	相互交渉は継続し，一定の話題を楽しむことが可能である
特徴的なコミュニケーション・問題行動など		やや独特な抑揚・独特な表現（メガネ→「むしめがね」，意図特定困難な表現あり，状況理解の弱さ）
状況文脈 その他		慣れない相手にはやや不安を持ちやすい，慣れると口調が「だぜ」などの近い関係になる．集団場面では一人でいることも多い
		翌日の見通しもあまり持てないことあり．当日の予定で思う通りにならずパニックになることあり

コミュニケーションパターンは，過剰な報告パターンなど多弁である一方で，困難の表明が弱く受動的なパターンがみられた（表12）.

3 目標と支援プログラム

音声言語発達，文字言語発達に留意しながら，安心して困難を表明するコミュニケーションを習得する．保護者と情報交換を密にして進めていく．

4 経過

主にコミュニケーション面について記述する．ST指導後に保育園に行くことを嫌がりパニックになったことがあり，同じ事態にならないように，手描きの絵でその日のスケジュールを描いてGさんに伝えるように保護者に助言した（図27）．保育園の後に楽しい見通しがあることがわかるとGさんは落ち着いて保育園に行くことができた．

カレンダーで，数日先の見通しが持てるように保護者に助言した．毎朝，その日のところに丸をつけること，楽しみにしているテレビ番組のキャラクターの絵をその曜日に貼ることによって，徐々に曜日や日付の理解が進んだ（図28）.

また，個別指導で用いた疲労メーター（図19）を保護者がコピーして，家の壁に貼り，疲れた時にGさんがそれを指さして意思表示をするようになり，パニックが減少した．

5 考察

手描きの予定の絵は，その場で母親が描いた簡単なものであるが，単に見通し示しただけでなく，先に楽しみな予定があることを子どもに思い起こさせた点が効果的であった可能性がある．このように，同じツールでもどのような内容をどのようなタイミングや伝え方で用いるかによっても子どもの反応は変わってくる．Eさんと同様，疲労メーターを用いることで，パニックなどの問題行動が減少した点もトピックである．

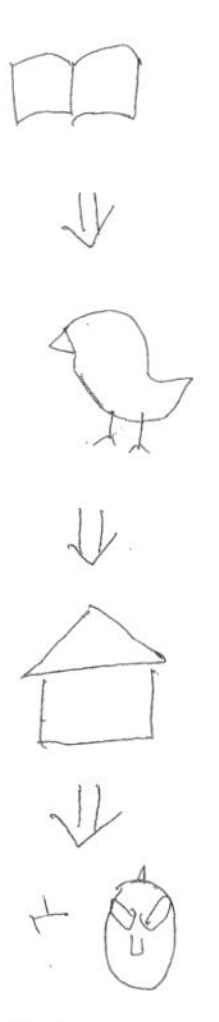

図27●保護者による手描きの絵での楽しみなことの予告

上段からST指導，保育園，家，その後楽しみにしているテレビ番組を描いて示すことで，Gさんは納得して保育園に出かけた．

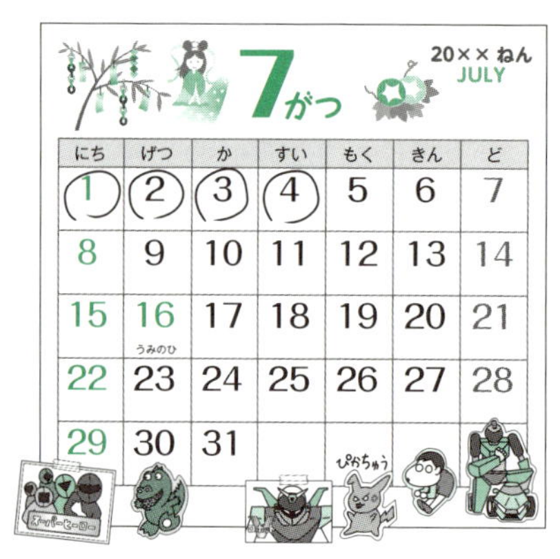

図28●カレンダー

毎朝その日のところにGさんが丸を付ける，1週間に1回あるテレビ番組のある曜日のところに絵を貼ることで，Gさんが予定についての興味をもつようにした．

文 献

1) Wing L：The Autistic Spectrum. A guide for parents and professionals. Constable, London, 1996（ローナ ウイング：自閉症スペクトル―親と専門家のためのガイドブック．東京書籍，1998）.
2) American Psychiatric Association：Desk Reference to the Diagnostic Criteria from DSM-5, 2013（日本精神神経学会・日本語版用語監修，高橋三郎，大野　裕，他・監訳：DSM-5 精神疾患の分類と診断の手引．医学書院，2014）.
3) Bondy A, Frost L：A Picture's Worth. Woodbine House, 2001（アンディ ボンディ，ロリ フロスト：園山繁樹，竹内康二・訳：自閉症児と絵カードでコミュニケーション― PECS と AAC ―．二瓶社，2006）.
4) Koegel RL, Koegel LK：Pivotal Response Treatments for Autism, Brookes Publishing, 2006.
5) Greenspan SI, Wieder S：A Developmental Approach to Difficulties in Relating and Communicating in Autistic Spectrum Disorders and Related Syndromes. In：AM Wetherby (Ed)：Autism Spectrum Disorders, Brookes Publishing, 2001.
6) Rogers SJ, Dawson G：Early Start Denver Model for Young Children with Autism：Promoting Language, Learning, and Engagement. Guilford Publications, 2010.
7) Wing L：Reflections on Opening Pandora's Box, Journal of Autism and Developmental Disorders 35：197-203, 2005.
8) Mesibov G, Shea V, et al.：TEACCH approach to autism spectrum disorders, Kluwer Academic Plenum Publishers, 2005（ゲーリー・メジボフ，他（服巻智子，服巻　繁・訳）：TEACCH とは何か―自閉症スペクトラム障害の人へのトータル・アプローチ―．エンパワメント研究所，2007）.
9) ドナ・ウイリアムス（河野万里子・訳）：自閉症だったわたしへ．新潮社，1993.
10) 吉田友子：自閉症・アスペルガー症候群「自分のこと」のおしえ方．学研教育出版，2011.
11) Quill KA：Teaching children with Autism. Delmar, 1995（Kathleen Ann Quill・編（安達　潤，内田彰夫，他・訳）：社会性とコミュニケーションを育てる自閉症療育．松柏社，1999.
12) 佐竹恒夫，倉井成子，他・編著：発達障害のある人とのコミュニケーションに役立つ コミュニケーションパートナーハンドブック．エスコアール，2017.
13) 小寺富子，倉井成子，他：国リハ式<S−S 法>言語発達遅滞検査マニュアル，改訂第4版．エスコアール．1998.
14) 上野一彦，名越斉子，他：PVT-R 絵画語い発達検査．日本文化科学社，2008.
15) 佐竹恒夫，足立さつき，他：ひらがな文字検査（HITSS）．エスコアール．2013.
16) 東川　健，宇佐美慧，他：対人コミュニケーション行動観察フォーマット．エスコアール，2013.

17）佐竹恒夫，東江浩美，他：質問－応答関係検査，エスコアール，1997.
18）佐竹恒夫，飯塚直美，他：症状分類Ｂ群（音声発信困難）の１類型－発信行動習得モデルによる分析の試み－．音声言語医学 34：354-373，1993.
19）佐竹恒夫，小寺富子，他・編集：言語発達遅滞訓練ガイダンス．医学書院，2004.
20）東川　健：コミュニケーションボード・ブックのコミュニケーション機能－文字未学習の幼児３症例の経過－．音声言語医学 43：407-415，2002.

日常のコミュニケーションに関する質問紙　NO.1

日常のコミュニケーションに関する質問紙

評価の際の参考にしますので，あてはまる項目の□印にチェックし，ご記入ください。
複数の項目にチェックして頂いて結構です．　　　記入日　年　月　日

児童名＿＿＿＿＿＿　年齢＿＿＿　記入者＿＿＿＿＿

Ⅰ　受信（理解）について

□人の様子や場面でわかる（食事・外出・お風呂・歯みがき・遊び等）
□簡単な指示がわかる（おいで・バイバイ・だめ・おしまい・ちょうだい・ねんね・ごはんだよ・でかけるよ）
□「ごみポイして」やおもちゃの片づけができる。
□「～もってきて」の指示がわかり，取ってくる。
□「～どれ」ときくと絵や実物を指さす。

Ⅱ　発信（表現）について

◆身ぶりについて　□なし　□身ぶりで表現できる。
例）＿＿＿＿＿＿＿＿＿＿
◆発語について　□なし　□数語以下　□10語以下　□20語以下　□数十語　□100語以上
例）＿＿＿＿＿＿＿＿＿＿
◆多語発話について　□なし　□２語発話　□３語発話　□４～５語発話以上
例）＿＿＿＿＿＿＿＿＿＿

Ⅲ　コミュニケーションについて

1．お子さんは，どんなもの，遊び，活動に興味をもっていますか？特に興味をもっているものには，◎をつけて下さい．
□身体遊び　□手遊び　□ボール遊び　□水遊び　□歌　□人形　□ままごと
□車・電車などの乗り物　□積み木・ブロック　□動物　□その他の生物（虫、恐竜，魚）
□植物（花など）　□パズル　□絵本　□お絵かき　□製作
□文字・マーク　□アルファベット　□テレビのキャラクター
□動画・DVD　□家庭用ゲーム・コンピュータゲーム
□タブレット PC・パソコン　□家族・近所のこどもとの関わり
□ごっこ遊び
□ルールのある遊び（かくれんぼ，鬼ごっこ，すごろく，トランプ，かるた）
□ボードゲーム（囲碁・将棋・チェス・オセロ）　□スポーツ（野球・サッカー）
□例・その他（　　　　　　　　　　　　　　）

日常のコミュニケーションに関する質問紙　NO.2

2．お子さんは，要求や拒否をどのように行いますか？
（ア）身体を使った遊びや手遊び（例：たかいたかい・一本橋・くすぐり）をやって欲しい時や続けて欲しい時，どうしますか？
□要求しない　□一回してあげると期待する　□近寄ってくる　□手をひっぱる
□発声する　□やって欲しいそぶりをする・身体を動かす　□身ぶり（ちょうだいなど）　□絵や写真を持ってくる・指さす　□文字を指さす
□タブレット PC・機器を用いる　□ことばで言う
□例・その他（　　　　　　　　　　　　　　）
（イ）飲み物，食べ物の要求をどのようにしますか？
□要求しない　□自分でとりにいく　□泣く　□怒る　□発声する
□欲しいそぶりをする　□手をひっぱって連れていく　□身ぶりをする（ちょうだいなど）
□指さしをする・手さしをする　□実物（お皿・お菓子の袋など）をもってくる
□絵や写真を持ってくる・指さす　□文字を指さす　□タブレット PC・機器を用いる
□ことばで言う
□例・その他（　　　　　　　　　　　　　　）
（ウ）いやな時（拒否），物事をおしまいにしたい時はどのようにしますか？
□拒否はしない　□泣く　□怒る　□物を手で押しやる　□首を振る
□身ぶりをする　□絵や写真を持ってくる・指さす　□文字を指さす
□タブレット PC・機器を用いる　□ことばで言う
□例・その他（　　　　　　　　　　　　　　）

3．お子さんは，どんなことについて要求をしますか？特に要求が強いものには◎をつけて下さい．
□身体遊び，手遊びをすること　□水遊びをすること　□歌を歌ってもらうこと
□ 飲み物を飲むこと　□食べ物を食べること
□外出をすること（外出先の例：　　　　　　　　）
□ 寝ること　□届かないところにあるおもちゃをとること
□ 動かないおもちゃや開かない袋を開けること
□絵本の読み聞かせをしてもらうこと　□ものの名前を言ってもらうこと
□文字を読んでもらうこと　□ビデオ・DVD を見ること
□家庭用ゲーム・コンピュータゲームをすること　□タブレット PC・PC をすること
□家族にかまってもらうこと　□困ったことがあった時に助けてもらうこと
□家族に特定の行動をしてもらうこと
□例・その他（　　　　　　　　　　　　　　）

図2●日常のコミュニケーションに関する質問紙（その1）

日常のコミュニケーションに関する質問紙　NO.3

4．3でチェックがついた要求を，お子さんはどのように表現しますか？
□自分でとりにいく　□泣く　□怒る　□発声する　□欲しいそぶりをする
□手をひっぱって連れていく　□身ぶりをする（ちょうだいなど）
□指さしをする・手さしをする　□実物（玩具・DVD など）をもってくる
□絵や写真を持ってくる・指さす　□文字を指さす　□タブレット PC・PC を用いる
□ことばで言う
□例・その他（　　　　　　　　　　）

5．お子さんは，報告をどのように行いますか？報告とは，一緒に外を歩いている時などに，興味のあるものを見つけた時や何かが完成した時に，「～だよ」と教えてくれる身ぶりや言葉を指します．例：散歩中に車を見つけると，お子さんが指をさして親御さんに教える
□報告をしない　□物を持ってきて見せる　□顔を見る
□指さしをする　□身振りをする　□絵や写真を持ってくる・指さす
□文字を指さす　□タブレット PC・PC を用いる　□ことばで言う

6．お子さんは，どんなことについて報告をしますか？　特に報告をすることの多いものには◎をつけて下さい．4．で「報告をしない」に記入された場合は，無記入で結構です．
□車　□電車　□動物　□その他の生物（虫，恐竜，魚）□植物（花など）
□積み木　□パズル　□絵本　□文字　□数字　□マーク　□アルファベット
□テレビのキャラクター　□人（友達など）　□過去の出来事について（その日にあったことなど）　□自分の気持ち（楽しい，つまらない，好き，嫌いなど）
□例・その他（　　　　　　　　　　）

7．お子さんは，どのように他の人を呼んだり，他の人の注意を引きますか？
□しない　□近寄ってくる　□服などをひっぱる　□叩く
□発声をする　□名前を呼ぶ
□「ねえねえ」などと声をかける　□怒られることをする（物を投げる，など）
□例・その他（　　　　　　　　　　）

8．お子さんは，質問をどのようにしますか？
□質問はしない　□指さし　□絵や実物を持ってくる，みせる
□文字を指さす・書く　□「～するの？」　□「～いくの？」　□「なに？」
□「だれ？」　□「どこ？」　□「いつ？」　□「どうして？」
□「どうやって？」　□「～ってどういうこと？」（言葉の意味がわからない時など）
□　例・その他（　　　　　　　　　　）

日常のコミュニケーションに関する質問紙　NO.4

9．お子さんは，どんなことについて質問をしますか？　特に報告をすることの多いものには◎をつけて下さい．8．で「質問をしない」に記入された場合は，無記入で結構です．
□予定について（例：外出するかしないか，等）　□人のことについて
□ものの名前について　□物事の理由について
□例・その他（　　　　　　　　　　）

10．　大人（親御さん）が，お子さんに対して予定（これから行なうこと，行く場所など）を伝えると，どの程度までお子さんがその予定を理解していると思いますか？
□ 予定については理解していないと思う
□ 直後のことは理解している（その日にでかける場所など）
□ 翌日の予定について理解している（次の日に出かける場所など）
□ その日の予定であれば理解している（「～に行って～に行く」など）
□ 数日先の予定について理解している（数日先に出かける場所など）
□ 一週間先の予定について理解している
□ 一ヶ月以上先の予定について理解している
□例・その他（　　　　　　　　　　）

11．　特にお子さんが楽しみにしている予定にはどんなことがありますか？
（　　　　　　　　　　）

12．　大人（親御さん）が，習慣としてお子さんと一緒にやっていること，あるいは日常的にお子さんにやってもらっていることにはどんなことがありますか？一緒にやっていることにはチェック，お子さんが1人でやっていることには，◎をつけて下さい．
□ 登園，登校の支度　□帰宅後の片付け（かばん，かばんの中のもの，くつ，など）
□ 食事やおやつの配膳　□食後の片付け　□料理の手伝い（ホットケーキなど）
□ 掃除の手伝い　□ゴミ捨て　□洗濯の手伝い（洗濯かごへの片付け，干す，洗濯物たたみ，タンスへの収納）　□植物の水やり
□ 買い物（レジでの支払い，カート押し，商品をかごに入れる，荷物を持つ，頼まれたものを買ってくる）
□例・その他（　　　　　　　　　　）

図2●日常のコミュニケーションに関する質問紙（その2）

日常のコミュニケーションに関する質問紙　NO.5

１３．　日々のお子さんとの関わりの中で，大人（親御さん）がイライラしたり，うまくいかないと感じられることはありますか？ある場合，それはどんなことですか？

□ある　□ない　（ある，にチェックされた場合は，例をお書き下さい）

（　　　　　　　　　　　　　　　　　　　　　　　　　　　　）

１４．　お子さんが，日頃関わる人にはどのような人がいますか？ お子さんが，方法は問わず，自分の意思（要求，拒否，報告など）を伝えることができる相手には◎をつけて下さい．不適切な関わりになることが多い相手には？をつけて下さい．

□ 家族（父・母・兄・弟・姉・妹・祖父，祖母）　□園の先生・学校の先生
□ 療育センター・児童デイ　□近所の友達　□ 園の友達
□療育センター・児童デイ・学校の友達　□放課後支援のスタッフ
□ガイドヘルパー　□訓練会のスタッフ　□習い事の先生
□店員　□医師　□理容師・美容師　□見知らぬ人
□例・その他（　　　　　　　　　　　　　　　　　　　　　）

Ⅳ　マークや文字について

１．マークや写真には注目しますか？
□マーク・ロゴ（例：ファストフード店等）　□写真　□絵　□あまり興味がみられない

２．ひらがなは，どのくらい読めますか？
□５０音すべて　□５０音の一部　□名前のみ　□あまり興味がみられない

３．ひらがなは，どのくらい書けますか？
□５０音すべて　□５０音の一部　□名前のみ　□あまり興味がみられない

Ⅴ　これまでの発達経過について

（ア）指さしをして報告をすることはいつ頃からありましたか？

（イ）最初にことばを話したのはいつですか？またそれはどんなことばですか？

Ⅵ　お子さんのことばやコミュニケーションについて，ご相談になりたいことがありましたらお書き下さい。

図2●日常のコミュニケーションに関する質問紙（その3）

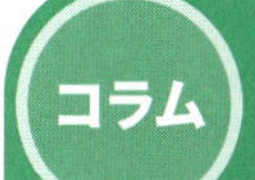

発達性読み書き障害

■発達性読み書き障害とは

発達性読み書き障害（Developmental dyslexia）は，後天性の失読症と区別される．以下に，国際読み書き障害協会の定義を示す．

「Dyslexiaは，神経生物学的原因に起因する特異的学習障害である．その特徴は，正確かつ（または）流暢な単語認識の困難さであり，綴りや文字記号音声化の拙劣さである．こうした困難さは，典型的には，言語の音韻的要素の障害によるものであり，しばしば他の認知能力からは予測できないものであり，また，通常の授業も効果的ではない．二次的には，結果的に読解や読む機会が少なくなるという問題が生じ，それは語彙の発達や背景となる知識の増大を妨げるものとなり得る[1)]」．

日本語における発達性読み書き障害の出現率は，6〜7%とされている．

■支援の考え方

発達性読み書き障害への支援は，その支援の性質から直接的支援と間接的支援に分けられる．Assistive Technology（支援機器：以下AT）による支援は，双方の支援にまたがる．ここでは，ATによる支援，及び間接的支援に焦点を当てるため，①読み書き技能の習得や向上自体を目標とする直接的支援，②ATによる支援，③環境調整的支援に分けて記述する．また，ここでは主に読みの障害について述べる．

●読み書き技能の習得や向上自体を目標とする直接的な支援

子どもの読み書きの困難が重篤化する前に行う支援として開発された，主なものについて述べる．

多層指導モデルMIM[3)]では，つまずきやすいひらがなの特殊音節に焦点を当て，視覚化（図1）や動作化（図2）などを通して文字と音の規則を学びやすく工夫している．その他，文字単語を固まりとして捉えることによる読みの速度の向上，日常的に用いる語彙の拡大と使用を指導のポイントとしている．

T式ひらがな音読支援[4)]では，音と文字の関係を学ぶひらがなの解読指導を行い，続いて単語を一目で見分ける語彙指導を行う．これらの指導がタブレットで実施可能なアプリになっている．

この2つのアプローチは，いずれも子どもの反応に応じて介入の仕方を変えていくRTI（Response to Intervention）のサービス提供モデルを強調している．どちらも学校などの教育機関での読み書き困難のある児の早期発見と支援の重要性を指摘している．その他，漢字の指導も含めたモダリティ別の支援としては，聴覚法，視覚法などがある[5, 6)]．

●ATによる支援

前述のように，ATによる支援は，直接的支援と間接的支援双方の機能をもつ．直接的支援の例では，前項のT式ひらがな音読支援でのタブレットのアプリでの支援が含まれる．また，タブレットで書字の練習をする支援などもここに含まれる．一方，間接的支援としてのATによる支援は，「意味がわかること」に重点をおく（図3，図4）．AACも，音声言語や文字言語そのものの使用や獲得を妨げないとしつつも，コミュニケーションできることに重点をおくという点で，発達性読み書き障害へのATによる間接的な支援と類似性がある．この間接的なアプローチによって，本人の自己肯定感，自己効力感の低下を予防できるという効果が期待できる．

たとえば，DAISY（Digital Accessible Information System）は，教科書などの文字情報を音声化することによって文字情報の意味が理解できるという役割を持つ（図5）．アプリを使って手書き入力を行い，読めない漢字の読みを調べたり（図6），タブレットの五十音配列のキーボードで変換して，手書きでは書けない漢字を文字化する（図7）ことも，自分でATを使って問題を解決できる好例である．また，図8と図9のような作文への支援を行うことで，自分の経験をより負荷の低い方法で文字化，文章化することが可能になる．このように，自分に合った方法を活用することによって，「なんとかなる」という安心感を子どもに持たせることも重要な支援である．

AACの“今日と明日への働きかけ”（Interventions for Today and Tomorrow）の考えを拡大解釈することで，長期的に捉える発達性読み書き障害への支援のあり方がみえてくる．現在の力でできる，本人なりの「読み」や「書き」を保障しながら，将来のより効率的な，流暢な読み書きへの支援を行うという考え方である．この考え方によって，間接的な支援が単なる「代替的な支援」ではなく，直接的な支援と並行して行う，ダイナミックな，相補的な支援となる．

●環境調整的支援

環境調整的支援は，前項のATによる間接的支援と似ている．たとえば，前項で述べたDAISYのようなATではなくとも，まずは周囲の人が読み上げて子どもが意味をわかるようにするような支援も同様の機能をもつ．また，教室で他児の前で音読させないようにする環境調整は，子どもの心理面への支援であるが，ASDへの支援である構造化の考え方にも通じる．

表1に，環境調整を含んだ間接的な支援，つまりATによる支援と環境調整的支援の具体例を示した．これらの支援は，絶対的，すべてに共通なものではなく，本人の年齢や認知特性，障害理解や環境，保護者，担任などの周囲の人の考え方によって変わる点に留意する．人が支援するか，機器が支援するか，子どもにとって適時にふさわしい方法が選択できることが望ましい．

2016年4月に施行された「障害者差別解消法」により，一人ひとりの困りごとに合わせた「合理的配慮」の提供が行政・事業者に義務化された．発達性読み書き障害を中心とした学習障害への合理的配慮の必要性も強調されている[7]．発達性読み書き障害への合理的配慮は，表1の内容と重なる部分が多いが，災害時の支援体制（例：文字による指示がわからないことへの配慮など）も含め，より広範囲にわたる．いずれにしても，子どもの状態に合わせて個別化して支援が行われる必要がある．

文 献

1) NPO 法人 LD・Dyslexia センター ホームページ〈http://square.umin.ac.jp/LDDX/dyslexia.html〉(最終アクセス日 2017 年 10 月 18 日).
2) 海津亜希子：多層指導モデル MIM「読みのアセスメント・指導パッケージ」, 学研教育みらい, 2010.
3) 多層指導モデル MIM ホームページ〈http://forum.nise.go.jp/mim/〉(最終アクセス日 2017 年 10 月 18 日).
4) 小枝達也, 関あゆみ, 他：治療的介入 2 鳥取大学方式(特異的発達障害の臨床診断と治療指針作成に関する研究チーム・編, 特異的発達障害診断・治療のための実践ガイドライン). 診断と治療社, 2010, pp50-54.
5) 春原則子, 宇野　彰, 他：発達性読み書き障害児における実験的漢字書字訓練－認知機能特性に基づいた訓練方法の効果－. 音声言語医学 46：10-15, 2005.
6) 藤吉昭江, 宇野　彰, 他：漢字書字困難児における方法別の書字訓練効果－単語属性条件を統制した単語群を用いた検討－. 音声言語医学 51：12-18, 2010.
7) 国立特別支援教育総合研究所 発達障害教育推進センター ホームページ〈http://icedd.nise.go.jp/〉(最終アクセス日 2017 年 10 月 18 日).

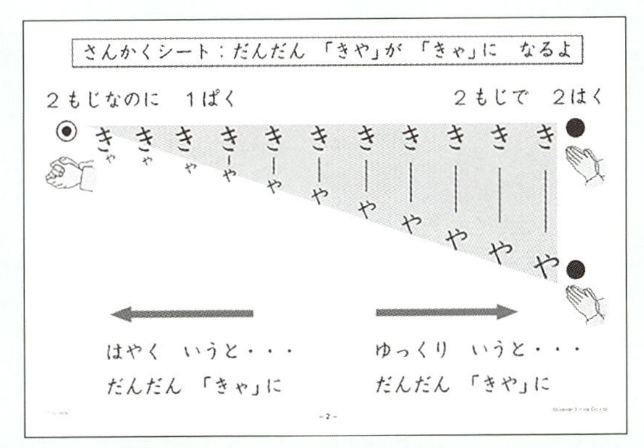

図 1 ● 特殊音節（拗音）の視覚化の例

多層指導モデル MIM　ホームページ（http://forum.nise.go.jp/mim/index.php?page_id=32）より

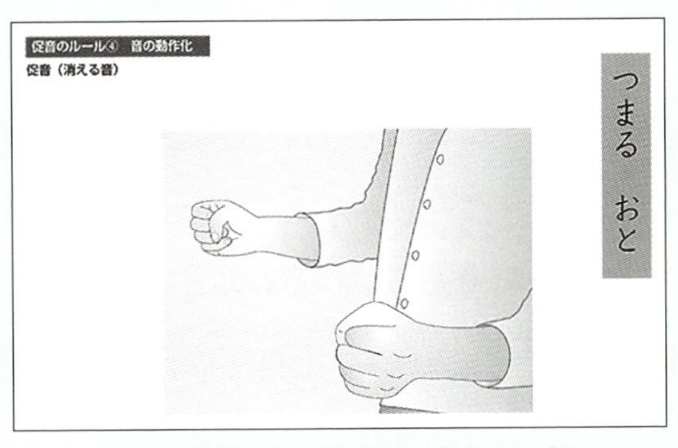

図 2 ● 特殊音節（促音）の動作化の例

多層指導モデル MIM　ホームページ（http://forum.nise.go.jp/mim/index.php?page_id=32）より

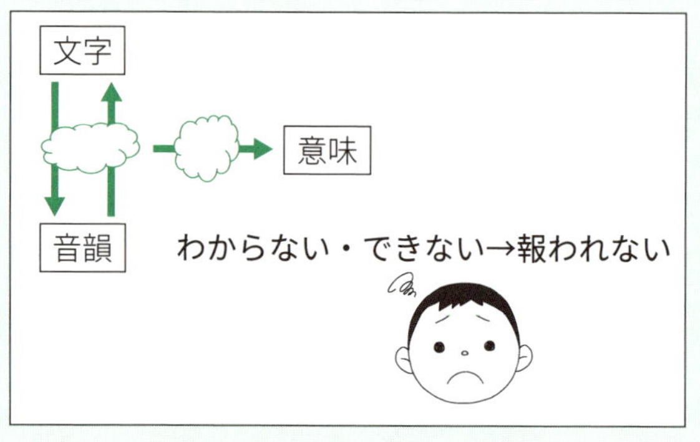

図3● 意味が分からない状態

文字と音韻の変換などの中核的な困難さに伴い，それが意味につながらないことで，「わからない」，「報われない」という悪循環を子どもが経験している．

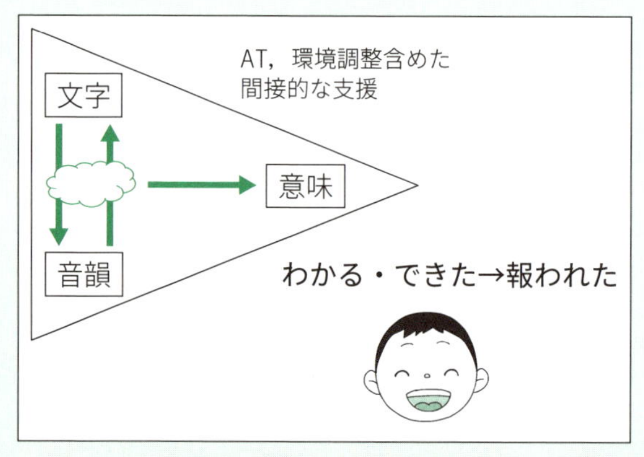

図4● 意味がわかる状態

文字と音韻の変換などの中核的な困難さへのアプローチに加え，意味につなげるという間接的な支援（三角で示す）により，こどもは「わかる」ことによって「報われた」という報酬を得ることができる．

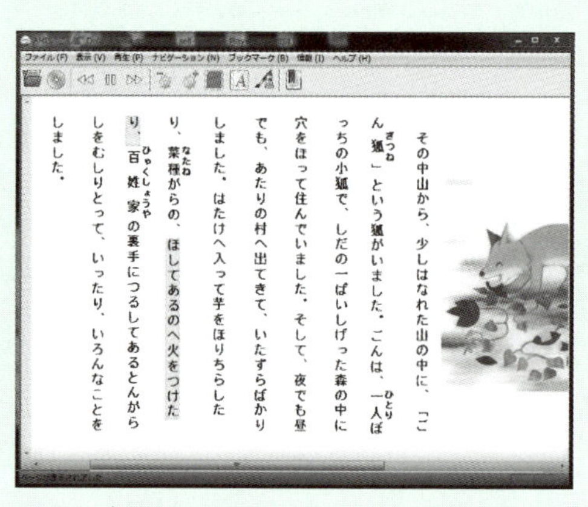

図5● DAISY（Digital Accessible Information System）の例

文字情報が音声化される．読み上げているところが，ハイライトされる．文字サイズ，音声のスピード，背景と文字の色なども変更できる．教科書がDAISY化されている．詳細は，http://www.dinf.ne.jp/doc/daisy/index.htmlを参照のこと．

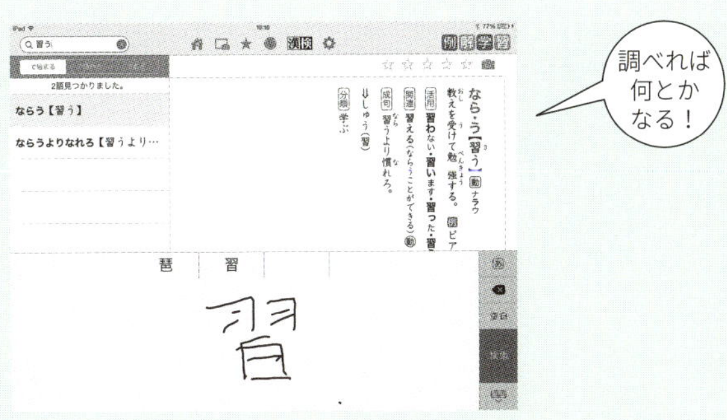

図6●漢字の読みを調べる例（例解学習国語辞典　物書堂　アプリ）

発達性読み書き障害の子にとって，紙の漢和辞典で調べることは非常に難しい作業である．手書きの模写での入力の方がハードルが低い．

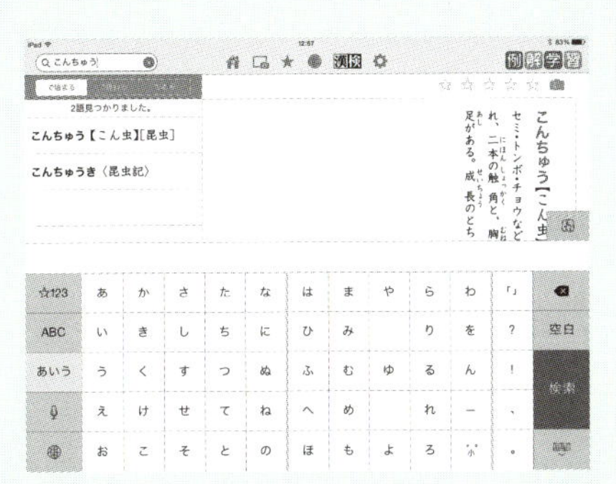

図7●漢字を調べる例（例解学習国語辞典　物書堂　アプリ）

発達性読み書き障害の子どもにとって，紙の国語辞典を繰ることも非常に難易度の高い作業である．また，電子辞書では，ローマ字入力になる点もハードルが高い．その点，図のようなひらがな五十音配列だと入力が容易になる．

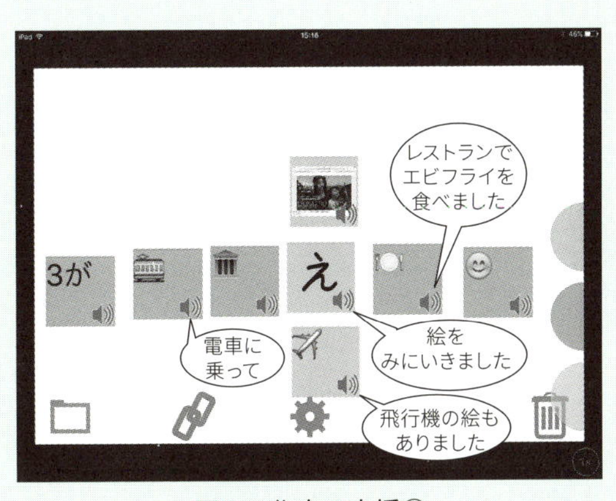

図8●作文の支援①

作文を書くテーマが決まったら，おもいつくままに付箋に文字（キーボード，あるいは手書き），絵文字，画像を描き，音声を録音する．順番などは置き換えながら，全体としてのまとまりを修正，追加していく．図で使用しているアプリは，「録音もできる描けるふせん紙 NanaNote」（現在入手不可，販売元：KO SUZUKI）．

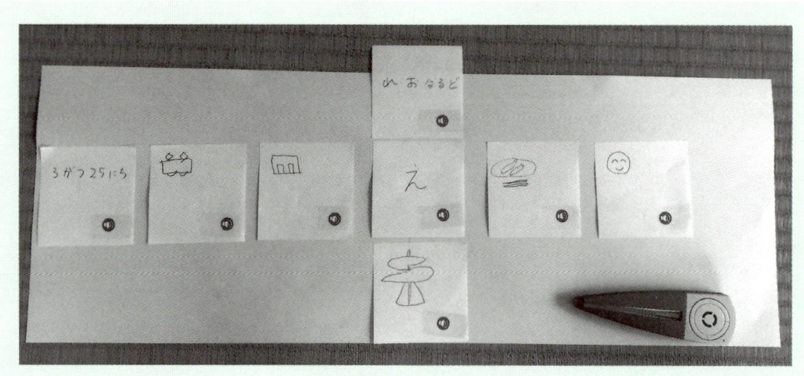

図9●作文の支援②

図8の作業を実際の付箋紙で行うこともできる．その際は，赤外線でコードを読み込み録音した音声を発声するペンなどを使うことで，作文のアウトラインを自分で考えることができる．図で用いているものは，speakun（アポロジャパン）．アウトラインができたら，タブレットの五十音配列の入力などにより文字に変換する．その後必要があれば，鉛筆で作文用紙に書き写す．

表1●ATによる間接的支援，環境調整を含んだ支援の具体例

			学校で教員が実施可能な支援	家庭で考えられる支援	Assistive Technologyの活用
全体的な負荷について				生活リズムを整える	
				必要以上の習い事などを減らし，余裕のある生活にする	
				趣味の時間などを確保する	
物理的な環境		必要な刺激に集中する	不必要な掲示物を減らす		
			音で注意が散らないようにする（机や椅子の音がしないように消音キャップをする，音楽室の近くにしない）		
			席の位置を前の方にする		
			席の隣に座る児について配慮する		
			どうしても気が散る場合は，別室にてテストを受けるなどの配慮をする		
読む	教科書など	読んで理解をする	読む単元を予告する	最初は親が読むのを聞いて内容を理解する	DAISY，読み上げ機能，電子教科書などの活用（図5） タブレットの辞書などで，語彙の読みや意味を確認する（図6，図7）
			担任あるいは他児が読むのを聞く		
			担任が教科書の内容の要点を口頭で要約する		
			難解な語を読む前に説明する，あるいは読んだ後に確認する		
			コピー（文字の拡大など）を許容する		
			漢字へのふりがなや文節の区切りの線の記入を許容する		
		音読する	音読には当てない	親が読むのを聞く，あるいは音声の読み上げを聞くことから始め，内容を理解してから音読するようにする	
			音読する場所をあらかじめ指定しておく		
	黒板の情報	授業内容を理解する	黒板の内容を読み上げる		
			重要な部分を枠で囲む，線を引く，色を変えるなどで示す		
			担任が骨子を短い言葉でまとめる		
			複雑な指示などは，実際にデモンストレーションをしてみせる		
	テスト問題など		テスト用紙の文字を拡大する		
			フォントを読みやすいものに変える		
			担任がテスト問題を読み上げる		
書く	黒板の情報	黒板の内容を書き写す	予め板書する内容を紙で渡し，子どもは聞くことに専念する，あるいは書く部分は空欄にするなどして制限する		黒板を写真に撮る
	持ち物や宿題などの連絡事項		予め連絡内容を書いて渡す	配布物を入れる容器などを用意し，確認する習慣づけをする	音声の録音，写真
			連絡内容を箇条書きにして示す		
			わからない時は，担任に電話をしてきいてもよいことにする		
	テスト問題など	答えを書く	記述式ではなく，選択式の問題にする		PCでの入力とする
			教科によっては口頭で答えてもよいことにする		
			必ず出る漢字を事前に伝え，その漢字ができればよしとする		
	作文など		作文のアウトラインの見本を渡す	作文のアウトラインを一緒に考える，その際付箋などにキーワードを書くなどの工夫を行う（音声ペンを活用するなどの工夫と合わせる）（図9）	音声の録音，絵，写真，文字（タイプ，手書き）が付箋様のものに入力可能なアプリを活用してアウトラインを決める（図8）
			テーマの具体例をいくつか示して渡す	キーボード入力をしてから校正などを行い，プリントアウトしたものを見本に最後に手書きで清書するなどの工夫を行う	五十音配列のキーボードなどを活用する
			印刷した形式でもよいことにする		PC，タブレットPCなどの単語予測機能を用いることで，スムーズな入力が可能になる
その他			宿題の量を減らす	カレンダーなどに，提出するものを記入する	
			宿題の課題の方法を変える（音読ではなく，聞くのみでよいなど）		
			子どもにとって困難な課題を他児の面前では強制しない		
			他の生徒にテストを採点させるようなことはしない		
			テストの採点は正誤だけでなく，「おしい」などのコメントを加える		

第4章

構音障害におけるAAC

筋萎縮性側索硬化症（ALS：Amyotrophic Lateral Sclerosis）患者の完全閉じ込め状態（TLS：Totally Locked-in State）や，頭頸部がん患者の切除手術後の状態は，患者に出会ったことのないSTにとっては想像をはるかに超えた厳しいものです．この章では，原因と症状が異なるさまざまな構音障害に関する言語聴覚療法を俯瞰し，STとして支援すべきキーポイントを解説します．また，どの言語障害にも共通するAACのエッセンスがわかりやすく書かれています．

I 言語症状と予後の概観

1 原因と症状

1 構音障害の主たる原因

構音障害は器質性構音障害，運動障害性構音障害，機能性構音障害，感覚性構音障害，言語性構音障害に分類される．器質性構音障害は構音動作を担っている器官の形態の異常によって起こる．運動障害性構音障害は，脳血管障害や運動神経疾患により構音の動作を担っている筋，神経の異常により起こる．機能性構音障害は，そのような運動や形態の問題がないにもかかわらず，異常な構音動作が誤って学習されている，あるいは未熟な構音が持続している状態をさす．感覚性構音障害は，聞こえや口腔内の感覚の異常に伴う構音障害である．また言語性構音障害は，言語学習障害の遅延に伴うものである．

器質性構音障害，運動障害性構音障害の主たる原因は表1に示すようなものがある．器質性構音障害は口唇口蓋裂や先天性鼻咽腔閉鎖不全，小舌症，巨舌症といった先天性疾患のほか，成人になると発声発語器官の腫瘍，その治療後に出現するものがある．運動障害性構音障害の原因には脳血管障害，運動神経疾患，代謝疾患，脳腫瘍や感染，脳外傷などがある．

2 構音障害で見られる主な症状（表2）

構音障害の症状には，母音や子音の誤り，プロソディの障害，共鳴の障害，音声の障害などがある．

母音・子音の誤りは，音の歪み，置換，省略，付加に分類される．

プロソディの障害には，速度（速すぎる，遅すぎる，速度が一定でない），リズム（音がバラバラに聞こえる），アクセントや抑揚（単調なアクセント，爆発的な強弱がつく）などの種類がある．

共鳴の障害としては，過度に鼻腔に共鳴する開鼻声がある，鼻詰まりのような声に聞こえる閉鼻声があるなどがあげられる．

さらに音声の障害としては，声の高さ（発話の際の声の高さがその話者の年齢や性別などの属性に比べて高すぎる，低すぎる，高さの変動がある），大きさ（大きい，小さい，大きさの変動がある），長さ（一息で話せる長さが短い，その変動がある）などが評価される．

これらの症状は，1音節単位といった短い状況から，単語，短い文章，談話レベルの長い文章の単位といった状況の種類によって出現頻度や重症度が異なることが多い．AACを適用することが必要な患者は，会話のような長い文章単位での音声表出が実用的でないときから効果を発することが期待される．

それらの症状が重症であればあるほど，また症状がたくさん重なるほど，会話における明瞭度

表1●器質性構音障害，運動障害性構音障害の主な原因疾患

	疾患		
器質性構音障害	小児	口唇口蓋裂 先天性鼻咽腔閉鎖不全 小舌症 巨舌症	
	成人	頭頸部腫瘍	
運動障害性構音障害	小児	先天性	脳性麻痺 ダウン症 メビウス症候群 筋ジストロフィー
		後天性	脳血管障害 脳外傷 感染性疾患 脳腫瘍
	成人	脳血管障害 パーキンソン病（PD） 筋萎縮性側索硬化症（ALS） 脊髄小脳変性症（SD） 多発性硬化症 進行性核上性麻痺 シャイ・ドレーガー症候群 線条体黒質変性症 オリーブ橋小脳萎縮症 フリードライヒ運動失調症 ウィルソン病 ハンチントン病 ジストニー 脳膿瘍 脳外傷 脳腫瘍 脳炎	

表2●構音障害の症状

- 母音・子音の誤り
  - 歪み・置換・省略・付加
- プロソディの障害
  - 速度・リズム・アクセント・抑揚
- 共鳴の障害
- 音声の障害
  - 高さ・大きさ・長さ・声質

は低くなり，相手に伝わりにくくなる．構音障害におけるAACは，その明瞭度の低い会話を助けるものになる．したがって，どのような症状がどのくらいあるのかを評価すること，そしてその改善がどの程度のものであるかを予測することは臨床家にとってとても大切なことである．

2 機能改善のためのアプローチ

リハビリテーションのアプローチには，運動や感覚の機能に直接アプローチする方法と，いわゆる運動や感覚機能はそのままであっても代償手段を適用することで，「できる」「機能を発揮しやすくなる」ことがあり，適切な代償手段を開発し実用的に使えるようにする方法がある．AACに関してもその両面があると考えられる．また，代償的手段を使う場合は，通常のコミュニケーションのプロセス同様，障害のある人が使う場合と，家族や介護者などのコミュニケーションの相手が主として使う場合の2方向が考えられる．

1 運動や感覚の機能に直接アプローチする方法

補助手段を使うことが運動や感覚の機能改善に役立つこともある．運動は十分な感覚の入力があって初めて正しい表出が可能になる（図1）．構音動作は運動であることから，たとえば舌が口蓋につかなければ「上にあげる」ことを指示されてもどこまで上げたらいいのかがわからない．運動には表3に示した要素があるが，どの運動の要素に関しても適切な感覚の入力が必要であることは言うまでもない．

2 代償手段を使ってアプローチする方法

a）外部的な手段を使わない方法

何か特別な機器を使うことのない方法で，この方法は障害のあるなしにかかわらず，我々が普段のコミュニケーションで自然に使っている方法でもある．したがって，使える環境を整えることはあっても，改めて方法の学習をする必要はないことが多い．

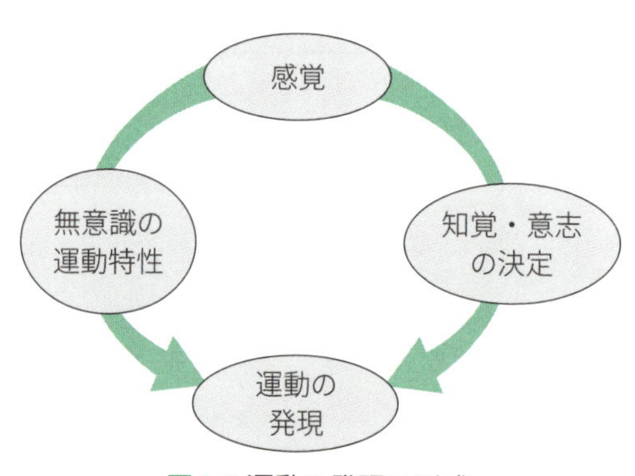

図1●運動の発現の形式

表3●運動の要素

運動の範囲	
運動の力	瞬発性
	持続性
運動の巧緻性	
運動の安定性	
運動の効率性	

b) ローテクノロジーな方法

外部手段は使うが，電子機器を使わない方法である．コンピュータや機器の使い方を熟知していなくても比較的簡単に用いることができる．

c) ハイテクノロジーな方法

コミュニケーション専用機器コンピュータといった機械を用いる方法である．機器によっては操作方法が複雑で習得が必要なものもあるが，コミュニケーションだけでなく，もっと多様な使い方が可能になるものもある．いわゆるICT（Information and Communication Technology）と呼ばれる分野で，今後ますます発展が見込まれる．

3 コミュニケーション行動全般を向上させる意義

適切なAACを使い情報の発信が可能になることで，人に伝えようとする意欲が高まることは，コミュニケーション行動にとって重要な意義である．代償手段を用いることは，コミュニケーション行動を減らすことにはならない．また，我々は通常複数の人数と同時にコミュニケーションをとることが多いが，AACを使うことでそれが可能になることもある．

3 一般的な予後とAAC適用の考え方

1 構音障害の予後に関係する因子

構音障害の予後はその種類によって異なることもあるが，共通する事項としては，知的能力障害や認知機能の障害があるとない場合と比べて訓練効果が低くなることが考えられる．また，構音障害の治療は運動の学習であることから，訓練頻度の不足，訓練開始時期の遅れ，訓練意欲が低いといったことがあると学習効果が低くなることから，予後が悪いだろう．さらに，誤っている音が多いほうが，また訓練時にほかの音への般化がない場合は，目標に到達するまでに時間がかかる．

本人側でなくコミュニケーションの相手側の因子としては，構音障害を理解し，その人の会話を聞き取ろうとする人の有無と能力は，会話の意欲に影響を与えるだけでなく，予後にも関連すると考えられる．

a) 運動障害性構音障害

原因疾患が進行性の場合，予後は不良である．原因疾患の進行が早いほど障害は早期に悪化する．脳血管障害の場合，中枢性の神経支配は両側支配であることから，初回の発作であること，また一側性の運動障害であると，運動障害が軽度であることが多い．

b) 器質性構音障害

欠損または余剰部位の大きさが大きければ大きいほど，その時点での構音障害は重度となる．器質性構音障害の場合は，外科的な対応が必要なことが多く，その治療の時期や成功度によってその後の構音障害の予後に関連すると考えられる．

c) 機能性構音障害

発達途上の未熟音であった場合は，適切な言語治療でほぼ正常な構音を獲得することができる．側音化構音や鼻腔構音などの誤った構音様式の学習が習慣化した構音に関しては，また，単なる構音の産生の問題ではなく，音韻の認知の発達障害があり，音の異同弁別ができないと音の獲得に時間を要する．

d）感覚性構音障害

先天的の難聴がある場合，聴覚的フィードバックが難しくなることから，その聴覚損失の程度や聴覚の補償の有無・適応度によって明瞭な構音を獲得しにくいことがある．

e）言語性構音障害

構音障害の訓練は，運動様式の学習であることから，知的機能の程度によってその学習の到達レベルに影響がある．注意の持続や分配機能の発達が未熟であると，訓練で獲得した音の般化が進まないことがある．

2 AACを適用する際のSTの視点（表4，表5）

a）音声言語の重要性

我々が普段コミュニケーション手段において音声言語を多用するのは，それが，道具を使わず簡便であること，多くの情報を伝えられることが第一の理由である．障害があっても，やはり多くの患者が「話したい」と思っていることを忘れてはならない．音声言語の使用がかなり難しくなっても，第一手段は音声言語であることを患者自身も望んでいるかもしれない．

b）継続的に使えるように指導する

AACのディバイスは，紹介したらすぐ使えるものではない．筆者は，処方されたAACのディバイスが家の戸棚の中に入れられたままになっている在宅の患者に会うことがある．これは，使い方を十分指導しなかった，あるいは使えないものを紹介してしまった臨床家の過ちであることが多いように思う．使用方法の説明，使えるように環境を整えるといったアプローチが必ず必要である．また，うまく使えていない場合は，そのことに対する指導や方法の見直しなどを考えな

表4● AACの使用に影響すると考えられる因子

意識障害
認知機能
知的な機能
学習機能
記憶の機能
遂行機能など
言語の機能
上肢の運動機能
下肢の運動機能
視覚機能
聴覚機能
精神・心理疾患
本人の疾患に対する認識
家族・介護者の能力
コミュニケーション能力
本人との人間関係
環境

表5● AACを適応する際のSTの視点

人にとっての音声言語の重要性を知る
継続して使えるように配慮する
AACは患者のみが使うのではない
使用する人によって使う語彙を考える
疾患の特異性を知る
チームを形成して対応する
使用する時期によって異なる支援がある

いといけない.

c）誰が使うのかを考える

AACは患者だけが使うのではないので，コミュニケーションをとる相手がその使用に熟練する必要がある．また，認知面や身体面の障害が重度で患者自身が使えない状態でも，相手の使い方次第では，ある程度の情報を引き出すことができる.

また，使用者が小児の場合は，成長に応じて表出したい語や発話内容が変わっていく．それに伴って，AACのディバイスに搭載する語彙も変更していなければならない.

小児は，成人と違ってその方法に興味を持つかどうかもかなり重要になる.「これを使わないとなかなか伝わりにくい」という動機づけは小児には有効でないことも多い．AACの使用に関する内的な動機づけを誘導するためには，好きな色やキャラクターがついていて子どもの興味を引きつける「外見」についても考えるべきである.

d）疾患特異性について

原因疾患によってAACの選択に注意しなければならないことが異なる．ここでは主なものについて簡単に紹介しておく.

脳血管障害：脳血管障害の場合は，少なからず認知機能の低下があると考えられるので，理解しやすく，複雑にならない操作を工夫することが必要である．また，音声言語の使用にこだわったり，うまく伝わらなかったときに本人が別の手段で代償する行動を選択できないこともある．このほか，身体の運動障害の程度，失行失認などの神経心理症状や脳損傷に伴う意欲の低下も考慮に入れなければならない.

筋萎縮性側索硬化症（ALS）：ALSの進行の程度，筋力の低下および疲労，身体の運動障害（上肢の機能，下肢の機能）などがあげられる．過負荷が筋疲労をもたらし状態を悪化させることがあるので，特に疲労については注意を払わなければならない.

パーキンソン病（PD）：PDは運動の調節の障害である．コミュニケーションに関しては小声になったり，発話速度が速すぎたりする．また，書字をさせても小さく判読しにくい文字になることがある.

脊髄小脳変性症（SD）：SDのような小脳症状がある疾患の場合は，キーボードやスイッチを使う場合，不随意な運動によって誤反応が多いことが考えられる．反応時間の設定やキーガードを使うことで調整する必要がある.

e）チームの形成

リハビリテーションのアプローチにはどの障害，どのレベルにおいても同様だが，AACの適用には特にチームアプローチが必要である．AACを使う際には文字や言語の能力だけでなく，体幹を支える機能，手指の機能，下肢の機能，感覚機能が入力に必要であり，またAACを使う場面を考えると社会参加や活動は移動能力に関係する．理学療法士，作業療法士，看護師，臨床心理士といったリハビリテーションの臨床家や患者の周りにいる介護者，社会資源を提供するソーシャルワーカー，介護支援専門員（ケアマネジャー）だけでなく，機器を開発する企業，技術者にも相談するとよい.

企業や技術者は，機器の製作や工夫に関してはプロフェッショナルであるが，臨床での患者や臨床家のニーズに関する情報については詳しくない場合がある．一緒にチームを組むことによっ

表6●パーキンソン病の重症度

Hoehn & Yahrの分類	
I度	症状は片方の手足のみ
II度	症状は両方の手足に 歩行障害はない
III度	姿勢反射障害や歩行障害が加わる
IV度	起立，歩行は可能だが非常に不安定．日常生活に部分的な介助が必要
V度	車いすでの生活や寝たきりとなる

生活機能障害度	
1度	日常生活，通院にほとんど介助を要さない
2度	日常生活，通院に介助を要する
3度	日常生活に全面的な介助を要し，歩行，起立が不能

て，その患者に最も適合した新しい手段を開発する可能性もあることから，患者を通して協働するべきであると考える．

f）時期に合わせた支援を考える

コミュニケーションをとる上で，どの点が重要視されるかは病期や発症後の時期によって異なるので，患者の時期に合わせた細かい対応が必要である．大きく分けて発症当初の超急性期，積極的にコミュニケーションをとる時期，終末期では注意しなければならないことが異なる．

発症当初の超急性期：超急性期においても，意識がある程度あるのであれば，患者は周りの人に何か伝えたいことがある可能性がある．また，集中治療室の中では患者の家族や医療者が生命維持の方法の決定における患者の意思を知りたいことがある[1,2]．この時期には，気管切開を行って呼吸機能の維持をしていることから音声言語を使えない患者もおり，また注意機能の低下やせん妄のような神経心理症状にも気をつけて手段を選びたい．

積極的にコミュニケーションをとる時期：リハビリテーションの時期のなかで，いわゆる回復期や生活期と言われる時期は仕事や学校，また家庭などの生活で積極的に社会参加をすることから，コミュニケーションもできるだけ詳細なものが望まれることが多い．

終末期：構音障害のある人の終末期におけるAACについても考えたい[3]．身近な人との何気ない会話，遺言の必要性もある．体力的に低下しているので，できるだけ簡単に意思のやり取りができ，安楽な姿勢をとれるような配慮が最重視されるべきであり，急な全身状態の変動があることが予測され，素早くきめ細かい対応をしなければならない．そのためにも日頃から多くのアイディアを持っておく必要がある（表6）．

g）進行性の疾患であった場合の支援

構音障害の原因が進行性の疾患である場合，当初は必要がなかったAACがある時期から必要になることが予測される．AACをいつ導入するのかについては患者によって違い，基本的には患者の障害に対する考え方を重視することが大切である．あまり先走って提供しても拒否されることもある．「できなくなること」を予測して支援機器を紹介することは「できなくなること」が前提であることが患者を苦しめるからである．1996年に実施された大阪府ALS協会の患者の実態調査では，多くの患者が「しゃべれない」状態になってから初めて支援機器の導入を考え始めたという報告がある[4]．しかし，これでは進行が速い場合は機器の使用方法の習得に先行して機能が低下してしまうことも考えられ，もっと早期の導入が望まれる[5]．

h）頭頸部がん（悪性腫瘍）の患者への支援

頭頸部がんは全がん人口の数パーセントではあるが，疾患の治療が舌や口唇，下顎，上顎，咽頭，喉頭に及び，構音だけでなく発声，共鳴，摂食，嚥下機能に侵襲を及ぼす．その結果，音声言語に直接影響を及ぼすことから，AACシステムとの関連が深い．がん患者の支援の特徴として，治療による障害を受ける前にSTがかかわれることである．このとき，障害されていない構音や声を録音しておいて，その後の代替機器にその音源を利用することも可能である．また，治療の副反応や長期にわたる影響，再発などで状態が変化する．その変化に応じたAACのディバイスのフォローアップが必要である．終末期においても，頭頸部のがん患者は認知機能の低下をきたさないことが多いので，適切なAACのシステムを使うことで自分の意思を最後まで伝えることができる．その支援をSTはするべきである．

i）フォローアップの必要性

せっかく適用したAACだが，使用者の状態の変化によって使いにくくなり，使用を中断してしまうことがある．装置の種類，使用方法などを定期的にフォローアップする必要がある．状態の変化によって，再評価し，適時，処方の変更や指導をする．

4 本人・家族・支援者のニーズ

1 患者本人の障害認識とニーズ

認知障害のない構音障害の場合は，自分の困っていることを意識しやすい．しかし，それだからこそ，本人の希望を最優先に考えなければならない．臨床家の評価に基づいたものと患者本人の困難度は異なることもあるからである．筆者は，本人に以下のような点について聞くことが多い．つまり，どこで困るか（困っている場所），どんな場面で困るか，誰といるときに困るか，である．そこからどんなものがその人にまず適応するのかを考えることができ，患者のニーズとのかい離を防ぐことができる．

患者に障害の認識が全くないと，主体的な使い方は難しい．しかし，p.147のc）誰が使うのかを考えるの項でも書いたように，AACはコミュニケーションの相手が本人の気持ちや意思を引き出すためにも使えることから，「患者の認知障害＝AACを全く使えない」ではない．構音障害の患者は，人に伝わりにくく，誤解されることがあるため，コミュニケーションの意欲を失うことが少なくない．そういった患者の心理について理解が必要である．

2 家族・介護者の障害認識とニーズ

患者にとって最も日常的な，頻度の高いコミュニケーションの相手は家族であることが多い．したがって，家族の障害認識とニーズはかなり重要な要素になる．患者本人がコミュニケーションをどれだけ取りたくても，家族がその重要性に気がついていない場合は支障になるので，患者に一番適応する方法を家族がしっかり使えるように指導しなければならない．「そんな面倒なこと，毎日やっていられない」と感じたり，発症前の方法を変わらずに使い続け「この人の言うことは全然わからない」などと不満を言う家族をしばしば経験する．しかし，多くの場合，家族も

「障害のある人を家族に持つ」立場に突然なるのであるから，彼らの気持ちや状況も大切にしなければならない．家族に対する指導の際には，理想を押しつけることにならないようにしたい．我々がコミュニケーションをとるときは，最も簡便で道具が要らず，それでいて多くの情報を伝えられる手段を第一に選んでいる．障害があるからといって，「より複雑で面倒な手段を選びたい」と思っているはずがない．家族も同様である．患者と毎日接している家族はできるだけ簡単な方法を使いたいはずである．

また，家族は，多くの患者にとって一番身近な理解者である．他人では通じないことがいわゆるあうんの呼吸で伝わることがある点もポイントである．構音障害のある人の発話は正しい音を出すことではなく，「伝わること」が目標である．家族とのコミュニケーションは他人とのそれとは違うことがあることを念頭に置きたい．

3 支援者の障害認識とニーズ

一般的にSTはさまざまな手段を自然に使って患者の意思を引き出すのが得意である．患者も担当のSTは意思が通じやすいのでとても信頼を感じる．しかしSTも「伝わりやすい」と言われることだけにとどまらず，周囲にいる人の中の誰に対しても「伝わる」ことがないといけないのである．ST以外の支援者に対して，同程度のAACの使用ができるように指導する必要があろう．

ST以外の支援者は，初めて歪んだ構音やプロソディの障害を聞くと，「酔っ払っているような感じ」と受けとめたり，認知機能が低下していると誤解することがある．患者本人の自尊心を傷つけることのないよう，支援者に障害像を正しく伝える必要がある．

コミュニケーション障害のある人全般に関しての共通事項で，構音障害のある人に限ったことではないが，患者とのコミュニケーションでは以下のようなことに気をつけるべきである．

- 聞き取れないとき，理解できなかったときは，わかったようなふりをせず，繰り返してもらう，あるいは他の手段を使ってもらうように勧める．
- 何を言いたいのかがわかっても，患者が表出している間は先読みせずに，きちんと待つ．
- まず何の話題なのかを聞いて，そこから話を続けてもらうようにすると，理解しやすくなることがある．
- 音声とジェスチャー，AACディバイスと音声といった複数の手段を同時に使うようにするとヒントが多くなるので，理解がしやすいことがある．

支援者は，コミュニケーションをとるときにこのような基本的な態度を持つべきである．

II AAC導入のための掘り下げ検査

AACに特化した標準化された掘り下げ検査はないが，効果的な導入と継続的な使用のためには必要に応じて種々の機能を調べる．AACを導入する理由となる構音障害の症状と重症度，AACを使うために必要な身体機能，知覚の機能，認知機能，言語機能を評価する．

1 姿勢・運動面で確認すること

1 発声発語器官の運動機能

AACをいつ使うのか，またどのくらいの音声言語の実用性があるのかを知るため，発声発語器官の運動機能を評価する．STが構音障害の臨床で使っているものでよい．

2 上肢・下肢・体幹・顔面の感覚や運動機能

表出の手段として，上肢や下肢，体幹，顔面の感覚や運動機能が障害されていると，表出の速度や容量が制限されることもある．さらに，AACの効果的な利用のためには，機器の入力手段として何が使えるのかを決定する情報として上肢・下肢・体幹・顔面の感覚や運動を詳細に知ることが必要である．粗大な運動にとどまるのか，巧緻性の高い動作ができるのか，力はどの程度か，正確な動作ができるのか，不随意な運動の有無，易疲労性，さらには，姿勢の保持の状態もどのAACを使えるかどうかの重要な要素となる．顔面の運動に関しては，発話の明瞭度だけでなく，一般的に他人がわかる程度の表情の違いを表出できるのかも情報の伝達の可否に大きく影響する．

3 発話に関する明瞭度

構音障害の評価で使われる会話明瞭度や単語明瞭度，100音節明瞭度は，普通の人がどのくらい会話の理解ができるかを評価できる．会話明瞭度で9段階中6〜7のレベルでは，ときどきわかることばがある程度であり，このレベルでは音声言語だけでは実用的な会話は難しいといえる．

4 疾患特異の重症度や機能分類

AACを導入する患者の中には，たとえばパーキンソン病（PD），筋萎縮性側索硬化症（ALS），脊髄小脳変性症（SD）などは標準的な重症度や機能分類が標準化されている（表7，表8，表9）ので，現在どの段階に患者があるのかを知るためには，これらに関する情報をとっておくことは必須である．

表7●ALSの機能評価スケール：ALSFRS-R（ALS functional rating scale）（その1）

項目	点数	内容
1．言語	4	正常
	3	会話障害が認められる
	2	繰り返し聞くと意味がわかる
	1	声以外の伝達手段と会話を併用
	0	実用的な会話の喪失
2．唾液	4	正常
	3	口内の唾液は明らかに過剰（夜間によだれが垂れることがある）
	2	中程度に唾液が多く，わずかによだれが垂れることがある
	1	明らかに唾液が多く，よだれが垂れる
	0	著しいよだれがあり，絶えずティッシュやハンカチが必要である
3．嚥下	4	なんでものみ込める
	3	時々むせる
	2	食事内容の工夫を要する
	1	経管栄養が補助的に必要
	0	全面的に非経口栄養
4．書字	4	正常
	3	少し遅く拙劣だが判読できる
	2	判読できない文字がある
	1	ペンを握れるが　字を書けない
	0	ペンを握れない
5a．摂食動作（胃瘻なし）	4	正常
	3	少し遅く拙劣だが介助なくできる
	2	遅く拙劣だが介助不要
	1	切ってもらえばゆっくり食べられる
	0	全面介助
5b．食物を切る・器具を使う（胃瘻あり）	4	正常
	3	拙劣だが動作はすべて自立
	2	閉じる・閉めることに部分介助
	1	介助者に少しだけ介助を依頼
	0	どのような作業もできない
6．着衣と身の回りの動作	4	障害なく正常に着る
	3	努力を要するが遅くても完全自立
	2	時々介助あるいは工夫を要する
	1	介助が必要
	0	全面介助

表7●ALSの機能評価スケール：ALSFRS-R（ALS functional rating scale）（その2）

7. ベッドでの動作	4	障害なくできる
	3	努力を要し，遅いが自立
	2	一人で寝返りを打ったり寝具を整えられるが非常に苦労する
	1	寝返りを始めることはできるが，一人で寝返りを打つことはできない
	0	自分ではどうすることもできない
8. 歩行	4	正常
	3	やや歩行が困難
	2	補助歩行
	1	歩行不能
	0	意図した下肢の動きができない
9. 階段をのぼる	4	正常
	3	遅い
	2	軽度に不安定，疲れやすい
	1	介助を要する
	0	のぼれない
10. 呼吸困難	4	ない
	3	歩行時に出る
	2	食事，入浴，身支度のひとつ以上で出る
	1	座位，あるいは臥床安静時にでる
	0	呼吸器が必要
11. 起坐呼吸	4	ない
	3	息切れのため夜間の睡眠がやや困難
	2	眠るのに支えとする枕が必要
	1	座位でなければ睡眠できない
	0	睡眠できない
12. 呼吸不全	4	ない
	3	間歇的にはBiPAPを使用する
	2	夜間はBiPAPを継続する
	1	夜間，昼間ともにBiPAPを継続する
	0	気管挿入または気管切開で呼吸器装着

大橋靖雄，田代邦雄，他：筋萎縮性側索硬化症（ALS）患者の日常活動における機能評価尺度日本版改訂ALS Functional Rating Scaleの検討．脳と神経53：346-355，2001．を一部改変

表8●脊髄小脳変性症における機能評価

日本版modified Rankin Scale（mRS）判定基準書

	modified Rankin Scale	参考にすべき点
0	全く症候がない	自覚症状及び他覚徴候がともにない状態である
1	症候はあっても明らかな障害はない：日常の務めや活動は行える	自覚症状及び他覚徴候はあるが発症以前から行っていた仕事や活動に制限はない状態である
2	軽度の障害：発症以前の活動がすべて行えるわけではないが，自分の身の回りのことは介助なしに行える	発症以前から行っていた仕事や活動に制限はあるが日常生活は自立している状態である
3	中等度の障害：何らかの介助を必要とするが，歩行は介助なしに行える	買い物や公共機関を利用した外出などには介助を必要とするが通常歩行，食事，身だしなみの維持，トイレなどには介助を必要としない状態である
4	中等度から重度の障害：歩行や身体的要求には介助が必要である	通常歩行，食事，身だしなみの維持，トイレなどには介助を必要とするが，持続的な介護は必要としない状態である
5	重度の障害：寝たきり，失禁状態，常に介護と見守りを必要とする	常に誰かの介助を必要とする状態である
6	死亡	

表9●終末期のAAC

できるだけ短時間で意思を伝えられる簡単な方法を考える
その人にとって身近な表出内容をそろえる
安楽な姿勢を考える
能力の低下に素早く対応できるように日頃から多くのアイディアを持っておく

2 感覚入力で確認すること

患者とのやり取りの中で，問題を感じたら感覚入力に関する検査を行うこととする．感覚入力の問題に気がつかないことでAACの使い方や指導に影響が出ることは避けたいが，日常のやり取りの中で十分であろうと判断されたら，必ずすべての検査をしなければならないことはないだろうと考える．

1 聴覚の検査

聴覚の障害がある場合は，情報をキャッチできたかどうかのフィードバックを音声以外で行うことをコミュニケーションの相手に対して指導する必要がある．情報の受け渡しがうまくいかなければ，どこかで齟齬が生まれることになり，継続的な使用が難しくなることがある．日常会話域の聴覚聴取に問題を感じたら，純音聴力検査や語音弁別検査などの一般的な聴覚検査を必要に応じて行う．

2 視覚の検査

患者の視力，色覚のような末梢の問題だけでなく視覚的弁別機能のような中枢の問題があることも考えられる．こういった場合，シンボル化されたものの理解ができないこともあるので必要に応じて詳細な検査をする．視線による入力を考えるときには，どの範囲まで眼球を動かせるかどうかも問題になる．さらに，明かりや色への感度がどうかを知ることも，AACの使用には欠かせない．こういった視覚機能の障害を併せ持っている場合，文字や絵のあるキーボードやボタンを押す，文字を書く，文字盤を使うなどの手段を使うことは難しく，コミュニケーション機器に音声表出を併用させるなどの工夫をすることが必要である．

3 触覚の検査

特に指先や手のひらの触覚に問題があると道具の使用が難しくなる．そのような場合は表在覚，深部覚，位置覚といった感覚や，触覚における1点弁別，2点弁別を検査する必要がある．さらに，知覚過敏があることもあり，そのような症状があると手足の先に触れるスイッチの素材に気をつける必要がある．

3 認知面で確認しておくこと

各種の手段や機器を使いこなすには，知的な能力，学習能力があることが必要である．認知機能のほかの機能の中では，こういった手段を覚えていること（記憶の機能），順番や詳細な手段を実行すること（遂行機能）が実用的であるかどうかも影響する．患者の行動観察である程度の評価は可能であるが，必要に応じて標準化された検査を実施する．

1 意識レベル

AACのディバイスを実用的に使うためには，意識がある程度の時間，覚醒状態にあることが前提となる．そこで意識レベルを評価する．意識状態の評価は，ジャパンコーマスケール（JCS），グラスゴー・コーマ・スケール（GCS）が一般的である．AACを使ってコミュニケーションをとるためには，意識がある状態であることが必要で，JCSでは2桁以上，GCSでは開眼は3点（呼びかけに対して）以上，言語は5点（見当識あり），運動は6点（命令に従う）であることが最低条件となろう．

2 全般的な知能

これまでの研究で構音障害のAACの場合，知的な機能がどの程度ならどの手段が使えるかといった標準的な基準はない．しかし，知的機能が低下していれば手段を単純化する，一緒に提示する内容を減らす，非言語的な手段を使うなどの工夫をすることが必要で，どの程度のレベルなのかを知ることはヒントになる．WAIS-Ⅲ（ウェクスラー成人知能機能検査）やHDS-R（改訂長谷川式簡易知能評価スケール），MMSE（Mini-Mental State Examination）のような全般的な知能検査を必要に応じて行うとよい．

3 記憶の機能

記憶の障害があると新しいものの学習が難しくなることがある．また，AACのディバイスを持つことを忘れる，どこに置いたかどうかがわからなくなる，AACのディバイスを使って事象を確かめる手続きを忘れるといった運用面での問題が出ることがある．方法の選択や運営の工夫を考えるためには，記憶障害の重症度，またどの面が障害されているかを知らなければならない．標準化された検査の中ではWMS-R（ウェクスラー記憶検査），日本版リバーミード行動記憶検査（RMBT）などがAACを使うにあたっての行動機能評価につながりやすい．

4 遂行機能

道具の使用に関して遂行機能は大変重要である．標準化された検査の中では日本版BADS（遂行機能障害症候群の行動評価），FAB（簡易前頭葉機能検査），ハノイの塔などが，AACの使用に関しての行動機能評価につながりやすいと考える．

4 言語・コミュニケーション面で確認しておくこと

AACの記号に文字を使う場合は，文字の理解表出能力も必要である．言語能力の障害がある場合は，使えるAACの記号の種類が限定される．さらに，表出の手段として文字がどの程度使えるのかを評価しておきたい．

5 心理面で確認しておくこと

使用する手段を決定する，実際に使用してみようとすること，あるいは継続して使用するためには，患者の精神・心理的な疾患も影響する．構音障害におけるAACは，音声言語のコミュニケーションの代替手段であることから，音声言語を代償してもよいと思えるかどうかを確認する必要がある．一般的に「受容」がされていなくても，自分の意思を周囲に伝えるために，多くの手段を使おうとすることができるかどうかである．患者の中には「話せないのなら，人とコミュニケーションをとりたくない」「めんどうくさい」とAACシステムを拒否することもある．コミュニケーションの困難な状態は患者を抑うつ的にすることが多い中で，新しい手段を獲得し使うことにはかなりのエネルギーが必要であることを我々は理解しなければならない．

6 社会的資源で確認しておくこと

コミュニケーションの相手となる家族や介護者の能力はAACシステムの導入がうまくいくための条件としてあげられる．コミュニケーションは一方通行のものではなく，情報の発信者だけでは成り立たない．情報を受け取るほうが，正しく即時的に理解できるかどうかによって伝わる情報の量や質は全く異なる．また，そもそもコミュニケーションをしたいという関係にお互いがあるのかということも重要であろう．したがって，彼ら相手の能力，そしてそれまでの人間関係の情報，さらに，それを使う環境があるかどうか，また，周囲の理解があるかどうかの情報も必要である．

AACディバイスのうち，電子機器のいくつかについては購入に際して援助を受けられることがある．現在のところ取得方法は2種類あり，まず自立支援給付制度に基づく義務的経費としての補装具の給付という方法と，地域生活支援事業に基づいて市区町村から援助を受ける日常生活支援用具を使う方法である．後者は居住する市区町村の裁量によって決定されることから，どこでもいつでも受けられるとは限らず，たとえば予算によっても受けられないこともある．また，

表10●導入決定からフォローアップの流れ（文献6を改変）

項目		内容	主たる関係者
導入検討期			
導入検討	検討	【意思伝達に問題が生じ始める】 コミュニケーション手段として検討	本人・家族など
	適合	試用 操作スイッチの選定など	支援者（セラピスト，業者等）
支給申請		【装置の導入が必要と考える】 本人（家族）→市区町村→＜身体障害者更生相談所）	
判定	基本要件	制度利用の要件を満たすか否かの確認 支援環境等の社会的所見からの判断	市区町村
	適合評価	【基本要件を満たしている】 医学的判断（障害状況の確認） 適合の確認（操作状況の確認）	身体障害者更生相談所（身更相）
支給適否決定		（身更相→）市町村→本人（家族）	
利用開始期			
利用開始（導入）	納品	【支給適の場合】 機器の納入・設置・初期設定	業者
	利用指導	操作方法の取得	
フォローアップ（適合確認，初期確認）		【支給後数カ月】 支給決定した構成の装置が納品されているか 操作上の不具合がないか	身更相あるいは市区町村
利用継続期			
再適合		【利用が困難になってきた場合】 スイッチ交換で利用可能か，その他の問題があるか見極める 【スイッチ交換で利用可能な場合】 操作スイッチの選定など	支援者（セラピスト，業者等）
支給（修理）申請		本人（家族）→市区町村（→身更相）	
再判定		修理要件（スイッチ交換）の適否	身更相，市区町村
支給（修理）適否決定		（身更相→）市町村→本人（家族）	
フォローアップ（経年変化確認）		【1年毎程度】 継続して利用できる利用指導 身体状態の変化の見極め	市区町村，保健所，保健センター，支援者等（身更相は必要に応じて指導・助言）

（以下，支給決定以降の流れに沿って繰り返す）

どちらも同時に複数受けることはできないので，対象となる人のこれまでの給付状況と市区町村の現状を調べておく必要がある．さらに，こういった公的な制度は経年的に変わることがあり，臨床家は常に新しい情報を得ておきたい[6]．支給が認められるためには，これまで「意思伝達に専用の機器であること」が重視され，コンピュータやiPadなどほかの用途で使えるものには認められないことが多かった．しかし，最近は支給決定する市区町村が増えてきた．前例があることは重要なのでそういった情報も得ておくとよい．

導入決定からフォローアップの流れを表10に示す．申請主義である公的情報は，専門家が必要な時期に患者に対して提供することが望まれる．

公的な援助が全く受けられない場合には，その人の経済状況もどのAACディバイスを選択するかの前提となる．

社会福祉協議会などのボランティアセンターでは，不要になった機器を譲るといったインフォメーションがある場合もある．AACディバイスの多くは直接身体に装着するといったものではないことから中古品でも問題がないこともある．そのようなインフォーマルな情報も普段からキャッチしておくとよい．

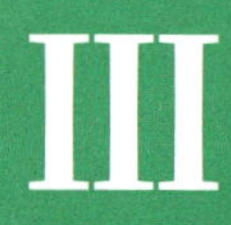

III AACの考えを軸にしたアプローチ

1 歯科補綴装置：運動機能にアプローチする方法

SullivanらはAACディバイスの中に歯科補綴装置を含んでいるが[4]，筆者も同様に考えるので本書で紹介しておく．歯科補綴装置は本来，欠損した部分を補うものとして開発された．しかし，臨床では運動機能訓練に有効なことがある．本来人間は運動の発現には十分な外部の感覚入力が必要である．発話行動に関してはたとえば舌を口蓋につけて出す音であれば口蓋についたという感覚がないと正確な運動の発現，つまり正しい音を産生するのは難しい．舌口蓋接触補助床（PAP）は，口蓋に厚みのある補綴装置を装着することによって舌と口蓋の接触を可能にし，舌の挙上運動と舌と口蓋が接触した感覚を補償する（図2）．また，軟口蓋挙上を補助する軟口蓋挙上装置（PLP）は鼻咽腔閉鎖不全に対する歯科補綴装置で過度の鼻腔共鳴を改善させ発話を明瞭にする．

2 ジェスチャー：外部手段を使わないアプローチ

通常の生活においても，「このくらいの大きさ」とか「ここからあそこくらいの距離」など，ジェスチャーはよく使っている．この場合，どの人が見てもその状態を表すという普遍性が前提であり，それがかけ離れると理解が難しくなる．AACを使う必要がある人には上肢や顔面の運

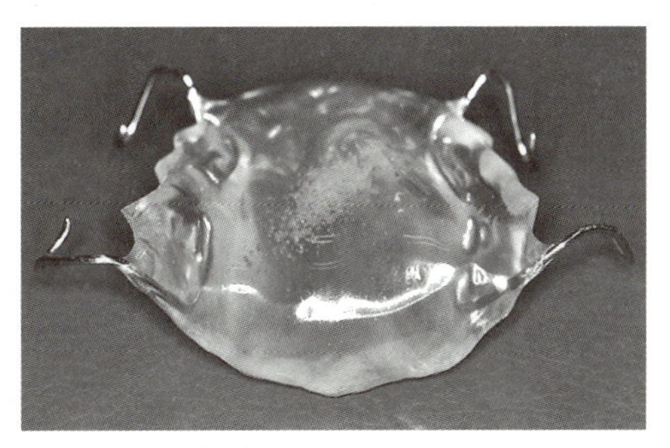

図2 ● 舌口蓋接触補助床（PAP：Palatal Augmentative Prothesis）

動障害がある人が多いので，受信者側の推測が必要になることもある．しかし，前述したようにジェスチャーは障害を受ける前に自然に使っていたものなので，手段としては新しく獲得するものではないことから，限定的で部分的な表出になったとしても発信者としては使いやすい．

3 表情：外部手段を使わないアプローチ

表情もジェスチャー同様，日常生活のコミュニケーションで使っているものであり，新たに学習をする必要がない．しかし多くの人は顔面の運動障害があることから，かなり変化した情報になることが予測され，受信者側の慣れも必要である．重度の人の場合，たとえばYes/Noを表情で表出することもあるが，「Yes」なら目を2回つぶる，「No」なら目を1回長くつぶるといったその人が表出しやすい動作を使って，サインをあらかじめ決めておくとよい．この場合，「表出しやすい」といったのは，たとえば「目を1回つぶる」としておくと日常の動作でも「目を1回つぶる」ことはするので，本人の意思であるのか自然な動作なのかを判断しにくい．重度であればあるほど，それが意図的なのかどうかの判断が難しいことから，より確実なサインを決めておくことが情報の表出と理解の混乱をある程度防ぐことができることも臨床家は知っておきたい．

4 口形を見る方法：外部手段を使わないアプローチ

患者の口形を見て判断する方法である．聴覚障害のある人の代償手段として使われる口話があるが，構音障害のある人に対する代償手段として使う場合は，歪んだ音と発話時の状況，話題にしている内容もヒントにしながら，話者の口の形や表情から発話内容を推測する．母音は口形が変化することから外見からわかりやすい．また，構音点が口唇にある音は口唇が閉鎖する，狭めがあるといったことで，舌の前部と歯・歯茎部にある音は舌の動きの一部が外から見えることから推測が可能である．日本語には同音異義語が多いことから，STは常日頃から学習しておくこと，また，推測したことが内容と合致しているかを常に確認する必要がある．

表11 ● 口形から推測する場合の着眼点

聞こえてくる音をまずヒントにする
母音は口形が異なる
構音点が口唇にある音（/p/,/b//m/,/f/,/w/ など）は唇の形が変わる
構音点が前舌にある音（/t/,/s/,/n/）は舌の動きが外から見えることが多い
ほかの構音点の音は外から見えにくい（舌の動きが見えにくいのであればそれらの音である場合がある）
口唇や舌の運動が障害されている場合は，本来の動きをしていない可能性があることを頭の片隅に置く
そもそも何の話をしているのか，そのテーマを知る
表情や視線，手の動きなどの情報もヒントにする
です，ますなどの文末の音を気にしないようにして意味を読み取ろうとする

5 口形と文字列を並列させる方法：外部手段を使わないアプローチ

口形を見ることと文字列を同時に使う方法である．「唇で読む文字盤」[7]とも言われるが，双方が熟練すると道具を使わずにかなり早い情報伝達ができる方法である．

まず，母音を口形で作ってもらい母音を判断する．次に子音の文字列をたとえば「イ行」であれば「い・き・し・ち・に…」と読み上げる．伝えたい文字のところで患者に合図を送ってもらい決定する．方法は人によって変える必要はあるが，あまり細かく決めておかずにその都度文脈で判断するほうが会話の流れを阻害しない．

6 書字：ローテクノロジーな手段

言いたいことを書いてもらう方法である．単純な方法であり，構音障害のある人や支援者がまず考える手段である．しかし，実用的に継続して使うためには工夫が必要である．たとえば，考えたことをそのまま書くと時間がかかり，通常の会話のスピードがすこぶる遅くなり，書きあがったときには相手との会話の話題が変わっている可能性もある．そこで，音声の表出と同時に発話の内容を単語で書く，最初の音の1文字を書く，などで聞き手に発話内容のヒントを与えることで通じやすくする．また，文章を頭から書くのではなく，要約して書くという工夫も有効である．

また，複数の人に時間を変えて同じ情報を伝えたい，同じ情報を毎日伝えるといったこともあるが，毎回同じことを書かなければならないのは面倒なものである．1回書いて消えてしまう，捨ててしまうようなものを使わず，ノートやメモを使うことで同じ内容のことを伝える場合は，以前書いたものを見せるといった工夫もよい．

筆記用具への配慮も必要である．紙に書く場合は鉛筆でもやや濃い目のもの（2Bや3B），中字のサインペンなどが使いやすいが，上肢の運動能力によって握りやすい，筆圧がそれほど高くなくても書きやすい道具（図3）を提案することもある．失調があって文字が震えてしまう場合は，錘を加える，重さのあるグリップ，筆記具の揺れを固定するホルダー（図4）を使うなどの工夫で上肢の動きをコントロールすることが可能なこともある．

書字には，紙に筆記用具で書く場合，指を使って空で書く場合（空書），ペンを使って市販され

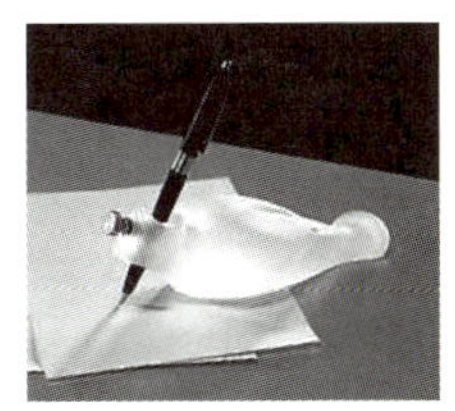
ペンホルダーD

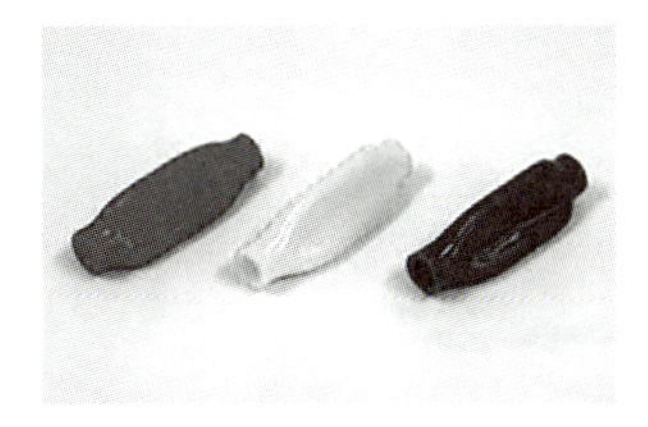
ペンシルグリップ

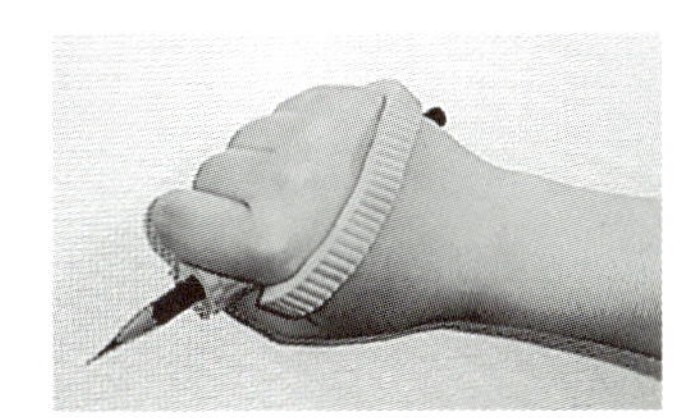
くるくるグリップ
（ファイン株式会社）

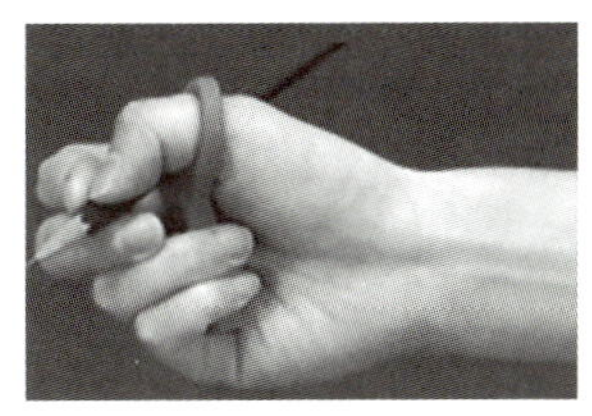
Qグリップ
（株式会社ゴムQ）

図3●筆記用具のグリップ補助具

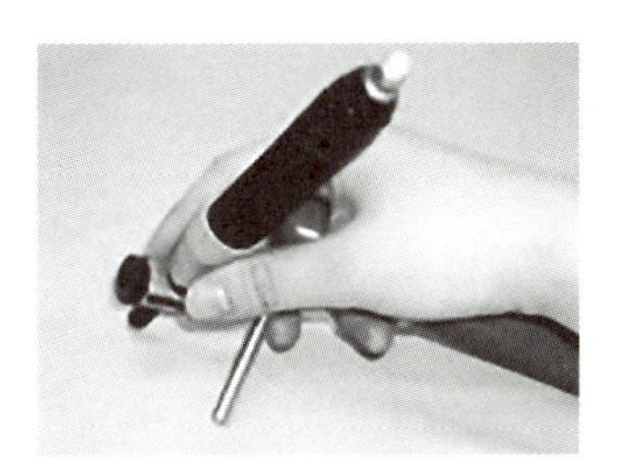
図4●足つきペンホルダー

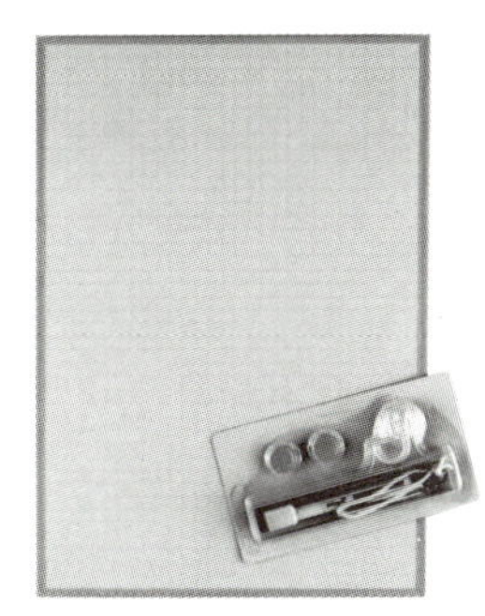
ホワイトボード

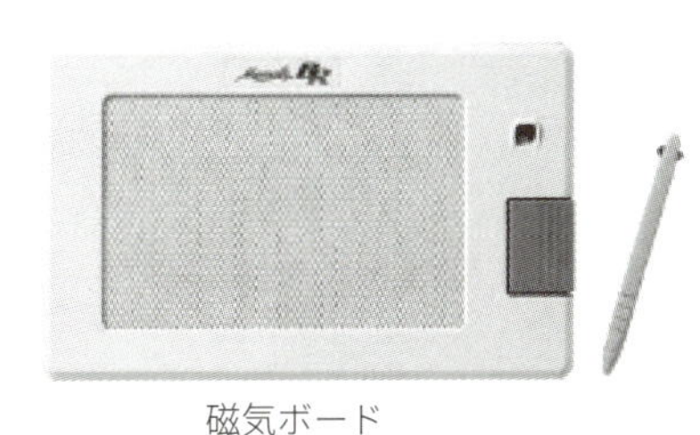
磁気ボード

図5●ボードを使う場合

ているボードに書く場合などが考えられる．それぞれその人の要望や支援者の状況によって何がよいかを考える．ボードを使う場合は，市販されているホワイトボードや磁気ボード（図5）を使うことがあるが，病棟などで子どものおもちゃとして用いられているお絵描きボードを利用しているのを見ることがある．安価で手に入りやすく，少し乱暴に扱っても破損しにくいという点ではよいのだが，どう見てもおもちゃであるので，患者の心理的状態をよく考え自尊心を傷つけることなく対応することも必要である．

7 文字盤：ローテクノロジーな手段

1 五十音表を指さす方法（図6）

ある程度の大きさのものに日本語の仮名文字を書いておき，それを指さしによって示す方法である．

文字の大きさ：小さすぎては見にくいが大きくすればよいということもない．1つの文字が大きくなりすぎると全体のサイズが大きくなる．そのことによって上肢を動かす範囲が増え，見渡す視界が広くなることから頸部や頭部の動きや視野に問題がある使用者によっては負担であったり，困難であったりすることもある．

文字盤の本体：繰り返し使うことを考えると，紙に書いた，あるいは印刷した五十音表をプラスチックの固いシートに入れるなどの耐久性の工夫が必要である．どの場面で使うかによっても違うが，固く重いものにすると本人が持てない，支援者が持っていると疲れるといったこともあるので，状況に応じて考える必要がある．

文字の順番：縦書きにするか，横書きにするか，また，右から始めるのか，左から始めるのかは使用者の好みや使いやすさを主として考えたいので，本人に確かめてみる．

文字の選択：日本語の文字をすべて網羅すると100のマスを必要とするため，濁音は清音＋「゛」，半濁音は清音＋「゜」で，拗音はたとえば「き」「ゃ」を指さすことで表現することが多い．仮名文字をひらがなにするのか，カタカナにするのかについても使用者本人の選択に任せたほうがよい．

使い方：書字と同様だが，言いたいことを文章として頭から順番に指すととても時間がかかる．まず，何を話題にしているのかを質問する，または話していることの最初の数文字を指してもらい，それから音声を併用して聞くという方法が有効であることがある．しかし，ここでも重要なのは本人の希望である．最初から最後まで文章で指すことを希望しているのであれば，それに沿うべきであるし，途中で内容が推測できたら先読みしたほうがいい場合と，逆に最後まで反応を待ったほうがいい場合もある．

ゃ	わ	ら	や	ま	は	な	た	さ	か	あ
ゅ	を	り	ゆ	み	ひ	に	ち	し	き	い
ょ	ん	る	よ	む	ふ	ぬ	つ	す	く	う
っ	〃	れ	○	め	へ	ね	て	せ	け	え
ありがとう	°	ろ	×	も	ほ	の	と	そ	こ	お
さようなら	0	9	8	7	6	5	4	3	2	1

図6● 文字盤（五十音表）

2 透明文字盤：ローテクノロジーな手段

アクリル板のような透明な板に五十音表を書いて，使用者と支援者のアイコンタクトで文字を選択する方法である．文字盤を指さすことができない人でも視線を合わせることで文字の確定ができる．

文字盤：文字盤に搭載する情報は，指さす方法と同様である．五十音表，カタカナの五十音表，数字や挨拶，使用者がよく使う依頼内容，体調を表現するものなどさまざまである（図7）．1枚の文字盤ですべてのことを網羅することは不可能なので，使用者によっては何枚も持っていて，その都度どの文字盤を使うのかをその場で意思表示することも多い．

五十音表では，枠に並べる方法もあるが，視線を利用する透明文字盤では，スマートフォンで使われているようなフリック入力方式を使う方法も便利である（図8）．最初にどの行の文字なのかがわかりやすいため，使用者にとっても支援者にとっても使いやすいことが多いと感じる．

使用方法：文字盤を使用者と支援者の間に持つ．文字盤を置く距離は30 cmから40 cmの間が見やすいといわれている．近すぎても見にくいし，遠ければ文字が読めなくなる．通常は文字盤

はい	いいえ	どちらでもいい	どちらでもない	もう一度	まちがえました	判りました	わかりません	どう致しまして	違います
ありがとう	お願いします	けっこうです	ゴメンなさい	ちょっと待って	好き	嫌い	知ってる	知らない	よかった
こんにちは	さようなら	初めまして	暑い	寒い	元気です	疲れた	私	あなた	みんな
楽しい	うれしい	さびしい	悲しい	くやしい	ようこそ	また来てね	ええと	さあ？	？
お早う	お休み	よろしく	眠たい	起きてます	まあまあ	出かける	あはは	うんうん	！

図7●透明文字盤の一例（挨拶）

	゛			う			く			す	
゜	？	はい	い	あ	え	き	か	け	し	さ	せ
	いいえ			お			こ			そ	
	ゅ			つ			ぬ			ふ	
ゃ	！	ょ	ち	た	て	に	な	ね	ひ	は	へ
	っ			と			の			ほ	
	む			よ			る			ん	
み	ま	め	ゆ	や		り	ら	れ	を	わ	
	も						ろ				

図8●透明文字盤（フリック入力方式を利用）

の表を使用者側に向け，支援者は裏側の文字を見ることになる．

文字盤のサイズ：患者の視力，視野などの視覚的な機能によって大きさは決定される．ベッド上だけで用いるのであればある程度の大きさがあったほうがよいが，外出に用いるのであれば携帯性も考慮に入れなければならない．

読み取った文字の記憶：ローテクノロジーの文字盤を使うときはどの場合も同様だが，読み取った文字列をメモするなどして情報の混乱を避ける必要がある．これら支援者の読み取り作業の軽減を目的として，ハイテクノロジー手段を併用してデジタルペンで指した文字を記憶して音声で読み上げをするソフトが開発されたが2016年に販売終了となった．

8 コミュニケーション専用の機器を使う方法：ハイテクノロジーな手段

コミュニケーションの伝達に特化した機器を使う方法がいくつか開発されている．これらの機器はコミュニケーション機器としてしか使えず，液晶画面が大きくないので一度に多くの情報を表示することができないが，種類も多い，操作方法が比較的簡単である，パソコンではないので故障が少ない．これまで多くの患者が使っていたことから支援者も多くサポートが受けやすいという特徴がある．以下に代表的なものを紹介する．

1 トーキングエイド（株式会社バンダイナムコゲームス）（図9）

文字盤の文字のキーを押すことで文章を入力することができる機器である．作成した文章は音声キーを押すと音声となって読み上げることも可能である．機能としては文字盤に音声読み上げが加わった程度のものであるが，操作が簡単で使いやすい．専用機器としては2013年に販売が停止されたが，コミュニケーション専用機器としては歴史があり，今でも持っている人は多いと思われる．その後は，トーキングエイド for iPadに変更になった（9のトーキングエイド for iPad参照）．

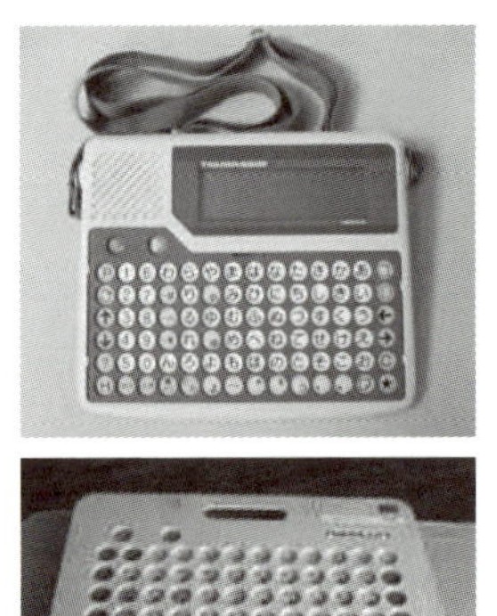

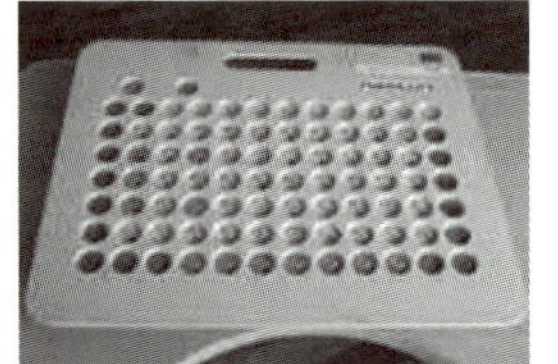

従来の専用機器

iPadのアプリケーションとして搭載されたもの

図9●トーキングエイド

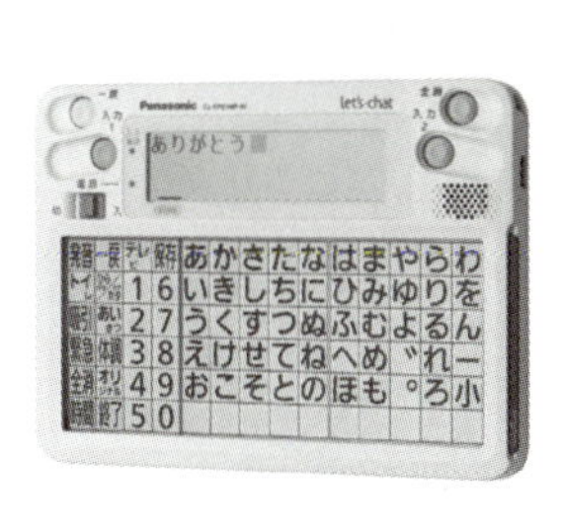

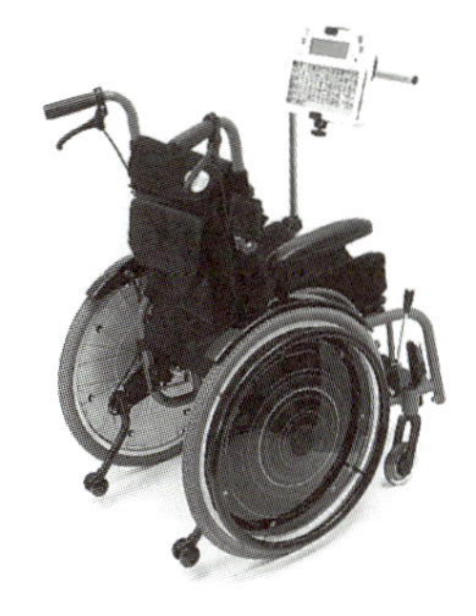

図10●レッツチャット

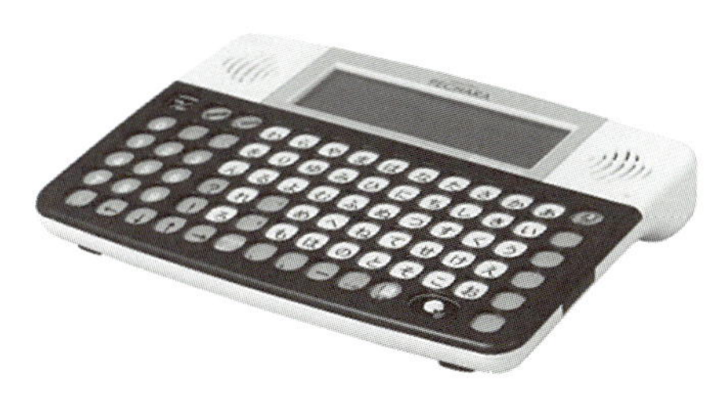

図11●ボイスキャリー　ペチャラ

2 レッツチャット（パナソニックエイジフリー株式会社）（図10）

外づけのスイッチを指で押すことで文字や文章を入力する方式の機器である．ひらがな以外にも3つの文字盤が用意されており，ボードを交換することで使いやすくすることができる．また，ボードの分割も2分割から30分割まで自由に変更が可能で，選択肢を少なくすることもできる．音声ガイドがつくので視覚障害があっても使いやすく，テレビのリモコン機能が内蔵され，簡単な環境制御の機能を持つという特徴もある．

3 ボイスキャリー　ペチャラ（パシフィックサプライ株式会社）（図11）

トーキングエイド同様，文字盤の文字キーを押すことで文章を入力するタイプの機器である．入力した文章は発声キーを押すことで読み上げをする．読み上げの音声は男性／女性／男の子／女の子の4つの種類があって選べる．

9 コンピュータやタブレットなど汎用機器を使う方法：ハイテクノロジーな手段

1 トーキングエイド for iPad（株式会社バンダイナムコゲームス）（図9）

アプリケーションをダウンロードすることで，ひらがな，カタカナ，アルファベットなどの文字を入力して文章を作り4種類の合成音声で読み上げを行う．印刷，メールのやり取りなども可能で，携帯電話で使われている絵文字も使えるなど，これまでの専用機器より使える機能が増えている．また，文字を押して入力できない人のために，外部スイッチを操作することができるイ

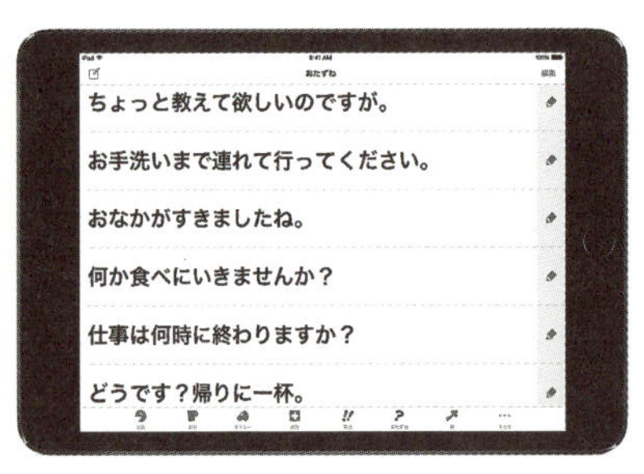

図12●指伝話

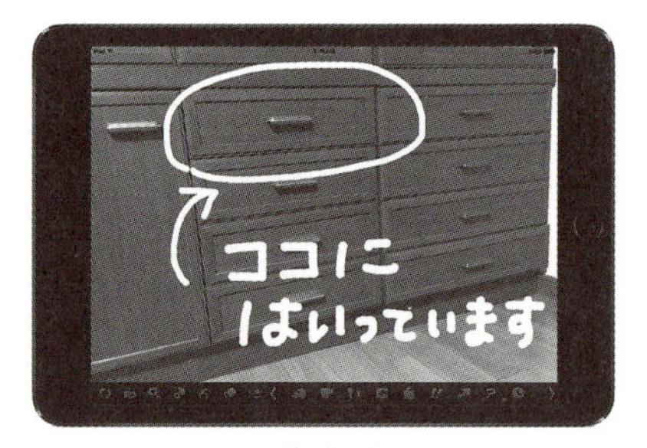

図13●指伝話ボード

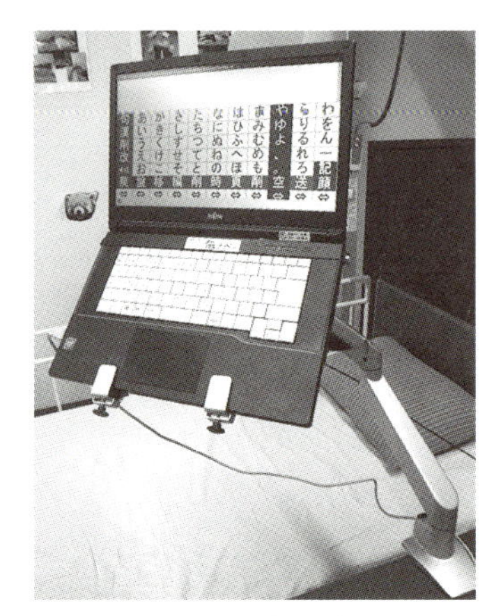

図14●伝の心
（山本直史氏〈吉野内科神経内科医院，ST〉提供）

ンターフェイスも内蔵していることから，使用者の特性に合わせて入力方法が選ぶことができる．

2 指伝話（有限会社オフィス結アジア）（図12）

iPadやスマートフォンのアプリケーションをダウンロードして使う．よく使う単語や文章，挨拶などをあらかじめ登録しておき，必要に応じてそれを文字と一緒に音声を表出させてコミュニケーションを行うことができる．合成音声が音質（男性か女性か，成人か若者か）と声の高さ，速度を細かく調整することができるので，自分の選んだ声を出力することができる．

3 指伝話ボード（有限会社オフィス結アジア）（図13）

こちらもiPadやスマートフォンのアプリケーションをダウンロードして使うものである．キーボードだけでなく指で手書き文字を入力することができ，画像をメールで送信することも可能である．あらかじめ登録しておいた文章を選んで表示するので，筆談がスムーズになる便利さもある．

4 伝の心（株式会社日立ケーイーシステムズ）（図14）

パソコンをスイッチで操作できるシステムである．文字を入力するワープロの機能，メールの送受信のほか，エアコンやテレビ，カーテンの開け閉め，部屋の電気の点灯消灯などのリモコン

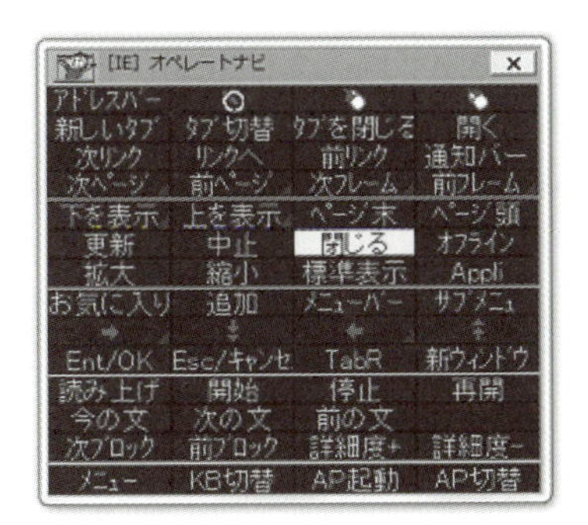

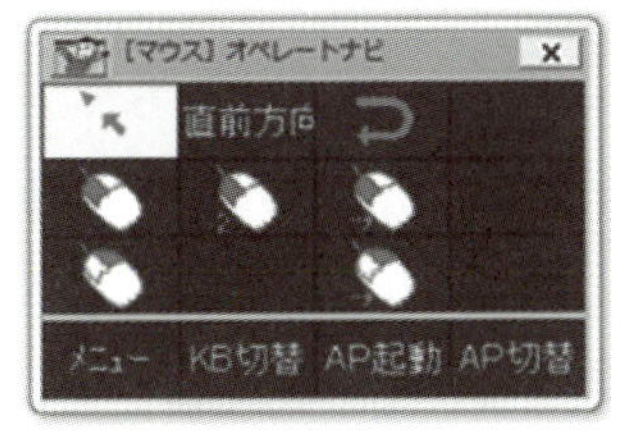

マウスの動きをスキャンできる

図15●オペレートナビTT

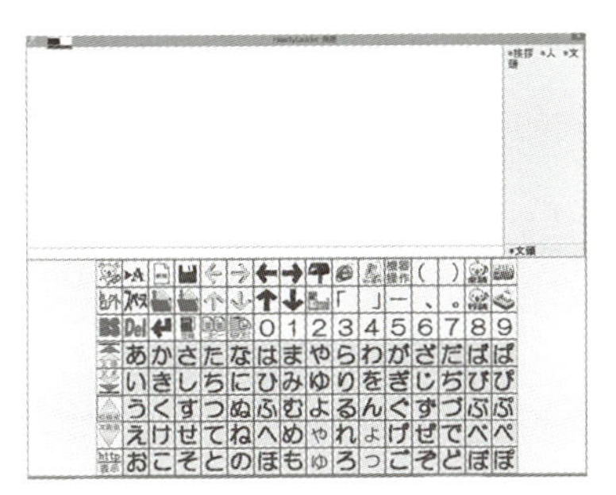

図16●ハーティーラダーの画面

操作，パソコン内のさまざまなプログラムの操作，DVDやCDの再生など，環境制御装置としても使用できる．

5 オペレートナビTT（テクノツール株式会社）（図15）

オペレートナビとは，マウスやキーボードを使えない人のために，1～5個のスイッチを使ってパソコンの操作をするソフトウェアである．コミュニケーションの特別な専用ソフトがあるわけではなく，自分のパソコンの操作を支援するソフトであるが，スイッチの数や操作の速度，マウスポインターの移動速度を設定することができる．また，録音された音声や合成音声による意思伝達の機能もある．

6 ハーティーラダー（図16）

文章やメール，コンピュータのワードやエクセル，ホームページの閲覧などのアプリケーションの操作ができるソフトである．専用のメールソフトもあり，一般的なパソコンのソフトほど操作が難しくないという特徴があり，キーボードやマウスを使えない人にもスイッチ，視線などの入力が可能で，読み上げソフトの中には自分の声を合成できるマイボイスというものもある．ハーティーラダーは，吉村隆樹氏が個人的に開発したもので，ダウンロードすれば無料で使えるものである[9]．

10 音声合成ソフトを使用する

近年，音声合成機能の開発が進み，かなり自然な音声が作れるようになってきた．がんのように重い構音障害を生じる前に音声を録音することが可能だと，このような音声合成ソフトを使って治療前の自分の音声サンプルを使って音声データベースを作成しコンピュータに組み込むことで，自分の声に近い音で文字を読み上げ，音声コミュニケーションを行うことができる．市販されている音声合成ソフトには，ボイスター（株式会社ヒューマンテクノシステムホールディングス）などがある．

11 入力の方法

上肢が，ある程度巧緻性の高い運動が可能なレベルであれば，書く，キーボードを押すといった操作で入力できるが，運動機能の状態や的確さによっては，ほかの入力方法を選ぶ必要がある．主な操作スイッチについては，第1章総論の表7，図21（p.26，27）を参照していただきたい．大きさや形の違うプッシュするスイッチ，上肢の動きが制限されている場合は，指先，顔の動き，視線，呼気，体動などを感知するセンサーを使うことで入力できるもの，近年では脳波センサーなどの研究段階のものも含めて多くの入力方法が検討されている．スイッチの選択方法についてのアルゴリズムの一例は，第1章総論の図20（p.25）に示されている[10)]．1つのものが使えなければほかの手段を考え，進行性の疾患であっても，患者ができるだけ長くより多くの情報の伝達ができるように考え支援する，それが専門家の仕事だろう．

IV 臨床における実践例

ここで，実際の臨床症例をあげてAACの使用を紹介する．STの臨床場面では，多角的な観点からさまざまな治療手段を用いて行っており，AACだけを使っているわけではない．しかし，本書はAACの入門書であるので，ほかの手段の介入については詳細まで触れずにAACの適応を視点として書いていることを了承されたい．

1 Hさん：パーキンソン病

1 ケース紹介

60歳代男性．パーキンソン病と診断され2年後，発話の障害と摂食嚥下の困難感を訴え，当院を受診した．職業は大学院の教授で，初診時すでに職業上の困難があった．

2 評価

言語および身体機能の評価：安静時の振戦，筋固縮，歩行時にふらつきがあり，Hoehn & Yahr分類ではⅢであった．言語面では，声量の低下，速度の変動，曖昧な構音を主とする症状があり，会話明瞭度は3/9でときどきわからないことばがあるレベルであった．

精神機能：精神機能の低下はない．

視覚・聴覚機能：コミュニケーションに問題となる低下はない．

心理・行動面：疾患に対する自覚と理解はあり，できることをやって教授職を継続したいという意欲があった．

環境因子：家族は，同年代の妻と2人であった．社会的にはそれまでの研究生活の業績があったためか，パーキンソン病の発症によって教授の職を辞職することを促されることはなかった．また講義は大学院生対象のみだったので少人数でよく知っている学生が相手であることはコミュニケーション環境としてはプラスの要素であった．

予後予測：初回評価時，パーキンソン病の症状は抗パーキンソン病薬の服用により調整ができていた．しかし，疾患の特異性から症状のOn-Offがあること，症状の進行が考えられることから，症状が悪化したときにはその時点での症状に応じた方法を処方することが必要と考えられた．

3 目標とAACを用いた支援プログラム

短期目標：まず大学院の講義を楽にすることを目標とした．

長期目標：薬剤効果のOff時あるいは今後進行したときに現在の明瞭度が得られない場合の対処方法を本人に理解してもらうことを目標とした．Hさんは職業上，パソコンなどの機器の使用に親近度は高く，年齢の高い人にありがちな機器の操作に対する心理的なバリアは低いと考えられた．

4 経過

第1期：まず職業上の困難感を軽減するために，講義や少人数でのゼミナールの際に必ずパワーポイントなどを用いた資料を作成することを提案した．薬効があるときの発話はそれほどわかりにくいことはなかったが，症状の変化があることから，資料にはできるだけ講義の内容を詳細に入れるように指導し，大学院生が受講したときに理解しやすいようにした．

第2期：少人数の講義の場合は前述したスライドを必ず併用する方法でよいが，ある程度人数が出席する大きな学内の会議では，それだけではうまくいかない．また，進行性疾患の場合，現在の状況が悪化することが考えられる．そこで，パソコン入力で音声出力がある機器の使用を考えた．最初は学内の会議での使用を目的として勧め，ほかの場面でも使用できるように環境を整えることとした．合成音声のプロソディの自然さと携帯できるものを持つ利点を考え，iPadのアプリケーション（指伝話）を用いたコミュニケーションを提案した．このアプリケーションはキーボード入力したものを音声に変換することができ，自分の声に似た声を質や速さなどを調整して合成することができるものである．また，授業用にはあらかじめ文章を作っておいて，それを，スライドを映写しながら音声出力するという使い方もできるようになった．

第3期：疾患の進行とともに，歩行障害が重度になり転倒事故が増え，車いすでの移動になった．発声発語器官の運動機能の低下も進み，会話明瞭度は8/9で話している内容がほとんど理解できないレベルになった．しかし，本人の音声を使ってのコミュニケーションの意欲は高く，第2期に適応したiPadの利用の継続を行った．不明瞭であっても発話を中心に，わからないとき，または話しながらiPadで会話の内容を示す単語を出力することで会話のヒントにし推測をした．最終的には感染症で死亡するまで，STやほかのスタッフと代償手段を併用した音声発話を主としたでコミュニケーションをやり遂げた．

5 考察

大学院の講義はスライドを使えばできると考えたのは患者自身であった．STはそれに対してスライドに講義の内容を詳記することで講義がわかりやすくなるのではと提案した．このHさんのように，AACの使い方，何を使うかはできることなら患者本人の考えを優先したい．何かの手段を開発することはできるがそれを継続して使用するために一番大切なのは，患者自身がそれを望むかである．Hさんに関しても，症状が進行した第3期には受信側にとっては最初からAACを使って表出してもらったほうが楽に会話が成立したと思うが，本人が音声表出にこだわりを持った．本人の希望に沿うことで最後までコミュニケーションを限定的ではあったにしても楽しんだのではないかと考える．

2 Iさん：ALS

1 ケース紹介

40歳代女性．発話の障害と摂食嚥下の困難感，手指の筋力低下を訴え，当院を受診した．初診時，舌の萎縮，軟口蓋挙上不全があり，神経疾患を疑い神経内科を紹介受診し，筋萎縮性側索硬化症（ALS）と診断された．職業はピアノ教師で疾患の進行とともにピアノの演奏，生徒への口頭での指導が難しくなっていた．

2 評価

言語および身体機能：ALS重症度（厚生労働省）は2度で，ALSFRS-Rは表12に示すようなレベルで軽度から中等度の進行段階であったものの，日常生活は何とか独力で可能な状態だった．会話明瞭度は3/9で，ときどきわからないことばがあるレベルだった．

精神機能：精神機能の低下はなかった．

視覚・聴覚機能：問題はなかった．

心理・行動面：運動機能が緩やかに低下していることから悲壮感があり，ピアノ教師としての仕事を継続することができなくなることにも気分的に落ち込みがあったが，何とか工夫しようという気持ちは持っていた．

環境因子：家族は40歳代の夫と2人であった．自宅でピアノ教室を開いていており，生徒は近所の子どもたちで，生徒たちは本人の機能低下をある程度理解した上で習い続けることを希望し

表12●Iさんの ALSFRS-R のスコア

1	言語	2
2	唾液	3
3	嚥下	3
4	書字	3
5a	操作	2
6	着衣と身の回りの操作	3
7	ベッドでの動作	3
8	歩行	4
9	階段昇降	3
10	呼吸困難	4
11	起坐呼吸	4
12	呼吸不全	4

ていた.

予後予測：進行性の疾患と診断されたことから，症状の改善は望めない．進行に伴ってコミュニケーションの能力も重症になる可能性がある．過負荷を避けて症状の維持を目的とすること，症状の進行に合わせてそのときに十分な情報出力ができるように支援するために，先を見越した対応が必要と考えた.

3 目標とAACを用いた支援プログラム

短期目標：ALSの診断後は，リハビリテーションの目的を現在の機能を維持することとした.

長期目標：本人の意思を第一に尊重するが，呼吸機能が低下し，気管切開を選択した場合のコミュニケーション方法を予測して提供することも目標の1つとしなければならない.

4 経過

第1期：構音の障害と摂食嚥下の障害の改善のために，舌口蓋接触補助床（PAP）を作製した．PAPの装着によって舌前方の音である /t/，/d/ や舌後方の音である /k/，/g/ の音が明瞭になり全体的な発話明瞭度は2/9と改善した．さらに食塊の口腔内移送が楽になり残留が少なくなるという効果があった．それらに加えて，舌が口蓋に楽に接触するようになったことから努力的な動作が必要なくなり，疲労しにくくなったという自己評価もあった．これはALS患者には過負荷を防ぐという点でとても効果があったと考える.

第2期：PAPの装着の効果がある程度続いたことから，本人はとても気が楽になったようだったが，今後症状の進行が予測されることから，筆談，iPadのアプリケーション，コミュニケーションエイドの各機器を紹介して，いくつかはデモ機器を貸して使ってもらった．このことは次第に症状が悪化してきたときに，突然代償手段を紹介するということを避けられる．どんなものが一番自分に合っているのか，それを，時間をかけて考えることができるからである．本人は筆記用具を持つことが難しくなっていたので，iPadの画面に直接指で文字を入力して回転して相手に見せるという音声表出ができるアプリケーション（指伝話ボードプラス）を選んで使うようになった．このころには音声言語だけでは伝わりにくくなりピアノ教師の仕事は辞めたが，AACを使って親しい友人との会話は楽しむことができているようだった．

第3期：下肢の運動障害が出現し通院ができなくなったことから，このあとのフォローは地域の訪問言語聴覚療法につなげることとした．この時期の会話明瞭度は7/9でときどきわかることばがある程度であった．訪問言語聴覚療法はこのアプリケーションを使って本人との会話をしているとのことだった．

5 考察

進行性の疾患の場合，「悪くなること」を前提にしたAACの紹介をしなくてはならない．このためには患者との信頼関係が必要であるのに加えて，本人の意思を第一義に考えることが大切である．臨床家はともすると自分が考える教科書的な理想の形を患者に押しつけることがあるが，その人の人生はその人のもので我々他人が口出しするものではない．Iさんにおいても，せっかく音声表出ができるアプリケーションを選んだのにもかかわらず，音声出力は使っていない様子だった．本人がこの機器を気に入って選んだ理由は書いたものがそのまま反転して相手にも見えるという機能だったようである．これもICFの言う個人因子なのであろう．

3 Jさん：ALS

1 ケース紹介

40歳代男性．ALSと診断された後，急激な進行があり6カ月後歩行ができなくなり，8カ月後に呼吸困難があり気管切開を受け，自宅での療養となった．気管切開を受けたことで音声を喪失し，音声言語でのコミュニケーションができなくなった．発症まで中学校の教師をしており，生徒や外部とのコミュニケーションを希望して，訪問看護ステーションからSTに代替手段の開発を依頼された．

2 評価

言語および身体機能：ALS重症度（厚生労働省）は5度で，ALSFRS-Rは表13に示すようなレベルで重度の障害があり，日常生活はすべて介助が必要な状態だった．すでに気管切開をしていることから音声を喪失していた．

精神機能：精神機能の障害はなかった．

聴覚・視覚機能：聴覚・視覚に問題はなかった．

心理・行動面：疾患の進行に伴い，できないことが急激に増えていくにもかかわらず，外見的には元気を装うことができる人だった．

環境因子：同居家族は，妻と高校生の2人の子どもの4人であった．24時間吸引が必要な状況であったが体制は医療と介護スタッフによって整えられていた．また，中学校で担任していた生徒とのメールのやり取りがあり，SNSを使って外の世界に発信もしていた．

表13●Jさんの ALSFRS-R のスコア

1	言語	0
2	唾液	0
3	嚥下	0
4	書字	1
5b	操作	1
6	着衣と身の回りの操作	0
7	ベッドでの動作	0
8	歩行	1
9	階段昇降	0
10	呼吸困難	0
11	起坐呼吸	1
12	呼吸不全	0

予後予測：疾患の進行が速く，生命予後もよくないと考えられた．進行に合わせて素早い対応が必要である症例であった．

3 目標と支援プログラム

短期目標：現在の入力手段を評価し，できるだけ早期にコミュニケーション代替手段を考え，実用的にすることを目標とし，早めのかかわりをすることとした．

長期目標：どの程度の生命予後かはっきりしないが，3年後から5年後の長期の目標設定は難しい．進行に合わせて迅速な対応を続けることがこの時点での「長期」目標となろう．

4 経過

第1期：STによる初回評価時は，右手の指が動き，キーボードの操作が可能だった．STに依頼が来る前からかかわっていた訪問サービス機関に所属する作業療法士，理学療法士とチームを作り環境制御装置を導入した．部屋の中のカーテンの開け閉め，テレビのスイッチ，エアコン，家族へのコールなどの各種操作は環境制御装置を使ったが，短時間であれば車いすでの移動をしていたことから，会話には本人が携帯できるコミュニケーション機器を使うことを希望した．その結果，車いすに装着できる音声表出ができるコミュニケーション機器（レッツチャットをフレキシブルアームを使って車いすに装着したもの）を入手した．入力に関してはこの時期は右手の指で十分行えていたが，進行が速く，運動の障害がさらに重度になる可能性もあったので，この時期からほかの入力方法を患者と共に考え始めていた．

第2期：1カ月後，右手の指でのキーボードの操作ができなくなった．親指がかすかに動く程度の運動はあったことから，本人とも考えていたようにボタンを押すスイッチに変更して環境制御装置や，コミュニケーション機器を使った．この時期にも積極的にコンピュータを使った外部とのやり取りを楽しんでいた．

第3期：2カ月後，親指での入力も不可能になり，瞼の動きを入力スイッチとして使うことになった．この時期には長い文章を入力することが疲労で困難になり，日常の意思の表出やSNSの原稿を書くことには透明文字盤を併用することとなった．患者がコミュニケーションを上手にとれる相手がSTだけでは全く不足である．STは家族や介護のスタッフに透明文字盤の使い方を指導し，ある程度同じ能力でコミュニケーションがとることができるようにした．発症から1年半が経過して呼吸不全で死亡するまでAACを駆使して発信を続けていた．

5 考察

Jさんのように進行が速い場合は，すぐに支援を始めることが必要で，頻度の高いかかわりが必要である．社会資源を使って機器の導入をする場合は特に気をつけなくてはならない．搬入されるまでにある程度の時間がかかるので，家に機器が到着したときにはもうすでにそれを使えないこともある．また，予測はできないものの，進行を見込んだ状況を本人にも伝えていくことが望まれる．今はできるけれどできなくなったことを想像してその時点に使うものをあらかじめ練習しておくのである．

また，周囲のスタッフがAACを使うことに関して同レベルであることが望ましい．このために，STは本人だけでなくコミュニケーション相手の能力も上げるという環境調整も職務となる．特にJさんのように生命予後が限定されている場合は急務であろう．

4 Kさん：小脳梗塞

1 ケース紹介

50歳代男性．小脳梗塞を発症．発話の障害を訴え，当院を受診した．職業は会社の事務管理職．移動は車いすで可能で，発症後1年経過して復職していたが，社内でのコミュニケーションに困っていた．主訴は「電話で通じない」ことであった．

2 評価

言語検査：体幹，上下肢とともに，舌や口唇の運動の粗大な運動は可能だが，連続動作には失調があり運動の速度やリズムを正確に保つことは難しかった．また発話ではリズムの障害，子音の歪み，省略などがあり，さらに爆発的な音声の表出もあることから会話明瞭度は5/9で，話の内容がわからないと会話の内容が推測できないレベルであった．

精神面：大きな問題はない

視覚・聴覚機能面：どちらも明らかな機能の障害はない．

心理・行動面：発症前からエネルギッシュな性格であったが，復職後も仕事に対する意欲が高く，自分ができないことを認められない様子だった．

環境因子：同居家族は妻と1人の大学生の子どもの3人だった．会社の建物はバリアフリーで車いすでの移動にそれほど大きな問題はなかった．管理職で事務的な細々としたことを支援するスタッフは社内にいたことから，本人の仕事は外に出て交渉するというよりは，マネージメントを主としていた．

予後予測：発症後1年が経過しており，運動機能に今後顕著な改善は期待できない．したがって現在の発話明瞭度は今後も大きな変化はないと考えられる．全体的なコミュニケーション能力を向上させるためには，AACを中心とした代償的なアプローチが必要である．Kさんは失調を主とする運動障害があり入力に考慮が必要なこと，認知機能に影響のある小脳梗塞だったが知的に大きな低下はなく，各種機器の複雑な操作が必要であってもその獲得は可能であろうと考えた．

3 目標と支援プログラム

短期目標：まず，主訴にある電話でのコミュニケーションを保障する手段を考えることとした．

長期目標：Kさんは音声言語による電話でのコミュニケーションに強い希望があったことから，これを可能にする手段の実用性を高めることを目標とした．

4 経過

第1期：現在の職業の継続を目標とし，口頭での発話に際しては，できるだけ文字やジェスチャーを併用することでコミュニケーションを代償するように指導した．電話が困るという主訴であったが，外部からの電話は秘書やほかのスタッフがまずとることにして返事を電子メールで送ることとした．メールの作成に際しては，上肢の失調からキーボードの誤操作を防ぐためにキーガード（図17）を利用した．

第2期：電子メールでの確実な伝達の有効性を説明したものの，やはりKさんが望んでいたのは「病前同様の」発話でのコミュニケーションであった．しかし音声だけで実用性は望めないので，話し方の工夫を指導した．たとえば，まず主題から話すこと，一度聞き返されたことはもう一度繰り返すが，ほかのことばで代用できるか考えてみること，速度やリズムの問題があることからあまり長い文章にしないことなどのストラテジーを提案した．これらは機器を用いない代償手段の1つであり，これらを使っても通じなかったときのみ，後でメールの形で伝えるようにすることとした．その結果，メールという文字での伝達方法も積極的に使うようになり，代償手段の継続使用が可能になった．

5 考察

Kさんが音声言語のみでコミュニケーションをとることの実用性はそれほど高くなかったことから，本来はもっと機器の利用を勧めたかった．しかし，本人が音声言語の使用にかなりこだわりを持ち，それを無視することはできない．途中から切り替えて文字の代償も使いつつ，ストラ

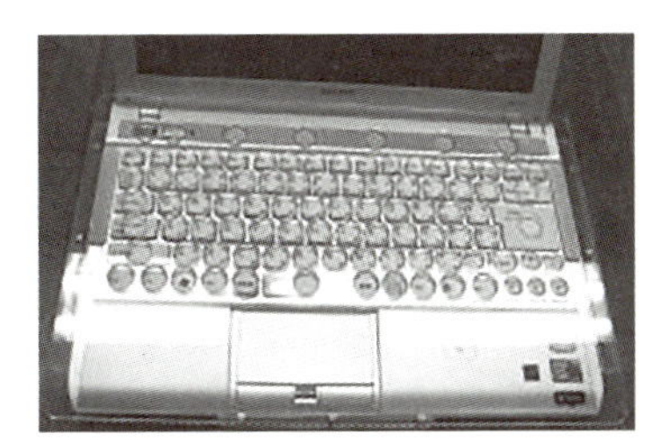
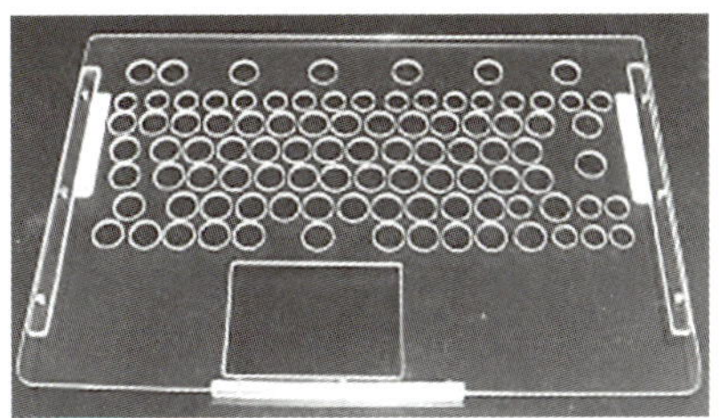

図17●キーガード

テジーを用いて音声言語の表出をより実用的に近づけるようにした．しかし予測していたことだが，音声言語の表出はかなり有効な手段にもならず，その結果文字の代償を使うようになった．本人が自分の障害に対して客観的な理解ができていなかったことが原因であるが，一口に障害を理解する，受容するということはそれほど簡単なことではない．患者の心理状態に合わせ，本人が納得感を持つことも重要である．

5 Lさん：脳外傷

1 ケース紹介

初診時10歳代男性．高校の授業中のスポーツ事故によって脳外傷を受傷し，外傷性くも膜下出血，びまん性軸策損傷があり，開頭術を受けた．主な後遺症として構音障害，両側下肢の運動障害，記憶障害を呈した．初診時は高校休学中であったが，学校内の事故だったことから復学が可能で，本人も家族もそれを希望しており，残りの高校生活を送れるように支援することがリハビリテーションの目標であった．

2 評価

言語検査：構音障害は，顔面陥没骨折に伴う顔面神経の運動障害，感覚障害があり末梢神経の障害による口唇運動障害がみられた．さらに，脳損傷による中枢性の運動障害もあり，双方の障害から，重度の構音障害が認められた．受傷当初の会話明瞭度は，6/9で，話題があらかじめわかっていれば内容の推測ができることがあるレベルであった．

精神機能：脳損傷による知的機能の低下があり，WAIS-ⅢでPIQ85であった．

視覚・聴覚機能：聴覚には問題はなかったが，視覚機能は複視があり，片側の目をつぶることで代償している状態だった．

行動面：病識は希薄で，話が伝わらないことを他人がきちんと聞こうとしない，自分をばかにしていると主張し，いら立つことが多くみられた．

環境因子：家族は40歳代の父母，中学生の妹，小学生の弟の5人であった．前述のとおり復学が可能であり，教師による援助もある程度は望める状況だった．

予後予測：末梢神経の損傷に伴う構音障害は顕著な改善は望めないが，中枢性の構音障害はある程度の改善はある．しかし，Lさんは記憶障害や知的な低下を中心とする高次脳機能障害を呈しており，また病識もかなり希薄であったことから，それらの予後が明瞭なコミュニケーションを遂行する上で阻害要因となろう．しかし，若年で脳の可塑性も高いと考えられること，学校という社会復帰が設定されていることから，社会参加による行動変容が期待されると考えた．

3 目標と支援プログラム

短期目標：前述のように復学が可能で，まずは学校の中で担任の教師とのコミュニケーションの確立が必須であった．

長期目標：高校卒業後は，生活自立支援のためのリハビリテーション施設への通所，将来的には就労を目標とした支援施設への通所を考えており，そのためにはより多くの人とのコミュニケーション能力を持つことが望まれた．

4 経過

記憶障害を主症状とした高次脳機能障害があったが，ここでは構音障害に対する代償手段の確立の経過を中心に述べる．

第1期：上肢の運動障害は軽度であったことから，まず不明瞭な発話に対する代償手段として筆談を用いることとした．マグネット式のペンで書く玩具のお絵描きボードを使って書いては消す方法を繰り返し，言いたいことを書かせるようにした．多弁で何でも書いてしまい，本人に発話や書字のコントロールは難しかったため，主な受信者である担任教師に指導し，1つひとつ「今何の話をしているのか書いてほしい」，「今言ったことの最初の文字を書いてほしい」といったように支援者が具体的なリクエストをするストラテジーを使って誘導するようにした．その結果，限られた環境ではあるが，ある程度の情報が他人に伝わるようになった．

第2期：休学期間があり同級生は卒業してしまっていたことと高次脳機能障害が周囲にあまり理解されなかったことから，学校では同年代の生徒との交流はほとんどなかった．卒業後の進路として，進学，就職はそのままの状態では難しかったことから，生活自立支援を目標として地域のリハビリテーションセンターへ通所することとなった．

リハビリテーションスタッフのほか，通所しているほかの患者との会話ができることを目標としたが，記憶障害に加えて，知的機能の低下もややあり，自分の考えたことをどんどん話し出す，話題がころころ変わってしまう，その上直前に話したことも忘れてしまうという症状があったことから，筆談に用いる用紙を図18にあるようなものに工夫し，テーマに沿ったことを順番に記述できるストラテジーを設定した．話し始めた時に，この用紙と筆記用具を手渡し，これに書きながら，あるいは書いた後に話してもらうようにしたところ，会話がある程度できるようになった．この時期でも本人にはあまり病識はなかったが，書くことに興味を持ったようで周囲が望めば継続して使うことが可能になった．

第3期：発症後8年経過した時点で就労支援施設への入所が決まり，現在保護的就労ではあるが職業に就くことを念頭に訓練中である．現在では本人はAACを使用することがなくなった．以前より通じるようになったが，周囲の人とコミュニケーションを不自由なくとれているわけではない．

5 考察

Lさんは，高次脳機能障害のある構音障害患者であり，AACのディバイスを提供しただけではあまり効果がなく，受信者の軌道修正や出力の工夫などのストラテジーが必要であった．受信者の働きかけの結果，AACの導入が効果的になった例と考える．Lさんは高次脳機能障害の症状の改善もあり，ある程度筋道たった話題ができるようになったが，AACなしで会話が通じるようになっているわけではない．本人が使わなくなったことから自然消滅したともいえる．

最初に用いたお絵描きボードは，弟が小さい時に使っていたものを家族が家から持ってきてAACのディバイスとして用いた．このような場面に玩具を使うのは注意が必要である．障害を

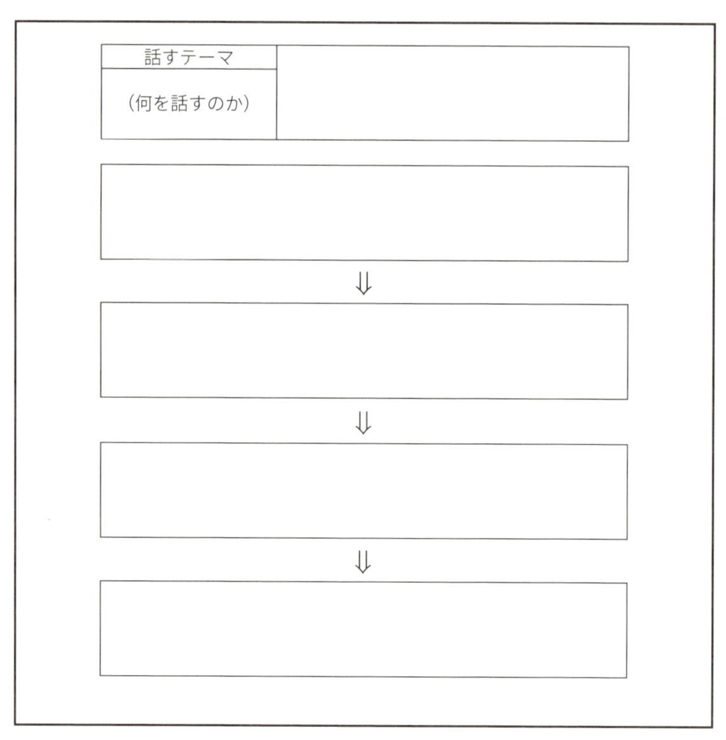

図18●Lさんの筆談に使った用紙

受けた人は「当たり前のことができなくなる」ことから周囲は子ども扱いしがちである．また，便利だということで玩具を使ってしまうとその人の自尊心を傷つけることがあるので，本来なら避けたほうがよい．

文　献

1) Beucleman, DR and Mirenda, P：Augmentative and alternative communication：Supporting children and adults with complex communication needs (3rd ed). Baltimore：Paul H. Brookers Publishing Co., 2005.
2) Fried-Oken, M：The AAC assessment cube for adults with severe communication disabilities. Communication Outlook 14：14-19, 1992.
3) Pollens, R：Role of the speech-language pathologist in palliative hospice care. Journal of Palliative Medicine 7：694-702, 2004.
4) Sullivan, MD, Gaebler C and Ball L：AAC for people with Head and Neck Cancer. Beucleman, DR, Garrett, KL and Yorkston KM (eds.)：Augmentative Communication Strategies for Adults with Acute or Chonic Medical Conditions. Baltimore：Paul H.Brookes Publishing Co., 2007, pp347-367.
5) 水町真知子，豊浦保子：159人療養アンケート報告．日本ALS協会近畿ブロック会報24：30-102, 1997.
6) 日本リハビリテーション工学協会：「重度障害者用意思伝達装置」導入ガイドライン 2012-2013（平成24-25年度改定版）〈http://www.resja.or.jp/com-gl/gl/download.html〉（最終アクセス日2017年9月28日）．
7) 日本ALS協会 コミュニケーション支援委員会：文字盤入門 2)唇で読む文字盤〈http://www.jal

sa-niigata.com/mojiban3.kutibiruyomi..htm〉(最終アクセス日 2017 年 9 月 28 日).
8) 大澤富美子：進行性神経筋疾患者の補助代替コミュニケーション(AAC). 聴能言語学研究 16：55-60, 1999.
9) http://takaki.la.coocan.jp/hearty/(最終アクセス日 2017 年 9 月 28 日)
10) 日本神経学会：コミュニケーション〈https://www.neurology-jp.org/guidelinem/pdf/als2013_09.pdf〉(最終アクセス日 2017 年 9 月 28 日).

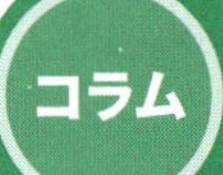

聴覚障害

AACの視点から見ると，聴覚障害児者のことばやコミュニケーションの支援の手段には，大きく分けて次の2つがあるといえる．

①**聴こえを補い拡大する聴覚補償機器**：補聴器，人工内耳等，FMまたはデジタルワイヤレス補聴援助システム，磁気ループまたは赤外線補聴システム等．

②**聴こえを代替する視覚的手段**：身ぶり，手話，絵，写真，絵記号，指文字，キュードスピーチ，文字等の視覚的記号，字幕，要約筆記（ノートテイク，パソコンテイク），音声認識＆文字化装置，コミュニケーションツールとしてのさまざまなアプリ．

①，②については，さらに大きく言語習得の段階と言語習得後の実用の段階とに分けて考える必要がある（表1）．

■言語習得におけるAAC

まず，言語習得という観点から述べてみよう．

21世紀に入って，聴覚補聴機器の技術革新には目覚ましいものがあった．人工内耳が普及し，また性能を向上させ，高度，重度聴覚障害児の聴覚活用の可能性を一気に広げた．補聴器もデジタル補聴器の躍進で補聴技術は著しく向上したと言える．さらに新生児聴覚検査の普及で早期発見も進んだ．最重度聴覚障害児でも早期発見・早期療育・早期人工内耳装用で，障害に気づかれないほど流暢な発話も可能となった．

そのような技術革新を背景に，②は必要性が弱まったのかというとそうではない．むしろさまざまな手段を場面に応じて使いこなすことが目指されるようになってきたと思われる．以前は，手話vs聴覚活用（または口話）として対立的に捉え，手話を使うと聴覚活用に支障があるという考え方が優勢であったが，実践の歴史の中で，また補聴技術革新によるところ

表1●聴覚障害とAACシステム（記号，ディバイス，テクニック，ストラテジー）

	言語習得の段階	言語習得後の情報保障（学校・会社等）
拡大 補聴	補聴器 人工内耳	補聴器・人工内耳＋ワイヤレスデジタル補聴システム 磁気ループ補聴システム・赤外線補聴システム
代替 視覚的手段	身ぶり・手話 指文字・絵・写真 絵文字・文字 キュードスピーチ ★コミュニケーションパートナーによって活かされる	〈統制場面〉要約筆記（ノートテイク・パソコンテイク）・手話・音声認識装置 ★支援者が必要 〈日常場面〉（雑音下・複数での会話）読話・筆談・手話・音声認識装置，スマホ等のコミュニケーションアプリ ★本人が選べることが重要 ★周囲の理解が必要 ★手話は，相手もできる必要あり
コミュニケーションパートナー	親や療育者 （理解者）	（親），友人・先生・同僚・上司 （必ずしも理解者ではない） ★発話が明瞭なほど理解されにくい

もあり，視覚を制御して聴能を「訓練」するというよりも，聴覚学習を支える条件を整えるという考え方にシフトしている．また，子どもの発達的観点からも，無理にではなく，子どもにとっての「分かりやすさ」「通じやすさ」に配慮し，豊かなコミュニケーションを可能にする手段を個々に選択することの重要性が認識されてきている．

ここで何より重要なのは，言語習得においては，この聴覚の拡大と代替の視覚的手段は，それらを使いこなすコミュニケーションパートナーなしには十分には活かされないということである．信頼関係の核を築き，乳幼児期の各発達段階の課題に即して，また聴こえの程度に即して日常生活の場で場面に応じたきめ細やかな対応が不可欠なのである．

聴覚障害の場合，コミュニケーションパートナーが子どもの「見る」と「聴く」をどう導いていくかが1つの鍵である．健聴者は，通常視覚と聴覚を同時に用いているのでそれを分けて考えることは少ない．聴覚障害の程度が軽度であれば，補聴すれば，特別な配慮は少なくて済むが，高度，重度になるほど，見て判断していることをいかに言語化するかという課題が生じ，コミュニケーションの内容や場面によってまた子どもの聴取能力によってどのコミュニケーションモードが適切かを的確に判断して実践する必要が生ずるのである．

上手に話しかけるということは，子どもが何を見ているのかに十分に配慮して話しかけるということである．または，理解が難しいと感ずれば，絵や写真を見せることで，あるいは身振りやサインで話題をフォーカスし，ことばの理解を容易にすることである．人工内耳を装用していても，このような実践を毎日積み重ねることなしに，発達に見合ったことばやコミュニケーションの力を育てることはできない．

このように聴覚障害児の言語習得においては，補聴技術が躍進した今も，子どもの発達に沿って視覚的手段をうまく使い，見ることと聴くことをうまく調節するコミュニケーションパートナーの存在があって初めて効果を上げることができるし，そのコミュニケーションパートナーへの専門的な支援が重要なのである．

■言語習得後の情報保障

●日常コミュニケーション支援の難しさ

言語習得後の学校教育や会社等の環境では，コミュニケーションの範囲が広がるにつれ，必ずしもコミュニケーションの相手は理解者とは限らなくなる．ここでは，主に音声言語をコミュニケーション手段とする聴覚障害児者の理解の難しさを述べてみたい．

静かな場所での1対1の会話なら自由に会話ができる聴覚障害児者でも，複数人数の会話や騒音下での会話は苦手である．学校教育でも通常学級の音声言語が縦横無尽に飛び交う環境では，パーフェクトに情報を拾うことは難しい．言語力を充分に持っていても，また軽中等度聴覚障害でも，人工内耳装用者でも聴こえにくさは無くなるわけではない．全く聴こえないのではなく，部分的に聴こえない，または状況によって聴き取れないということは，一般的には分かり難い．

友人と2人で並んで帰る時はよいが，3人で並んで会話するのは急に難しくなる．一斉授業では，先生が言った冗談がわからない．友人数人との雑談で聴き取れないところがあっても，いちいち聴き返すと迷惑だろうから「聴こえたふり」という処世術を身につけることになりがちである．

仕事上のコミュニケーションでは，責任も重大になるのでますます大変である．会社の会議には，補聴器や人工内耳だけでは，ついていけない．同僚や上司は必ずしも理解者とは限らない．居酒屋等では雑音も付加されて自由に会話を楽しむことはできない．このように多くの聴覚障害児者は，見えにくい「活動制限」や「参加制約」を抱えている．「話せるのによく聴こえない」という「難聴」の社会的理解は，まだ浅い．理解されるのを諦めて，本人が悩みを開示しないこともある．

この状況に対して，同じ聴覚障害者同士で悩みを打ち明け合ったり，手話での会話の楽しさに救われる者も多い．手話により，パーフェクトに通じ合え，聴き漏らしの恐れから解放される．複数のメンバーのやり取りもテンポの速いやりとりも可能である．幼児期にあまりにも聴覚一辺倒の対応をすると，手話そのものや主として手話でコミュニケーションをとる仲間になじめないケースもあるので，そういう意味で手話や指文字にもなじんでおくことは，有意義である．軽中等度聴覚障害児者も然りである．そういう面での先を見越した幼少期からの配慮も望まれる．

そのような聴覚障害児者としてのアイデンティティの形成も大切なことであるが，聴覚障害児者が社会で人とコミュニケーションを豊かにとっていくには，手話を主に使用する場合でも音声言語を主に使用する場合でも，必ず情報保障が必要であることを社会が認識することが重要である．情報保障は，昨今ICTの躍進により，必ずしも一部の者の特別なものではなくなりつつあり，聴覚障害児者の日常場面での情報保障にも色々な可能性が見えてきている．

●情報保障を支えるICTの躍進

スマートフォンの普及は，聴覚障害児者への大いなる福音であった．メールだけでなく，写真や動画のやりとりも自由にでき，ニュースやさまざまな情報をリアルタイムに視覚的に受信できる．コミュニケーションに活用できるアプリもいくつも開発されている．最近では，テレビの生放送にも字幕が添えられるようになってきている．

授業，講演，研修等ある程度統制された場面では，ノートテイク，パソコンテイク，手話通訳，音声認識装置等の支援が整備されつつあり，またFMシステムやデジタルワイヤレス補聴援助システムも性能や使いやすさを高めている．小学生時代から当たり前にそのような支援があれば，なおよいだろう．自分に合う手段を選び，主体的に使いこなす力も培われるだろう．教室で補聴援助システムを使い，パソコン要約筆記を受けている友人を見て，周囲の子どもたちも，聴き取りが難しい仲間の存在を自然に認識するだろう．

このようなICTを使いこなすことで，情報保障もユニバーサルデザイン化し，重度高度の聴覚障害者だけではなく，軽度の聴覚障害者でも一般の人でも気軽に利用できるようになれば，「社会の啓蒙」と大上段に構えるよりも一般社会に自然に受け入れられる契機になるのかもしれない．こう考えると，聴覚障害領域におけるAACは，ICTにより重度から軽度までの問題を網羅するユニバーサルな視点をもたらすものとなる可能性を秘めており，見えにくい「参加制約」「活動制限」に光を当てるものにもなり得るのではないだろうか．そしてまた，ICTに抵抗なくなじめる若者だけでなく，子どもや高齢者にも楽に取り扱えるものという視点も重要になってくるであろう．

最後に，ICTによるコミュニケーション支援，情報保障の実践例を紹介する．

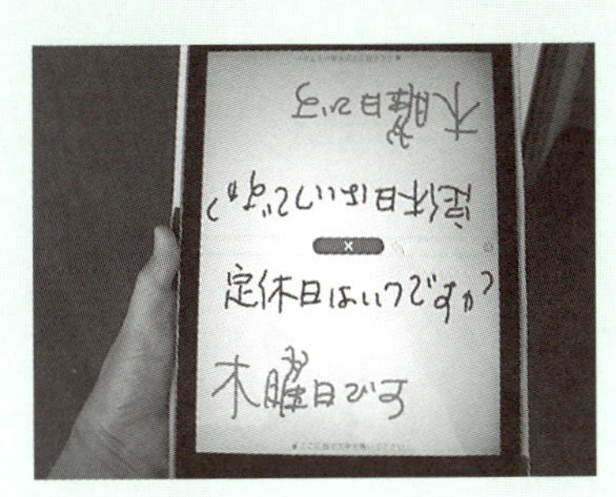

図1●筆談アプリ「筆談パット」

タブレットの筆談アプリ「筆談パット」(Catalystwo Limited)．相手には，向きの反対の文字が示される．相手の返事は，異なる色の文字で表される．
離れている場所でスマートフォン同士でつながる筆談アプリもある．筆談のアプリは，他にも多数ある．

何人で待ち合わせをしているのですか。
どれかのボタンをタッチしてください。
使い方を見る

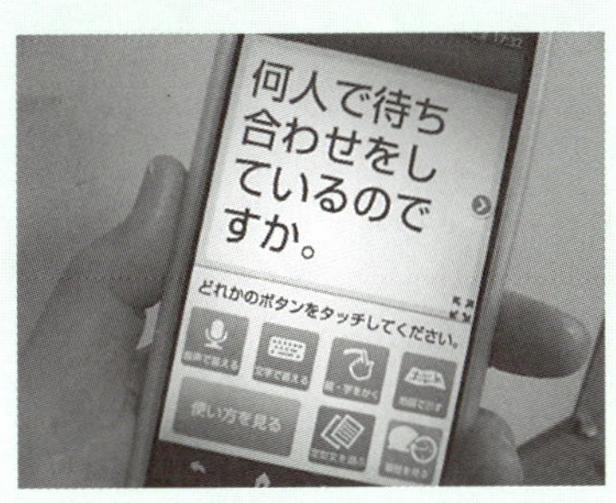

図2●音声認識アプリ「こえとら」

音声認識アプリ「こえとら」(株式会社フィート)．キーボードで打つこともできる．スマートフォンで手軽にコミュニケーションが取れる．
国立研究開発法人情報通信研究機構（NICT）の音声認識技術や音声合成技術を活用．複数の人と端末を接続して会話が可能．

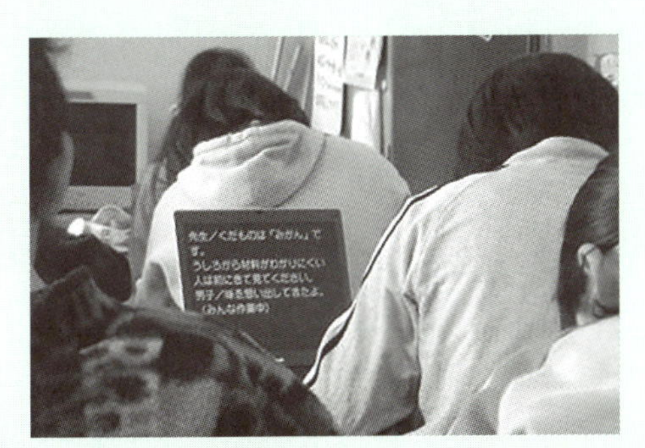

図3●要約筆記の実際（要約筆記者 宮下あけみ氏提供）

小学6年生の授業で高度難聴児がPC要約筆記のサポートを受けている．2つのPCを無線LANでつなぎ，要約筆記者は，本人の要望を配慮して教室の後ろにいる．できるだけ友人の何気ない発言も拾うという．要約筆記は，IPtalk（NPO法人日本遠隔コミュニケーション支援協会）という無料ソフトを用いている．

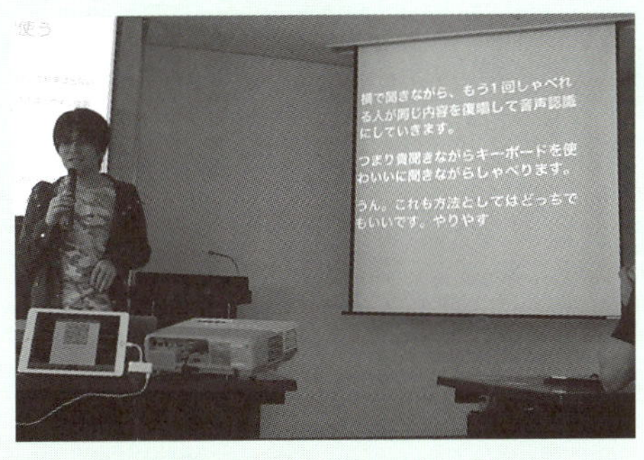

図4●音声認識・文字支援アプリ「UDトーク」

リアルタイムで音声を文字化するUDトーク(シャムロック・レコード株式会社，写真は開発者の青木秀仁氏)．QRコードを読み取れば，スマートフォンやタブレットを接続して交互の会話もできる．
キーボードも手書きも可能である．会議にも使用でき，会議のユニバーサルデザイン化を謳っている．
学校教育にも取り入れるところが出てきている．

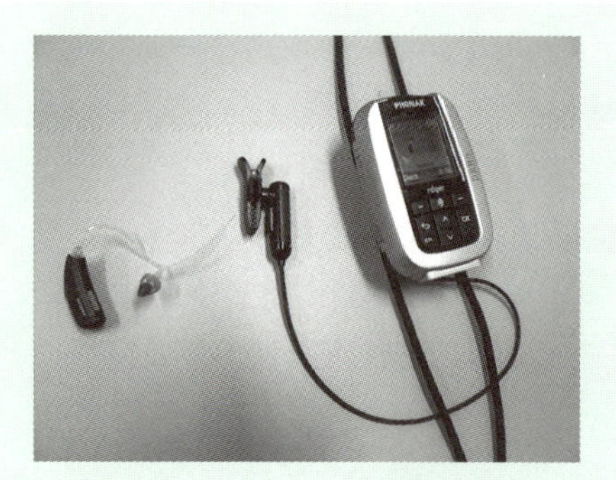

図5● デジタルワイヤレス補聴援助システム「Roger」
左：受信機「ロジャー フォーカス」
右：送信機「ロジャー インスパイロ」

デジタルワイヤレス補聴援助システム（Rojer）．補聴器にも人工内耳にも送信可能である．
左の補聴器（ロジャーフォーカス）は，難聴耳に限らず，聴き手に直接音を届けるという発想のデジタルワイヤレス補聴援助システム．聴覚情報処理障害，一側性難聴（健側耳に装用），発達障害等（雑音下で話を聴くことが難しい児等）に適用できる．補聴のユニバーサルデザイン化ともいえる（いずれもフォナック・ジャパン株式会社の製品）．

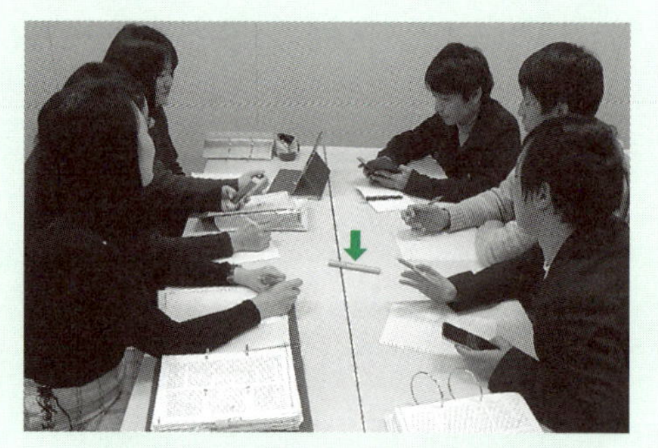

図6● デジタルワイヤレスマイク「ロジャーペン」

軽中等度難聴者でもこのような複数人数のディスカッションは苦手である．テーブル中央に置いてあるマイク（矢印）は，横向きに置くと無指向性となるデジタルワイヤレスマイク（ロジャーペン）で，メンバーの会話を拾い，直接補聴器に届ける．メンバーの理解を深める契機ともなる．BluetoothでUDトークにもつなげられる．スマートフォン型の機種もある（フォナック・ジャパン株式会社）．

第5章

失語症と発語失行における AAC

失語症は，高次な脳機能の障害であり，生活期に移行したのちも長期にわたりその症状が変化しうる可能性があります．それゆえ，STには機能改善とAACアプローチを融合させて取り組む視点が必要です．この章では，失語症状および評価・支援についてわかりやすく整理しています．その上で，コミュニケーション・パートナーの支援を必要とする人たちから，自立してコミュニケーションをする人たちまで，失語症のAACアプローチを解説します．高次脳機能障害についてはコラムがありますので，ご参照ください．

I 言語症状と予後の概観

1 原因と症状

1 原因

失語症は，大脳の言語野が損傷されて生じる後天的な言語障害で，原因疾患としては，脳出血や脳梗塞，くも膜下出血といった脳血管障害や，頭部外傷，脳腫瘍，脳炎などがある．心理的なショックや精神的ストレスによるものではない．多くの場合，何気ない日常の中で突然発症する．ここでは，失語症のRさん（60歳代，男性，重度ブローカ失語）を紹介しながら，失語症の原因を説明する．

2日前に旅行から戻ったRさんは，近くの姉宅に訪問し，玄関先に座り込んでしまった．不思議に思った姉は玄関先の弟に「上がったら？お茶を入れようか？」と問いかけた．しかしRさんは姉に視線を向けるものの，応答する様子はなかった．30分近く座り込んだ後立ち上がり，自宅に帰っていった．翌朝，姉は心配になり弟宅を訪ねた．しかし前日と同様に無言のままの弟が気になり，自家用車で市内の総合病院に連れていった．CTの結果，脳外科の医師から脳出血と診断された．言語野が損傷され，言語障害が後遺症として残ること，言語リハビリテーションが必要なことが告げられ，入院となった．

Rさんは，日ごろから健康に留意していたが，徐々に血圧が高くなり，かかりつけ医から血圧の薬を飲むことを勧められていた．しかし体調の悪いときだけ飲むという不規則な服用をしていた．その結果，血圧がコントロールされないまま，脳出血を発症し失語症になった．

脳血管障害に起因した原疾患として，高血圧症や糖尿病といった生活習慣病が挙げられる．若いときに生活習慣病を指摘されても，痛みや体調不良を伴わないため放置していたという人も多い．リハビリテーションでは「再発させない」ことも目標の1つとなる．生活習慣病は生活を変えなければ改善されないため，言語訓練中に，体重の増減や食欲の有無などを話題にして，失語症者の生活習慣を確認し，再発防止に注意することが大切である．

2 主な症状

失語症の言語症状として「話す」「書く」「聴く」「読む」「計算」の障害が挙げられる．これらの症状について，Rさんのエピソードを取り上げながら説明する．

a）話す

◆喚語困難

入院の翌日，姉が見舞いに訪れた．「おはよう」と声をかけると，Rさんは「‥‥よ～‥‥」と声を出した．姉は「あら，話せるようになったじゃない．良かったわね．」と喜んだ．しかし「何か欲しいものはない？」「ことばの練習は何をしているの？」などと質問しても「よ

〜・・・・」としか応えない．「焦らなくても大丈夫．ゆっくり話していいのよ．」と声をかけても，「・・・・よっよ〜・・・・よ」としか応えないRさんを見て，「あぁ〜やっぱり話はできるようにならないのだ」と，がっかりした．

失語症になって，本人，家族ともにまず驚くのは，「ことばが出ない」という喚語困難である．喚語困難はことばが失われたわけではなく，言いたいことばを頭の中で探し出すのに時間を要する状態である．したがって時間が経った後や違う話題のときに言えることもある．このような喚語困難は，失語症者のみならず，家族にも焦燥感や絶望感を与え，円滑なコミュニケーションを取る上で大きな支障となる．

◆語性錯語

元々おしゃれなRさんは，ひげの伸びていることが気になり，お見舞いに来た姉に「歯ブラシを，持っ・・来て・・・・」と伝えた．最近Rさんが自分の要求を伝えられるようになったと喜んでいた姉は，翌日歯ブラシを10本買って，「たくさん買って来たわよ」と嬉しそうに出した．するとRさんは，「ひげ剃り・・・・と，言っ・・の・・に」と怒ってしまった．姉も「昨日は歯ブラシと言ったのに」と怒り，その後1週間お見舞いに来なくなった．

言いたい単語が別の単語に置き換わる語性錯語がある．語性錯語の中でも意味的に類似したことばに言い誤る意味性錯語は，失語症者本人も言い誤ったことに気づかず，家族も不審に思わないため，「言った」「言わない」のトラブルに繋がりやすい．そのような場合，家族には「確認」することを指導するとよい．「歯ブラシを持って来て」と言っている失語症者に，「歯ブラシで良いの？」と確認するのは，「信じていないようで気が引ける」という家族もいる．しかしトラブルに発展するのはもっと辛いことである．

◆音韻性錯語

失語症者によくみられる症状に，単語を構成する音素の一部が他の音素に置き換わる音韻性錯語がある．音韻の問題であり，次に示す発語失行による構音の問題とは異なる．また，たとえば「りんご」を「りぼずむ」など，音韻性錯語が頻発し，意味をなさないことばになることを新造語，「りぼずむしか，さいてけね」など，新造語が多く支離滅裂なことばをジャーゴンという．ジャーゴンを話す失語症者の家族には「頭がおかしくなってしまったのでは」と不安を訴える人が多い．ジャーゴンが頻発する失語症者とコミュニケーションを取るためには，周囲の工夫がより一層大切である．

◆発語失行

言語訓練が開始されしばらく経過すると，Rさんの声は大きくなり，病前と変わらなくなった．話すことばも次第に増え，漁船に乗っていたこと，その関係で海外旅行が好きになったことなどを，ゆっくり伝えることができるようになった．しかし依然として，ことばは歪んだように聞こえ，言い誤りが多かった．会話が増えるにつれ，たどたどしい話し方や抑揚の乏しさが目立つようになった．

発語失行では，発声発語器官に明らかな運動麻痺や失調がないにもかかわらず，構音のぎこちなさや誤りが生じ，不自然なプロソディになる．構音の誤りとしては置換や歪み，脱落，付加が生じ，プロソディでは発話速度の低下や音の途切れ，抑揚の乏しさが目立つ．発話量が多くなると，発語失行に起因した発話の明瞭度の低下や異常度が目立つ場合がある．

b）書く

ある日姉が病室を訪ねると，Rさんは雑誌の写真を指さしながら「あれ‥‥ほら‥もって．は‥つ，ほら‥は‥‥つじゃない．は‥‥つ」と繰り返している．言語訓練では「遠洋」「1970」などと書き，自分の経歴を伝えているRさんを見ていた姉は，「ここに書いてみて」と，手持ちの手帳とペンを出した．Rさんは一生懸命に「はつ」と書き，その隣によくわからない絵を付け足した．姉は「なぜ『遠洋』なんて難しい漢字は書けるのに，自分の言いたいことが書けないのだろう」と不思議に思った．

失語症では，書字の問題も生じる．日本人の場合は，通常，漢字に比べ仮名が難しくなる．Rさんのように話したことばをそのまま仮名で書いてしまう場合もあり，また「頭の中にことばが浮かんでいないので書けない」と訴える人も多い．Rさんの姉のように，「漢字が書けるのに，なぜ仮名が書けないのだろう」と不思議がる家族もいる．日本語の漢字仮名問題については，古くからいくつかの研究がある[1,2,3]．漢字は，左大脳半球の言語野のみではなく，右大脳半球でも担っているという説や，表音文字である仮名に対し，表意文字である漢字は，意味や筆順，形態などさまざまな要素が含まれているため，言語野が損傷されても残る機能が多いとする説などがある．ことばで表出されなくても，書かれた文字の一部から推測できることもあるので，文字は，失語症者のAACの役割を担う有効な記号の1つとなる．

c）聴く

ある日言語訓練に五十音表を持って来たRさん．Rさんの訴えを聴きとろうとしたが，STはなかなか理解できなかった．持参した五十音表にヒントがあると考え，「五十音表を用意したのはお姉さんですか？」と尋ねると「うん，うん」と頷いた．確認のため「五十音表を用意したのは看護師さんですか？」と尋ねると，Rさんは「うん，うん」と頷き，さらに「義兄さん？」，「近所の方？」と尋ねても，すべてに頷いた．結局このときにはRさんの訴えを聴き出すことができなかった．

失語症者に共通してみられる症状に，聴覚的理解の低下がある．重症度はさまざまで，「日常的に使われる簡単な単語も理解できない」人もいれば，「長いことばがわからない」，「非日常的な複雑な内容が頭に入らない」と表現する人もいる．これには，構文の理解障害や聴覚的把持力の低下といったさまざまな要因が含まれる．家族の中には，「さっきは，わかったように頷いていたのに」と，失語症者の言うことと行動とが一致しない様子に戸惑いを感じる場合もある．

d）読む

Rさんは読書家で，家には世界の文学全集がある．ある日言語訓練に『戦争と平和』など本2冊と眼鏡3つを持参した．眼鏡が3つある理由を姉に尋ねたら「本を読んでも内容が頭に入らないというので，目が悪くなったのではないかと思い，老眼用と近視用と乱視用と，3つ用意した」という話であった．本の内容が理解できなくなったことを，目が悪くなったと勘違いしたようであった．

読むことの問題には，文字で書かれた内容が理解できなくなる読解の障害と，音読の障害がある．聴覚的理解同様に，重症度はさまざまである．一般的に，読解では，表音文字である仮名に比べ，表意文字である漢字が良好である．音読では，仮名は特殊な場合を除いて，文字と音韻とが一対一対応をしているため，表記妥当性や頻度などの言語心理学的変数にもよるが，漢字よりも仮名のほうが読みやすい場合もある．視力の低下が原因ではないため，正しく失語症状を理解してもらうことが必要である．

e）計算

Rさんは退院して自宅に戻り，言語訓練に外来で通院するようになった．ある日姉から「弟はお金の計算ができなくなったようです」と相談があった．聞いてみると「お店で買った品物の合計金額がわからないと騒ぎ出した」という話であった．Rさんは，雑誌とジュースを取って合計金額を払おうとしたが，いくら考えても合計が出せず，結局1000円札を出し，レジからお釣りを受け取った．しかし「お釣りが合っているかどうかもわからない．一人で買い物にも行けない」とがっかりしてしまったということであった．

Rさんのように，四則演算ができなくなる失語症者は多い．失語症になると，計算の問題以外に，数字が書けない／言えない，数唱ができない，数の意味そのものがわからないなど，数に関するさまざまな問題が生じる．

f）心理社会的問題

失語症になると，誰もが当たり前に使っていることばの使用が難しくなり，コミュニケーションに支障が生じる．その結果，自信を失いさまざまな心理社会的問題を抱える．「何もできない」と，チャレンジを諦めてしまうこともある．Rさんも「計算ができないから買い物に行きたくない」と訴えていた．また家族も戸惑い「頭が悪くなった」「子どもになったよう」と表現することもある．「何もできない」と思いこみ，支援しすぎる場合もある．しかし失語症者にとって，何かを任されて役割をもつことは，大きな自信と回復に繋がり，コミュニケーション意欲の向上に結びつく．

2 機能改善のためのアプローチ

機能訓練の目的は，損なわれた機能を修復し，家族や友人，知人といった第三者とのコミュニケーションを円滑にして，生活における障害を減らすことにある．代表的な訓練法には，刺激・促通法，機能再編成法，認知神経心理学的アプローチがある．

1 刺激・促通法

a）伝統的な刺激法

Wepman[4,5]が提唱し，Schuell[6]が集大成した方法である．失語症は言語機能が崩壊・消失しているのではなく抑制されている，あるいは言語機能へのアクセスに問題があるという仮説に基づく．Schuell[6]は，①強力な聴覚刺激の使用，②適切な刺激の使用，③感覚刺激の反復使用，④何らかの反応を引き出す，⑤強制するのではなく引き出す，⑥誤反応には矯正するのではなく刺激を与える，という6原則を示した．残存機能に適切な刺激を系統的に与えることで，機能を促通させることを目的とする．

b）遮断除去法

Weigl[7,8]による方法で，良好に残っている言語様式を前刺激として用いることで，障害されている言語様式の遮断を除去するという考え方に基づく．たとえば模写と音読が良好に保たれている場合には，絵カードに対提示された文字を模写し，模写した文字を音読した後に，呼称に繋げるといった方法が挙げられる．

2 機能再編成法

Luria[9, 10]が提唱した方法で，失語症によって障害された，あるいは消失された言語機能は，直接的な刺激では回復しないという仮説に基づく．そのためにさまざまな方法を利用して機能の再編成を行う．たとえば，構音時の口唇や舌の位置を示した図版を提示したり，本人の口元を鏡で確認してもらいながら単音や単語を斉唱・復唱したりする発語失行の構音訓練や，漢字単語をキーワードとして仮名文字の習得を目指すキーワード法[11]などがある．新たな利用法を学ぶための学習能力が保たれていることが必要である．

3 認知神経心理学的アプローチ

失語症状を捉える際に，健常者の言語情報処理モデル[12]を用いる．障害されている機能や経路を特定することで障害メカニズムを明らかにし，機能改善を図る治療プログラムである．1970年代後半からイギリスを中心に発展した．初期には失読が主な研究対象であったが，現在では，失語症全般に広がりを見せ，特に語彙障害を検討するときに用いられる．

3 一般的な予後とAAC適用のための考え方

1 回復に影響する因子

Bensonら[13]の失語症回復経過を図1に記す．第1段階は自然回復の時期で，第2段階では時間経過とともに，回復の程度がゆるやかになり，発症後約1年でその曲線はプラトーになる．このような回復をもたらす因子について，Bensonら[13]は，相互作用があると述べながら，表1に示す内容を挙げている．最も基本的な因子は損傷の大きさであり，失語症のプロフィールも重要であると指摘している．Basso[14]は，回復の因子を次の3つ，①個人的因子（年齢，性，教育歴など），

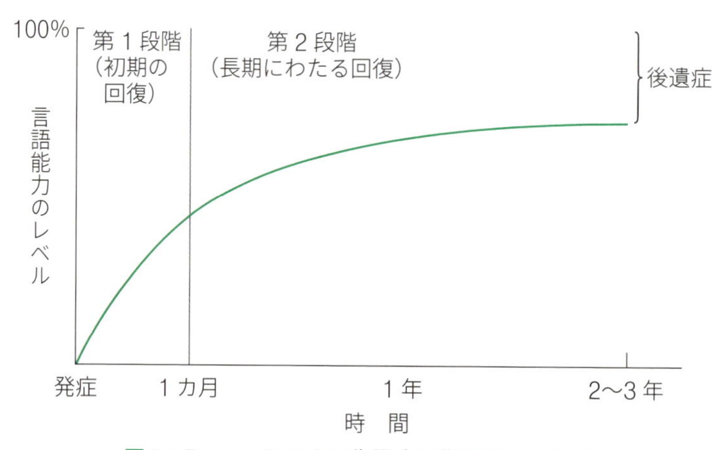

図1●Bensonらによる失語症回復経過（文献13）

表1●失語症の回復に影響する因子（文献13）

損傷の大きさ／損傷部位	脳損傷の大きさと回復の程度には負の相関がある
年齢	一般的に患者の年齢が若いほど予後は良好である
利き手	左利きの方が回復が良好である可能性がある
性別	男性より女性の方が回復が良好である可能性がある
原因疾患	一般的に外傷性の失語症の方が血管性の失語症よりも予後は良好．腫瘍の予後はケースによって異なるが良好でないことが多い
失語症のプロフィール	喚語困難はほとんどの失語で最後まで残る症状である．理解障害は流暢性の障害よりも予後は良い
時間的要因	徐々に発症する病巣による失語症の方が急激な発症の脳損傷による失語症よりも軽度であるが，回復は後者がしばしば良好である
発症後経過月数	最大の回復は発症後数週間から数カ月で起き，その後の数カ月は改善の幅は減少する．個々の言語面の改善の程度は異なる
訓練	発症後どの時期でも失語症に対する訓練・指導の効果がある

②損傷に関連した因子（病因，発症後の期間，障害の重症度），③注意，記憶などの一般的な認知機能に関連した因子に分類している．

わが国では，失語症の長期経過と回復の因子を調べた群研究として，標準失語症検査（SLTA）を指標にした種村ら[15]や中川[16]の報告がある．回復の因子としては性差，年齢，原因疾患，病巣範囲，失語型などが取り上げられ，少なくとも2〜3年以上は機能回復の可能性を追求すべきである[16]と指摘している．

このように，いくつかの研究で回復に影響する因子や，発症から1年以上経過しても言語機能面の回復が続くことが明らかにされてきている．しかしながら回復を捉える指標としては，言語機能面のみでなく，その人のコミュニケーション能力や生活面全体を含めることが必要である．言語は生活の基盤をなすため，失語症による言語コミュニケーションの問題は，言語機能面に留まらず生活全体への影響を及ぼすからである．

WHOによるICF[17]では，「心身機能」「活動」「参加」の3つのレベルと，「環境因子」と「個人因子」を含む「背景因子」から，健康状態や生活を総合的に捉えることを提唱している．その人の環境や生活に合わせて，よりよくコミュニケートするための工夫を行うことは，ICFの考えに沿うと，「活動」や「参加」を向上させるための取り組みに結びつく．重度の失語症者においても，機能障害レベルは変化しなくても，STや周囲の人のさまざまな工夫によって，コミュニケーションが容易になり生活しやすくなる．つまりコミュニケーションの取りやすさには，「環境因子」も重要な役割を果たす．「環境因子」を，プラスの影響を与える促進因子にするために，発症からの経過が長くなっても，失語症者や家族の要望に応じて，必要なときにはいつでも支援できる体制が必要である．

2 AACを適用する際のSTの視点

AACでは，個人が有するさまざまな能力を活用してコミュニケーションの成立を目指す．コミュニケーションの補助手段（エイド）には，いくつかの分類方法があるが，表2のような分け方もある．たとえば，泣き声や笑い声，表情，体の緊張などの最も基本的なサインは，道具を用いない（unaided）コミュニケーション手段になる．要求を伝えるための指さしや「バイバイ」な

表2●コミュニケーションエイドの種類

道具を用いないもの	道具を用いるもの	
	ローテクコミュニケーションエイド	ハイテクコミュニケーションエイド
泣き声，笑い声 表情 指さし 空書 ジェスチャー Yes-No応答 など	日常生活中のコミュニケーションツール（写真，実物，カタログ，地図，カレンダーなど） コミュニケーションノート コミュニケーションボード 描画 書字 など	電話機能 メール機能 インターネットを利用した情報検索 合成音声での読み上げや音声認識 さまざまなアプリ（地図，ゲームや趣味に関するもの） カメラ機能 など

ハイテクエイドについては，VOCA，スマートフォン，タブレット，パソコンなどがあるが，各機器が多機能となり，機器の差別化が難しいため，機能で分けた．文献18を加筆修正した．

どの身振りやジェスチャー，Yes-No応答も，道具を用いないコミュニケーション手段である．よく使用する物の絵や写真を貼って，個人に特化した形で作成し，指さしを用いて使用するコミュニケーションボードやコミュニケーションノート（パーソナルノート），書字や描画を使用したコミュニケーションは，ローテクコミュニケーションエイドである．最近では，ハイテクコミュニケーションエイドとして，「トーキングエイド for iPadシンボル入力版STD」や「同テキスト入力版STD」，「指伝話」といった，IT支援アプリが広がりをみせている．

このような補助手段を失語症者に適用するときに，STがもつべき基本的視点として，次の5点が考えられる．相互に関連しあうが，順に説明する．

a）話題やディバイス形式の個別性への対応

対象者の言語の状態や趣味，その時々のニーズ，身体面や移動面の状態に応じて，AACの適用を個別に検討することが大切である．

図2は，全失語の男性Sさんに導入した，コミュニケーションノートの話題リストのページである．図3はジャーゴンが頻発する重度ウェルニッケ失語の女性Tさんが話したい話題リストである．最近の機器に関しては，Gillette[19]が，発症から約8年経過した，中等度の表出型失語症の女性に，カスタマイズしたiPad miniを導入した報告がある．その女性がよく行くレストランやかかりつけ医の名前等を掲載したところ，STとの会話でiPad miniを起動させて外出先を伝えたことなどが示されている．

またGillette[19]は，この訓練を通して，移動先でも補助手段を使用したいと考える場合には，携帯可能かどうかの検討も重要であると指摘している．失語症者の多くは片麻痺があり，移動に困難を伴う．移動先でも使いたい，常に携帯したいと考える場合には，大きさや重さなどの持ち運びやすさを考慮することが必要である．図2のノートは，自宅で使用し言語訓練時にも持ってきてもらうため，携帯しやすいようにB6サイズにした．Sさんは言語訓練の宿題用ノート（B5サイズ）と，このノートを入れた鞄を，車いすのひじ掛け横に立てかけて，毎回持参した．

このように言語能力に加えて，趣味やニーズ，補助手段の使用場所，携帯の必要性の有無を把握して，個別のAACシステムを作ることが必要である．またノートや機器を入れるケースや鞄にも気を配って，その人が使いやすくなる工夫ができるとよい．

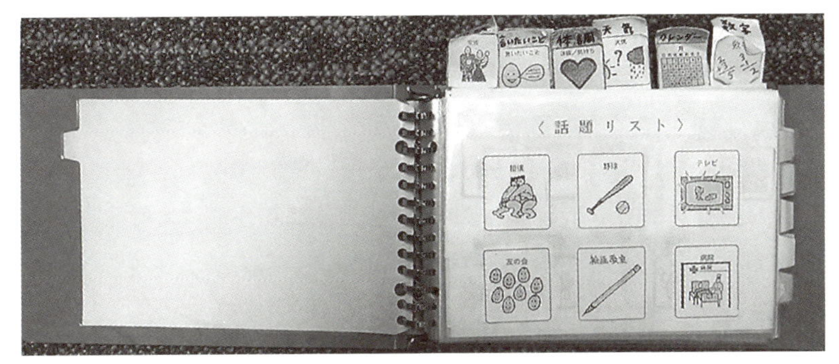

図2●コミュニケーションノートの話題リストのページ

Sさんは野球や相撲を見ることが好きで，失語症友の会や地域の絵画教室にも参加していた．Sさんの趣味や生活にあわせた話題リストを作成し，訓練最初の会話練習で利用した．Sさんは，該当ページを自分で開くことが難しかったため，STがページを開く援助を行ったが，STがページを開いた後には，「今日行いたい話題」を指さすことが可能であった．「相撲」を指さした後には，力士名のページに移り，会話を進めたりした．

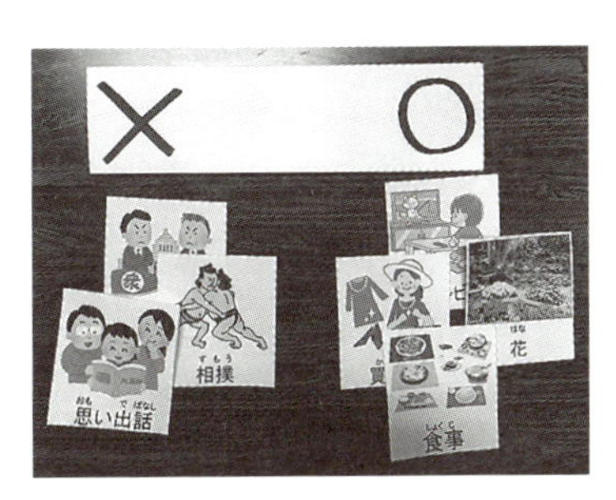

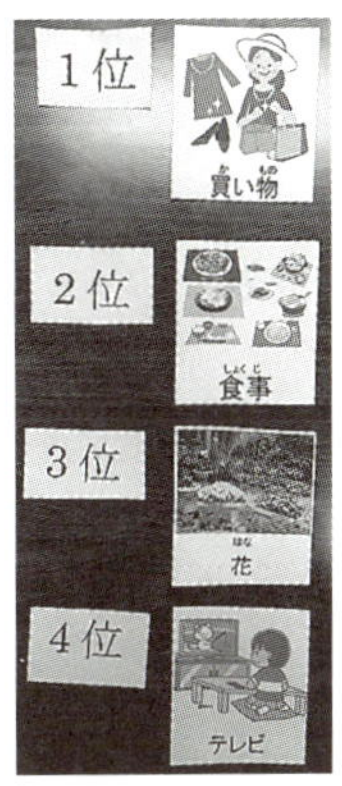

図3●Tさんの話したい話題

Tさんの趣味は，家族との買い物やガーデニングであった．ある時，Tさんに話したい話題を聞いた．最初に数枚の絵カードを用意して，話したい話題（○）とあまり話したくない話題（×）に分類してもらった（左）．その後，話したい話題の順番をつけてもらったところ，「買い物」や「食事」について話したいことがわかった（右）．

b）コミュニケーションの目的の優先

杖や車いすは，歩行が困難なときに自分自身の下肢の代わりになる．杖歩行が辛うじて可能な人が，廊下の先にある自動販売機のジュースを飲みたいと思った場合，杖歩行では，自動販売機にたどり着くまでに，努力が必要で時間もかかる．そのようなときに車いすを使うと，短時間で自動販売機にたどり着くことができる．ジュースを飲むという目的から考えると，車いすを使用する方が，早く手軽にジュースを飲むことができる．

宇津木[20]は，「コミュニケーションは道具であるから，よい道具を使うほうが，よい結果が得られる可能性が高くなるであろう」と述べ「最も安上がりなコミュニケーションの手段は言語であると言える」と指摘している．しかしながら，下肢に障害がある場合には，車いすが役にたつように，言語に問題を抱える場合には，話しことばのみにこだわらず，コミュニケーションが円滑になる道具や補助手段を用いてコミュニケーションを図ることが，スムーズなコミュニケーションに繋がる．たとえば，重度失語症者がテレビを見たいときに，「そこにあるリモコンを取ってほしい」と一生懸命努力して何とか発話する場合と，リモコンを指さす場合とでは，後者のほうが，早くに「テレビを見る」という目的を達成することができる．

失語症者は発症後何年経っても，自分のことばで元通りに話せるようになることを願っている．その気持ちを大切にしつつ，他の手段を使うと伝わりやすい場合があることを，STは失語症者や家族に伝え，理解してもらうことが必要である．言語に加えて使える補助手段を何でも使って，周囲と円滑なコミュニケーションを取ることで，充実した生活，その人らしい生活を送ることを支援することが重要である．

c）自己決定

AACは失語症者の自己決定を引き出すものでもある．Gillespieら[21]は，失語症者は，家族などの介護者に，自身の気持ちや考えを代弁されることを好まないと指摘している．STは，家族らに失語症者のことを代弁してもらうのではなく，ST自らさまざまなコミュニケーション手段を使用して，失語症者本人と話し，当事者の思いや自己決定を引き出すことが必要である．家族からの情報は，失語症が重度な場合にはより貴重であるが，STはそれらの情報を参考にしながら，失語症者本人から話を引き出す努力を行うことが大切である．

失語症者の自己決定を支援するために，Helm-Estabrooksら[22]はLIVEカード（The Life Interests and Values Cards）を開発している．LIVEカードは，YesとNoのカードおよび白黒の線画カード計121枚からなり，各カードはさまざまな活動や感情を表している．活動のカードは，①家庭やコミュニティ（料理をするなど），②創造やリラックス（テレビを見るなど），③身体的（ボウリングなど），④社会的（電話を使うなど）の4領域に分かれている．これらのカードを失語症者に見せて，その活動への参加を増やしたいか否かを問う．ある失語症者にLIVEカードを用いて行いたい活動を調査したところ，その希望を家族は知らず，実現の可能性についてお互いに相談を始めることに繋がったと述べている．

d）獲得訓練と使用訓練

失語症が重度の場合には，特に補助手段の獲得訓練と使用訓練とを別々に考えることが大切である．補助手段が自然に使えるようになることを期待するだけではなく，必要に応じて，獲得訓練や使用訓練を系統的に導入するなど，段階的に関わることが必要である．失語症者の言語能力や補助手段使用能力を把握して，獲得や使用訓練の必要性の有無を判断すること，訓練が必要な場合には，個別にかつスモールステップで進めることが重要である．

獲得訓練としてはHelm-Esbabrooksらによるジェスチャー訓練[23]や鶴田らの描画訓練[24]が，使用訓練としては後に紹介するPACE[25]が有名である．携帯電話やスマートフォンなどの最近の機器に関しても，病前に慣れていた場合には，使用を繰り返すうちに，自然と使えるようになる場合もあるが，獲得と使用訓練が必要な場合もある．

e）パートナー支援

コミュニケーションは，受け手と投げ手が，役割を交替して行うキャッチボールに例えられる．コミュニケーションに問題を抱える失語症者が，受け手また投げ手として他者とコミュニケートする場合には，パートナーの協力が求められる．特に失語症が重度の場合には，パートナーの対応が，失語症者のコミュニケーションの成否に大きく影響する．口頭表出が難しい失語症者には，パートナーが補助手段の使用を促したり，引き出し方を工夫すると，コミュニケーションがスムーズになる．また聴覚的理解が低下している失語症者には，パートナーが書字や絵などの補助手段を使用すると理解が促進される．

パートナー支援として，失語症状や失語症者とのコミュニケーションの取り方を学んでもらうための代表的な取り組みに，NPO法人言語障害者の社会参加を支援するパートナーの会・和音による講座がある．和音では講座参加者を会話パートナーとして養成した後に，パートナーに失語症友の会や会話サロンなどに参加してもらっている．失語症者の個人宅への訪問も行っている（詳細や利用方法は和音ホームページ[26]に記載）．講座概要や特徴，コミュニケーションの工夫の解説などは，田村[27]やNPO法人言語障害者の社会参加を支援するパートナーの会・和音[28]に示されている．

4 本人・家族・支援者のニーズ

1 本人の障害認識とニーズ

比較的軽度な失語症者からも，「自分はバカになってしまった」「人と話ができない」「日中することがない」「ヘンな目で見られる」などの話をよく聞く．当事者たちの声が反映された報告書として，NPO法人全国失語症友の会連合会（現・NPO法人日本失語症協議会）が，全国各地の失語症友の会会員とその家族ら計400人以上を対象に行った調査結果[29]がある．その結果をまとめた山本ら[30]は，「複雑な内容の表現ができない」といったことばの問題に加えて，「友人や近所の人との人間関係の問題」，「職場で失語症が理解されていないことからくる強いストレス」などの訴えが多く，約9割の失語症者が生活しづらくなったと感じていると報告している．失語症者は，ことばの不自由さだけでなく，そこから波及するさまざまな困難を抱えていることを理解することが大切である．

失語症当事者の思いを知るための質問紙の1つに，Kamiyaら[31]が，Hilariら[32]のStroke and Aphasia Quality of Life Scale-39（SAQOL-39）をもとに作成した日本語版のSAQOL-39-Jがある．計39の設問があり，過去1週間の様子について，「全く出来なかった」－「全く問題なし」の5段階で答える．コミュニケーションに関する質問としては，「電話を使うのに十分なくらいはっきりと話すこと」「言いたいことばを見つけること」など5項目がある．その他，身体面に関して「食事の準備をすること」など，心理社会面に関して「決定や判断することが困難だった」などの項目が含まれている．質問紙は，男女別に分かれていて，各質問にはわかりやすい絵が付けられている（図4）．Kamiyaら[31]は失語症者54名に実施した結果，ブローカ失語群の成績が低く，ブローカ失語群は，言いたいことがあってもことばが出てこないため，フラストレーションを抱えていることも一因であると報告している．別の質問紙として，Paulら[33]による計18の設問からなるQuality of Communication Life Scale（QCL）もある．社会性，自己概念，役割・責任の3領域とQuality of Life（QOL）を問い，「違う」－「その通り」の5段階で評価する．本多ら[34]は，QCLが，「コミュニケーションにおける参加」に関わる項目を比較的多く含むと述べ，具体的な評価項目として，「家族や友人とのつき合いを続けている」「みんなは私を会話に入れてくれる」などがあると説明している．

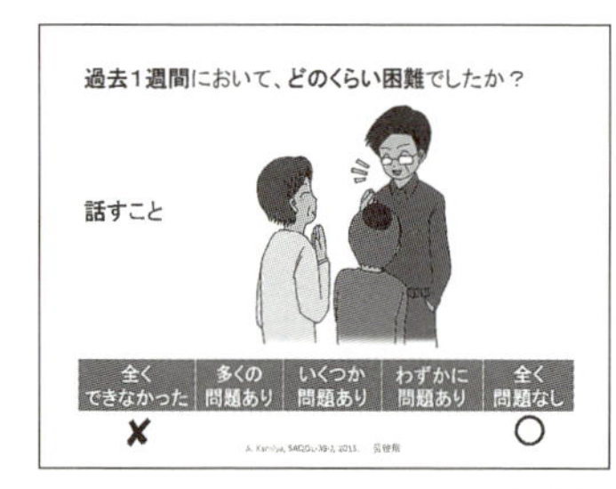

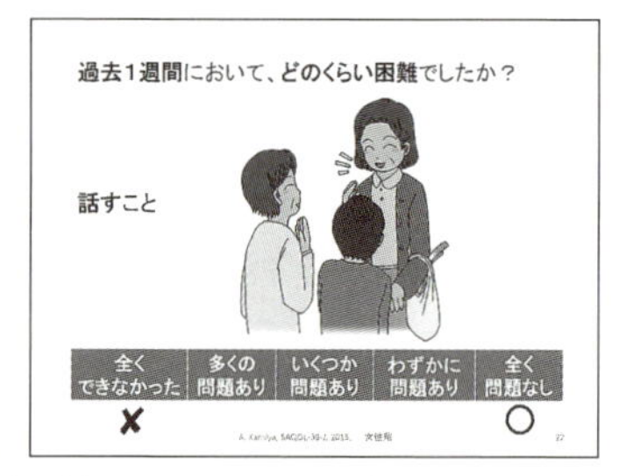

図4● SAQOL-39-Jの例（左が男性用，右が女性用）（文献31）

GarrettとBeukelman[35]は，本人のニーズをアセスメントする視点をまとめている．たとえば，コミュニケーションにおいて困難を感じるのはどのようなときか（場面の選択肢として，電話，家族や友人との会話，知らない人との会話など11項目），どのような話をしたいか（話題の選択肢として，自分の子どものおもしろい話，大切な仕事，好きな料理やレストランなど17項目）等が含まれる．Barkley AAC Centerのウェブサイトから入手可能である．

AACの訓練を行いながら，当事者の思いを把握する取り組みもある．たとえばCorwin[36]は，AAC導入にあたり，主観的思いを評価するための視覚的アナログスケールの有効性を述べ，1つの研究を紹介している．失語症者に，発話産出用のディバイスを用いた訓練を行いながら，質問紙2種類を用いて，当事者の思いを，訓練前・訓練中・訓練後の3回調べた．ある失語症者は，たとえば「見知らぬ人と話すときの気持ち」の質問に，訓練前は，「不満足」に近い回答であったが，訓練中には「満足」に近くなり，訓練後にはさらに「満足」した回答になったことを報告している．AACの訓練を行いながら，本人の思いを知ることができる．

2 家族の障害認識とニーズ

失語症は「見えない」障害であるため，身近な家族らにとっても，何ができて何が難しいのか，正確に把握することは大変である．言語訓練を長期間受けることができなかった失語症者の妻から「夫がどこまでわかっているか知りたい」という話を聞いたことがある．また残語しかみられない重度失語症者の家族から，初回面接で「日中一人暮らしになるので，留守番ができるようになってほしい，かかってきた電話への応対もできるようになってほしい」という希望を聞いたこともある．急性期を過ぎても，残語のみの重度な失語症者が，電話の応対が可能になるまで回復することは難しいであろう．このように，ある日突然話せなくなった失語症者を抱える家族は，多くの場合，戸惑いや不安感をもつ．失語症者と家族との良好な関係を維持してもらうため，また失語症者が社会との繋がりを持つことを家族がサポートしていくためにも，STは家族の思いを把握して，家族への関わりを行うことが不可欠である．

NPO法人全国失語症友の会連合会の調査報告書[29]から，山本ら[30]は，家族として困っていること・ストレスを感じることについて，①コミュニケーション・感情面のストレス，②経済，③生活面のストレス・家族自身の健康の不安という3つに整理している．家族らの社会への要望もあり，自由記述として「支援を行う専門職を養成してほしい」「社会全体の失語症への理解の低さから受ける誤解や不当な扱いをなくすため，失語症啓発事業を行ってほしい」などの意見が多かったとまとめている．このように，家族にも，必要なときに必要な支援を行うことができる環境作りが大切である．

失語症理解を調べる質問紙として，Lomasら[37]によるCETI（Commnication Effectiveness Index）がある．CETIは，「自発的に会話を始めること」「知らない人との会話に参加すること」などの16の設問に，「全く出来ない」から「病前と同様にできる」までのスケールで評価する．Fucetolaら[38]は，失語症者130名と家族らを対象に，CETIが失語症者の日常コミュニケーションをどれだけ幅広くかつ正確に反映しているかを調べた結果，家族らによる評価結果は，全体的には失語症の重症度（BDAE）と実用コミュニケーション能力（CADL-2）との間に強い相関があったことを報告している．

わが国では，失語症者の家族に焦点をあてた質問紙として，小林ら[39]による介護負担感評価法（COM-B：Communication Burden Scale）がある．家族のストレス（負担感）を明らかにするための質問紙で，全30の設問があり，5段階（1〜5点）で評価する．小林[40]は介護者の生活や心理に，失語症が二次的にも影響していたことを報告している．また辰巳ら[41]は，「自己効力感」に注目して，コミュニケーション自己効力感評価尺度（CSE：Communication Self-Efficacy Scale）を開発した．「ご本人のペースに合わせて，ゆっくりと会話をすることができる」などの計16の設問からなり，「全く自信がない」から「絶対の自信あり」の11段階で回答する．信頼性と妥当性の検討を行った結果，臨床的有用性を十分に備えたスケールであると述べている．

3 支援者の障害認識とサポート

前述の山本ら[30]は，失語症の人が生活しづらい背景には，社会全体の失語症についての理解不足，コミュニケーション上のバリアがあることが示唆されたと述べている．報告書[29]の自由記述にも「友人，医師，看護師の中に失語症の扱い方がわからない方々が多い」「STのいないデイサービスでは気持ちが伝えられず置いてきぼりになる」などさまざまな意見がある．失語症者を支援する専門職においても，失語症状が理解されていない現状が示されている．

地域住民に失語症を理解してもらうための試みとして，「言語聴覚の日」にちなんで，各都道府県の言語聴覚士会が開催する講演会や相談会，学術講演会等の公開シンポジウム，各施設やNPO法人などが行う講習会や研修会がある．先に挙げたNPO法人和音の取り組みも，全国各地に広がっている．失語症者とのコミュニケーションの取り方に関する講習会の成果については，竹中ら[42]の報告もある．

また厚生労働省による「失語症者向け意思疎通支援事業」では，まず，指導者を養成するための指導者養成研修会を行い，その後，失語症がある人への意思疎通支援者を養成する取り組みを開始することになっている．

しかし失語症という言語障害があることさえ知らない人も多い．「“失語”なので，ことばを失い，何も話せなくなるのかと思っていた」等の話を聞くこともある．今後，STがさまざまな機会を利用して，行政や金融機関なども含めて，失語症者が外出先で出会う可能性のある人々を対象に，失語症状や失語症者とのコミュニケーションの取り方を知ってもらえるような取り組みを行うことが必要である．失語症者や家族が，コミュニケーションバリアを感じずに，穏やかに笑いながら生活していくために，我々STがさらに努力して，失語症者の周囲にいる支援者や地域住民に失語症の理解を推し進めることが求められる．

II AAC導入のための掘り下げ検査

1 姿勢・運動面で確認しておくこと

失語症者の多くは，利き手である右上肢の麻痺を伴うため，非利き手の左手で，各補助手段を操作することになる．慣れてくると，徐々に左手での使用がうまくなってくる場合が多いが，使用手の運動や感覚の問題，失行の有無を確認することが大切である．たとえば，電子機器の画面をタッチしても画面が反応しない場合には，非利き手で行うための不慣れさの問題なのか，感覚の問題や失行の要素が加味されているのかを検討する．慣れの問題であれば，徐々に使用できるようになるであろうが，そうでない場合には，タッチの仕方を説明したり，見本を見せたり，一緒に行ったりして，操作方法を学習してもらうことが必要である．

書字や描画を行うときには，書くための道具が必要である．鉛筆，ボールペン，太いマジックなど，いくつかを試して，その人が実用的に使いやすいもの，あるいは確実に使えるものを検討することも大切である．片麻痺の人が書くときには，反対側の上肢で用紙を押さえることができないので，用紙が動いてずれてしまうことがある．そのため用紙を文鎮で押さえる，バインダーに挟むなどの工夫が求められる．

補助手段を携帯する場合には，持ち運び方法にも注意することが大切である．失語症者の多くは片麻痺があり，重くて大きいコミュニケーションノートやパソコンを持ち運ぶのは困難である．失語症者が，自分の移動手段に合わせて，自ら工夫できる場合もあるが，必要に応じてPTやOTと連携して検討するとよい．車いす使用のUさんは，パソコンや言語訓練用ノートなどを入れた鞄の肩掛けベルトを，車いすの取っ手にかけて（図5），持ち運んでいる．

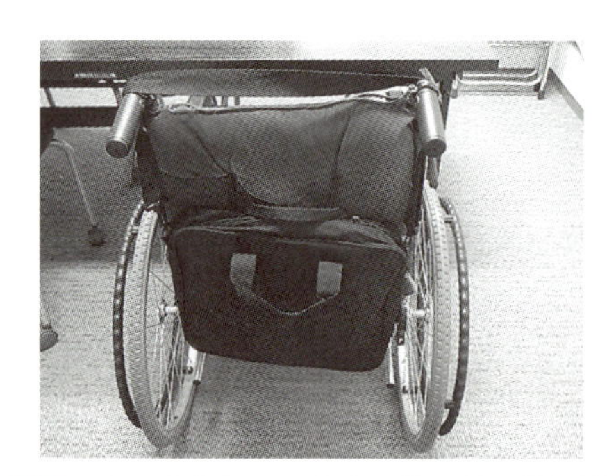

図5●車いす使用のUさんの鞄の持ち運び方

2 感覚入力で確認しておくこと

1 視覚

補助手段は，通常視覚を利用するため，視覚的な問題の有無も確認する．半盲の場合には，見落としがあっても，指摘されれば視線を動かすことで見落としに気づくことができる．半側空間無視や，どちらかの側に注意が向きにくいという注意障害があると，指摘されても気づかないことが多い．通常の老化による視覚の問題とともに，脳損傷に起因する視覚認知の問題も把握する．

線や単語の抹消テストや図形のマッチングなどの簡単なテストを行うことで，実用的な視力や視野が保たれているか確認することができる．Garrettら[43]は，視覚機能や注意機能を調べるために，goodという単語を探すという，簡便な4課題を作成している．4課題それぞれフォントサイズが異なったりしている．その一部を図6に示す．Barkley AAC Centerのウェブサイトから入手可能である．

2 聴覚

失語症による聴覚的理解障害は，程度の差があるもののほとんどの失語症者に認められるが，まずは，言語音が刺激として入力されているか，つまり年齢に応じた聴力が保たれているかどうかを確認する．高齢になるほど，高音域の聴覚閾値が上昇し，語音明瞭度や音源定位能力の低下を伴うことがある．

飯干[44]は，認知症者を対象にして，日常生活での支障度を簡便に調べる「聴こえの日常生活支障度評価表」を作成している．言語音としては食堂での会話など6項目，環境音としてはドアの開閉音など4項目がある．自記式の評価であるが，飯干[44]は介護者にもこの評価法を使ってもらい，自記式評価との一致度を調べている．このような評価項目を参考に，失語症者の聴こえをチェックするとよい．

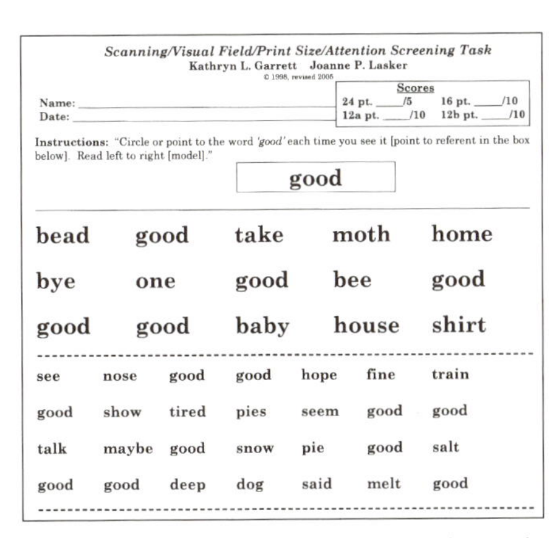

Scanning/Visual Field/Print Size/Attention Screening Task
Kathryn L. Garrett　Joanne P. Lasker
© 1998, revised 2005

Name: ____________________
Date: ____________________

Scores
24 pt. ____/5　16 pt. ____/10
12a pt. ____/10　12b pt. ____/10

Instructions: "Circle or point to the word *'good'* each time you see it [point to referent in the box below]. Read left to right [model]."

good

bead	good	take	moth	home
bye	one	good	bee	good
good	good	baby	house	shirt

see	nose	good	good	hope	fine	train
good	show	tired	pies	seem	good	good
talk	maybe	good	snow	pie	good	salt
good	good	deep	dog	said	melt	good

図6●Garrettらによる視覚機能に関する検査の一部（文献43）

3 認知面で確認しておくこと

失語症の重症度や合併する高次脳機能障害の種類，コミュニケーションニーズによって，注意や記憶，知的面の確認が必要なこともある．特にハイテク機器を使用する場合には，遂行機能や注意機能，状況判断能力が保たれているかを調べることが大切である．既存の検査としては，遂行機能障害症候群の行動評価日本版（BADS：Behavioural Assessment of the Dysexecutive Syndrome）[45]や，標準注意検査法（CAT：Clinical Assessment for Attention）[46]がある．両検査ともに教示が複雑で，口頭での反応が求められるため，失語症者に行う場合には軽度失語症者が対象になる．その場合にも，結果の解釈には，言語の問題を考慮する必要がある．知的機能を調べる検査としては，指さし反応で解答するレーヴン色彩マトリックス検査[47]が有用である．

重度失語症者に，代償手段の導入を考える場合には，言語コミュニケーションの基礎となる意味知識や象徴機能が保たれているかどうか確認するとよい．The Pyramids and Palm Trees Test[48]は，刺激図版1枚に対して，2枚の選択肢から意味的に近いものを選ぶ検査で，言語を介さずに意味知識を調べることができる．重度失語症検査[49]にも，非言語的関連能力や基底的な非言語的記号能力を調べるためのPart Ⅰ（非言語基礎課題）と，意味構造を調べることができるPart Ⅱ（非言語記号課題）がある．Part Ⅰのマッチング課題は，同じ機能の物品（形は異なる）同士の「実物と実物のマッチング」と，絵カードを利用した「実物と絵のマッチング」である．より詳細に検討したい場合には，同じ形同士の物品のマッチング，形が異なる絵カード同士のマッチング，写真と実物とのマッチング，写真と絵カードとのマッチングなどの課題を，自ら工夫するとよい．

失語症が重度になると，このような意味知識が低下する場合がある．低下がみられる場合には，補助手段導入前に意味的側面への基礎訓練を行うか，もしくは補助手段を導入しながら，意味的側面への訓練も同時に行うという方法も考えられる．

4 言語・コミュニケーション面で確認しておくこと

1 言語面

言語機能を総合的に調べる検査として，わが国では，標準失語症検査（SLTA）[50]，WAB失語症検査[51]，失語症鑑別診断検査（DD検査）[52]がある．いずれも言語の4側面と，数や計算を調べる検査であるが，それぞれに特徴がある．まずはこのような総合的失語症検査を実施して，言語機能全体を把握し，保たれている側面や低下している側面を明らかにする．総合的失語症検査ではほとんど点数が取れず，床効果がみられる重度失語症者には，重度失語症検査[49]を用いるとよい．

2 コミュニケーション面

非言語面を含めた実用的なコミュニケーション能力を調べる検査には，実用コミュニケーション能力検査（CADL）[53]がある．この検査では，日常コミュニケーション場面34場面が取り上げられ，模型などを利用してロールプレイを行う．指さしやジェスチャーなどの非言語的な代償手段の使用を含めて採点し，コミュニケーションレベルを明らかにすることができる．

Garrett ら[54]は，スクリーニングとして，9ページにわたるコミュニケーションノートを用いて，失語症者の応答を調べる課題を作成している．たとえば『あなたはどこで生まれたか教えてください』の質問に対して，失語症者が，ノート中の「地図」のページを開き，その位置を指させるかなどを調べる．この課題は，Barkley AAC Centerのウェブサイトから入手可能である．このようなスクリーニング検査課題を作成し，評価・再評価を行うと，補助手段使用能力の変化を調べることができる．

3 言語・非言語を用いたコミュニケーションの運用面

深田[55]が「対人的状況で使用されるコミュニケーションは，言語－非言語併用コミュニケーションである」と述べているように，実際の会話を通して，言語・非言語を用いたコミュニケーションの運用能力を把握することも大切である．

失語症者の中には，口頭言語のみで伝えられないときに，自発的にジェスチャーや描画を使用して，うまく言いたいことを伝える人がいる．一方，非言語的手段を使用する能力があるにもかかわらず，自らはなかなか使用しない人がいる．会話時に，喚語困難がみられたときの失語症者の対処方法について，①別の表現に言い換えようとするか，②言語的手段から切り替えて，自発的に非言語的手段を用いようとするか，③促せば非言語的手段を用いるのか，④促しても非言語的手段を用いようとしないのかまたは用いることができないのかを観察するとよい．

会話場面を詳細に調べる方法としては，会話分析がある．佐藤[56]は，事例を提示しながら，失語症者の会話能力評価に会話分析を用いることの意義を述べている．非言語的手段の使用を含めた会話分析を行うと，分析にかなりの時間がかかるが，会話の中での言語・非言語の運用面を把握することができる．

5 心理面で確認しておくこと

発症からの経過の如何にかかわらず，多くの失語症者は，失語症になったことによる心理社会的問題を抱えている．

当事者が抱える思いを調べる既存の検査については，先にいくつかを紹介した（SAQOL-39-J[31]など）．さらに意欲面の確認も大切である．補助手段利用にあたり，誰かに発信したいという気持ちがあるか，新しいことを学びたい・新しい機器の使用にチャレンジしたいという気持ちがあるか，押さえておくとよい．意欲を調べる検査としては，標準意欲検査（CAS：Clinical Assessment for Spontaneity）[57]がある．面接や観察による評価と，対象者本人への質問紙による主観的評価も含まれる．質問紙を失語症者に実施する場合には，STが読み上げながら行うなどの配慮が必要である．

また失語症者や家族との面接を行い，人生経験や自叙伝的情報，趣味，興味，好きな話題を把握することが大切である．情報収集の内容としては，先に挙げたGarrett ら[35]のものが参考になる．その人の生活史を把握した上で，実生活でのコミュニケーションニーズを具体的に知ることが重要である．今後，どのような生活をしたいか，どのような場面でどのような会話をしたいかを調査する．そのニーズによって，役立つ補助手段や，その補助手段のカスタマイズの方法が異なる．たとえば，定年になり，今後は地域との関わりを深めたいと考える場合には，失語症者に話を聞きながら，具体的な場面をリストアップしていくとよい．地域の消防団に入る，地域での早朝のラジオ体操に参加するなど，いろいろな場面が考えられる．消防団メンバーとの会合の席で，会話に不安を感じる場合には，伝えたい内容や近況報告を事前にVOCA（Voice Output Communication Aid）に入れておくのもよい．家族に吹き込んでもらってもよいし，本人が落ち着いてゆっくりと吹き込んでもよい．会合の席でうまく言えないときにVOCAを利用できるという安心感をもつことができる．ラジオ体操への参加の場合には「おはよう」「今日も元気です」などの挨拶語を，あらかじめVOCAに入力しておき，その場で使用してもよいし，言いたいことを書いておいたメモを音読してもよい．コミュニケーションニーズを具体的に把握することが，支援に役立つ．

6 社会的資源で確認しておくこと

特に重度失語症者が補助手段を使用する場合には，人的環境として，コミュニケーションパートナーの役割が重要である．超高齢社会の現在，失語症者の家族（妻や夫）も，高齢のことが多い．パートナーである家族に関わるときに，家族の言語機能や知的面・記憶面をさりげなく把握するとよい．家族に，面接の日時や場所を書いたメモを渡すといった配慮や支援が必要な場合もある．

パートナーの補助手段使用に対する考えも重要である．重度失語症者のためのコミュニケーションノートを，絵の名称を言う訓練用と考える家族もいる．そのような場合にはノートの使い方を説明したり，失語症者とSTとのノート使用場面を，何回か見てもらい，目的や使い方を知ってもらうとよい．

最近では，iPadのようなディバイスを用いる失語症者が利用できそうなさまざまなアプリがある．最新の機器や便利なアプリについて，STが習熟することが望ましいが，失語症者が困ったときに手助けできるような人材が失語症者の身近にいるかどうかを確認しておくことも大切である．

公的負担による支援機器の支給システムとしては，障害者自立支援法上，「補装具」と「日常生活用具」がある．「補装具」の中では，失語症者に該当しそうな補装具種目として「重度障害者用意思伝達装置」が，「日常生活用具」の中で失語症者（音声言語機能障害）向けには「携帯用会話補助装置」がある．

意思伝達装置や携帯用会話補助装置にはさまざまな種類があるが，失語症に関して，最近の機器が公的負担の対象となるのは難しいようである．身近な例として，重度発語失行による音声言語の喪失（身体障害者手帳3級）の方が，重度障害者用意思伝達装置仕様を有したアプリが装備されたノート型PCを申請したときに，通常のPC機能が使えるものへの支出はできないと断られたことがある．また失語症が対象ではなかったが，iPadに関して，公費補助があったにもかかわらず家族も使用していたことがあり，審査を厳しくしているという例も聞いたことがある．しかし市区町村によって判断が異なる場合があるため，まずは相談窓口に行き聞いてみるとよい．また窓口で失語症者への支援機器の公的負担について周知されていない現状もあるため，たとえば地域のSTの連携を密にして，公的補助に詳しいSTに間に入ってもらうなどの工夫を行うとよい．実際に，相談窓口では断られたが，県の身体障害者相談センターに行き，公的負担が認められたなどの経験もある．

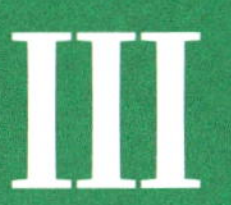

III AACの考え方を軸にしたアプローチ

Garrettら[58]はAACの対象者を計6分類している．まずは大きく「パートナーの支援を必要とする人たち」と「自立してコミュニケーションをする人たち」に分け，それぞれさらに3グループに分けている（表3）．各グループには，本人の目標が示されているが，前者のグループには，パートナーの目標も挙げられている．たとえば「発展段階にいる人たち」の目標の1つは，「指さしや手を用いて，日常生活の中でニーズにあった物を選ぶこと」，パートナーの目標の1つは「日常生活場面で選択や同意，拒否を使用できるようにすること」である．

以下，Garrettら[58,60]の分類に沿って，わが国での具体的な取り組みや考え方を紹介する．

1 発展段階にいる人たち

認知－言語面に重度の障害があり，注目や相づち，指さしなどの基本的なコミュニケーション行動がほとんどみられない全失語のような人たちである[60]．このような重度失語症者には，物を注視する，物品や写真を選択する練習などを行うとよい．Yes-No応答の確保も重要である．Yes-No応答が成立すると，自分の意思を相手に推測してもらいやすくなる．

表情も乏しくYes-No応答が難しい場合には，実物の模型などを用いて，Yes-Noの表出訓練を行う．重度失語症者にとっては，拒否も大切なコミュニケーションであるため，「嫌だ（No）」と，手で振り払うような動作を求めてもよい．拒否を示した後には，好きなものを選んでもらう

表3 ● AACの活用状況による失語症者のグループ分け

コミュニケーションパートナーの支援を必要とする人たち
発展段階にいる人たち
状況文脈を利用して選択を行う人たち
自立前の状態にいる人たち
自立してコミュニケーションをする人たち
機器の保存メッセージを使う人たち
新しいメッセージをつくり出す人たち
特定のニーズをもつ人たち

日本語訳は，文献59に基づいた．

などの工夫も考えられる．のちに紹介するMさんのように，実物を用いた「やり取り課題」の後に，Yes-No応答の訓練に繋げる方法も考えられる．病前の趣味や好きだったものの雑誌やカタログなどを，一緒に見てもよい．

家族らパートナーに協力してもらうことが不可欠であるが，家族自身が，重度失語症者への接し方に戸惑っている場合もある．「見えない」障害である失語症は，家族らにとっても理解しにくい．そのような場合には，家族らの戸惑いを受け入れながら，家族に，コミュニケーションの取り方の基本[28]を説明することが必要である．また家族らに，日常のコミュニケーション場面での具体的な困りごとを聞き，困りごと場面に応じて，有効と考えられるコミュニケーション方法を一緒に考えることも大切である．選択すら難しい重度の場合には，日常生活の中で，選択の機会を設けてもらうことを提案するとよい．たとえば，「牛乳」と「ジュース」のように失語症者の好きな飲み物の実物を見せて，二者択一で飲みたい物を選んでもらう，また，飲み物を注視できない・選ぼうとしない場合には，1つずつ目の前に示しながら表情も見るようになどと具体的に説明するとよい．

2 状況文脈を利用して選択を行う人たち

自ら会話を始めることは難しいが，パートナーの支援があれば会話に参加できる人たちである．失語タイプでは，全失語，重度ブローカ失語，超皮質性運動失語，重度ウェルニッケ失語とされる[60]．

このような人たちには，パートナーの関わり方が重要となる．重度失語症者Vさんと家族との会話例（架空例）を示す．家族が買い物に行く前に，Vさんに，買ってきてほしいものがあるか尋ねている場面である．

会話（1）

1. 家族：買い物に行ってくるけど，何か欲しいものありますか？
2. Vさん：あ～，う～ん（何かを訴えようとしている）
3. 家族：アッ，ひげ剃りのムースがなかったから，ムース？
4. Vさん：あ～，（首を横に振る）
5. 家族：ムースではない，えっと，えっと，明日，病院のリハビリにいくから，アッ，リハビリに持っていく，新しいタオル？
6. Vさん：あ～～～，（首を横に振る）
7. 家族：タオルでもない，うーんと····．

（続く）

会話（2）

1. 家族：買い物に行ってくるけど，何か欲しいものありますか？
2. Vさん：あ～，う～ん（何かを訴えようとしている）
3. 家族：アッ，ひげ剃りのムースがなかったから，ムース？

4. Vさん：あ〜，（首を横に振る）
5. 家族：ムースではない‥‥，えっと，じゃあ，このチラシの中にある？（スーパーのチラシを差し出す）
6. Vさん：アッ，（チラシの中の「刺身」の絵を指さす）
7. 家族：夕飯にお刺身を食べたい，ということだったのね．わかりました．お刺身を買ってきますね．
8. Vさん：（にこにこする）

会話（1)(2）ともに，4までは同じやり取りであるが，5での家族の対応が異なる．会話（1）では，その後もやり取りが続き，家族にストレスがかかり，Vさんの苛立ちも予想される．それに対し，会話（2）では家族がチラシを差し出したことで，Vさんの考えが家族に伝わり，家族も安心して買い物に出かけることができる．その結果，家族はVさんが希望した刺身を購入し，Vさんも刺身を食べることができ，それぞれの行動が強化される．今後も，わかりやすい絵や写真が含まれるチラシなどを利用するという，よい循環が生じることが予想される．

また重度失語症者Wさんは，外来での言語訓練開始時に何かをしきりに訴えていた．何回かのやり取りを行った後，STがカレンダーを差し出して，次回の訓練のことか聞いたところ，頷きがみられ，訓練への訴えであることがわかった．その後も，STが簡単なジェスチャーを使用したり，○×などを書いたりしながら，やり取りを続けたところ，言語訓練はそろそろ終了にしたいという希望であることがわかった．訓練を終了したいという思いも，当事者の大切な自己決定である．高齢になり通院のための移動が負担になってきた様子であった．

失語症者，特に重度失語症者の思いを引き出すためには，STや周囲の人々がさまざまな補助手段を使用しながら，本人の言いたいこと・伝えたいことを理解したいという気持ちをもって関わることが重要である．

3 自立前の状態にいる人たち

このグループは，構造化されたST場面ではAACを利用することができるが，自然の会話場面では自分の考えや思いの伝達方法を考えつくことができない人たちで，流暢・非流暢どちらの失語タイプも含まれる[60]．

言語を含め，さまざまな補助手段の使用を促す訓練方法として，会話のルールを利用したPACE[25]が知られている．図7にPACE訓練の4原則と実施方法と例を示す．特にPACEの原則（3）で，STが送信者になった場合の対応に，注意が必要である．失語症の重症度にもよるが，STも発話に加えて，ジェスチャーや描画などの補助手段を使用することが重要である．失語症者の言語や補助手段の使用の様子を観察し，失語症者が使えそうなまたは失語症者に使ってもらいたい手段を見極めて，STが補助手段の使用法のモデルを示すことが必要である．失語症者だけが補助手段を使用するのではなく，STもモデルを提示しながら，一緒に使用するという気持ちをもつことが重要である．いつでも使えるように，紙と鉛筆を用意しておくことも大切である．

Lyon[61]は，描画の使用について，失語症者が描き始めない場合には，聞き手側が自ら描き始め

原則
(1) 臨床家と患者との間の新しい情報の交換
(2) コミュニケーション手段の自由な選択
(3) 会話における対等な役割分担
(4) コミュニケーションの充足性に基づいたフィードバック

実施方法
臨床家と患者が交替で，裏返しに置かれた絵カードの山から，1枚ずつ，絵カードを引き抜く．交互に，伝達内容の送信者と受信者になる．

実際例
［送信者：失語症者（中等度，非流暢），受信者：ST］
送信者：パン　みたいに，ド～，丸くて，円盤，
受信者：パンみたい・・・・
送信者：絵，こうなっていて，チョコレートがあるやつで
（自発的に絵を描く）
受信者：食べられる　おかし？
送信者：おかし，です
もちろん，ない　やつもある
丸くて，チョコレートで，丸くて
受信者：いつ，食べる？
送信者：3時，おやつ
受信者：アッ，ドーナツ！

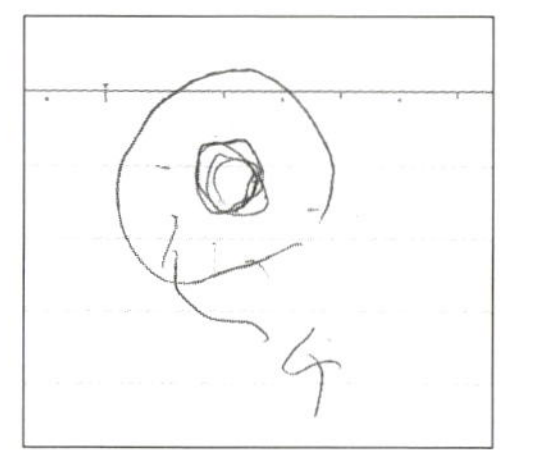

図7●PACE訓練の原則と実施方法および実際例

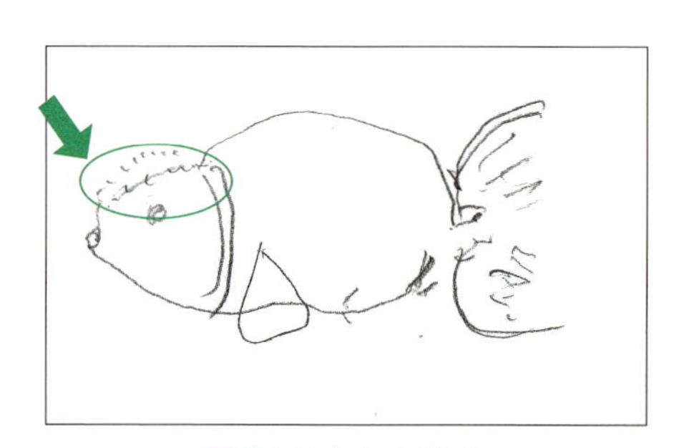

図8●Xさんの描画

STがXさんに「自宅でどのような金魚を飼っているか」尋ねたところ，Xさんは，置いてある紙と鉛筆を用いて，自発的に金魚の絵を描いてくれた．
さらにSTが「頭がぼこぼこしている金魚なのですね」と聞いたところ，自発的に，その部分を強調するように描き足してくれた．矢印と丸部分が，Xさんが自発的に描き加えてくれた箇所である．

ることで，相手に話題を提供したり，共通の話題を提案することができると述べている．描画においても，STがきっかけ作りを行うことが必要である．

ジェスチャー能力や描画能力がある程度保たれている場合には，PACEなどの使用訓練や聞き手側の支援がなくても，やり取り場面で，自ら使用できる場合もある．そのような場合でも，より自然によりわかりやすい表現方法に結びつけるために，STも補助手段を使用したり，さりげなく強化することが大切である．図8は重度失語症者Xさんの描画である．STからの「自宅でどのような金魚を飼っているか」の質問への応答である．やり取りの中で，自然にうまく補助手段を使用する失語症者もいるため，その能力を発揮してもらえるような関わりを行うとよい．

ハイテク機器に関しても，支援が必要である．たとえば，40歳代後半の中～重度の失語症者に，携帯電話の利用を目指して訓練を行った取り組みがある[62]．事務職であった女性失語症者本

人から，携帯電話を使用したいという希望があり，訓練を開始した．病前はスムーズに行えていた基本操作も難しかったため，まずは「使い方の獲得訓練」として，操作手順を記したカードを見ながら操作を進める誤りなし学習（エラーレスラーニング）を実施した．その後「メール入力訓練」として，ふりがなを付けた例文リスト（元気です，など）を，携帯電話に入力する練習を行った．その結果，徐々に慣れて例文リストを増やすことができた．挨拶などの簡単なことばなら自力で入力できるようになり，疎遠になっていた友人ともメールでの交流が再開した．補助手段の使用練習においても，このように，ICFの「参加」の向上に繋がるとよい．

4 機器の保存メッセージを使う人たちと新しいメッセージをつくり出す人たち

「自立してコミュニケーションをする」グループで，失名詞失語，中等度ブローカ失語，伝導失語，超皮質性運動失語が相当する[60]．Garrettは「機器の保存メッセージを使う人たち」と「新しいメッセージをつくり出す人たち」に分けて紹介している[58]．「機器の保存メッセージを使う人たち」は，馴染み深い環境や話題に関しては，機器に保存してあるメッセージを自分で見つけて使うことができるが，馴染みのない話題については，新しいメッセージを自らつくり出すことが困難な人たちである．「新しいメッセージをつくり出す人たち」は，制限があるが，文字や発話によって，新しい情報を生成できる人たちである．

ここでは，わが国の実態にあわせて，Garrettのいう2つの群をまとめて説明する．

コミュニケーションに支障はあるものの，発話や書字，描画，ジェスチャー使用などの残存能力を活かすことができる群であるため，発話を含むさまざまなコミュニケーション手段を使用して，いろいろな人とコミュニケーションできる場面や機会を設定することが大切である．また，支援の手がかりを得るために，失語症当事者や家族から日常生活の様子を具体的に聞くとよい．

ある失語症者は，CADL検査の「メニューの注文をする」項目では，支障なく完全正答であった．しかし家族との外食時には，家族が，その失語症者の好きな料理を選び，注文も家族が行っていた．このように，できることを，馴染みのない話題や場面では行っていない場合もある．困難な要因，あるいは行っていない要因を探り，必要な支援を行うとよい．

研究段階の取り組みであり，言語機能レベルへの訓練要素が含まれるが，「お出かけ支援システム[63,64]（図9）」を紹介する．10インチ程度のタブレット型になっているActVoice smart[63,64]は，絵カードの提示，ヒント・正解音声の再生，声の録音・再生，音声認識による発音の確認ができる機能を搭載している．またタブレットに付いたカメラで撮影することにより，その写真を利用した独自の訓練用カードを作成できる．さらに作成したカードを専用クラウドにアップすることで，友の会の会員や，グループ訓練の仲間と共有して利用することができる．筆者が関与する友の会では，1年間で，200枚以上の写真がクラウドにアップされた．自宅の庭で咲いた花や，手料理などもアップされ，自宅での楽しい様子が窺える．友の会の会員同士がこの写真を見ながら近況を確認しあうなど，失語症者同士のコミュニティの場で利用され，また，クラウドにアップすることを目的に外出する失語症者も増えている．コミュニケーション能力の向上や，コミュニケーション機会の拡大に役立っている．

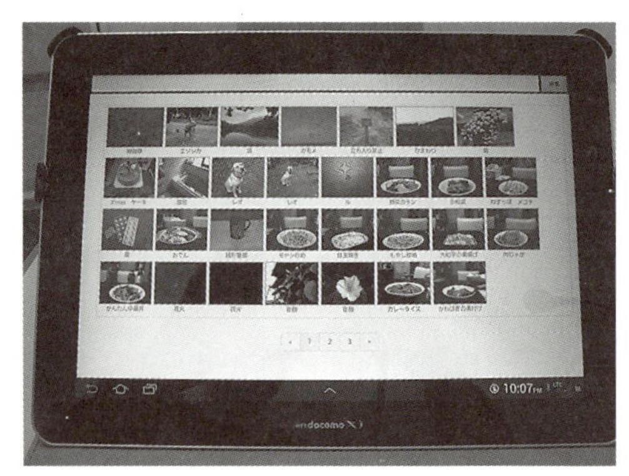

図9● ActVoice smartがインストールされたタブレットのクラウド画面
お出かけ支援システムの構築
発症から20年以上経過したYさん（70歳代前半，男性，脳出血，感覚型失語）．定年後は，言語訓練に訪れる以外は，家で寝てばかりいる生活をしていた．しかし，タブレットを貸し出し「犬の写真を言語訓練に使用したいので，写真を撮って欲しい」と依頼したことをきっかけに，現在は遠くまで一人で外出し，珍しい花や町内の祭りを撮り，自らクラウドにアップするようになった．

5 特定のニーズをもつ人たち

正確性や効率が求められる電話や会議の場面，美容院での髪型の注文や，孫との会話などといった特定のコミュニケーション場面で，AACが必要となる人たちである[60]．

下記の2つは研究段階の取り組みであるが，特定のコミュニケーション場面で利用できるアプリ・ツールである．

1 スマートフォンを使用した喚語思い出し支援アプリ

喚語困難の著しい失語症者と会話する際にSTは，絵や文字で書き示しながら，「それは食べたものですか？」「おかずでしたか？」「お肉でしたか？」「鶏肉でしたか？」などと，大きなカテゴリーから小さなカテゴリーへと絞り込む質問を行い，失語症者のYes-No応答を手がかりに「伝えたいことば」を探る．このようなやり取りを支援してくれるアプリとして「失語症者向け喚語思い出し支援アプリ[65, 66, 67]（図10）」の開発が試みられている．スマートフォンのアプリから提示される文字や写真を含んだ質問に，失語症者が「はい」「いいえ」「わかりません」の3つの回答を行うだけで，回答が絞られていくシステムである．

現在はまだ「料理名」を絞り込むアプリだけであるが，失語症者が，外出先で食べた料理を伝えたいときなどに役立つ．

2 要約字幕作成支援ソフト

失語症者にとっても理解しやすい，テレビ放送向けの「要約字幕作成支援ソフト」[68, 69, 70]の開発も行われている．筆者らが立ち上げている失語症友の会のホームページは，失語症者の理解を促進させるために，要約字幕作成支援ソフトを応用している（図11）．たとえば，ホームページの1ページ目には「失語症」の啓発を目的に「失語症状」を記載しているが，キーワードにカーソ

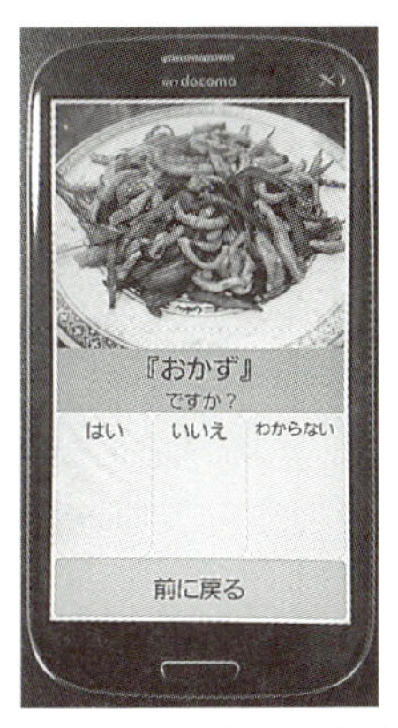

図10●スマートフォンで使用している失語症者向け喚語思い出し支援アプリ

発症から9年が経過したZさん（40歳代後半，男性，脳梗塞，混合性失語，右片麻痺）は，3カ月に1回程度の割合で言語訓練室に訪れ，その間に行った場所や食べたものを，このアプリを使用して楽しそうに伝えてくれる．

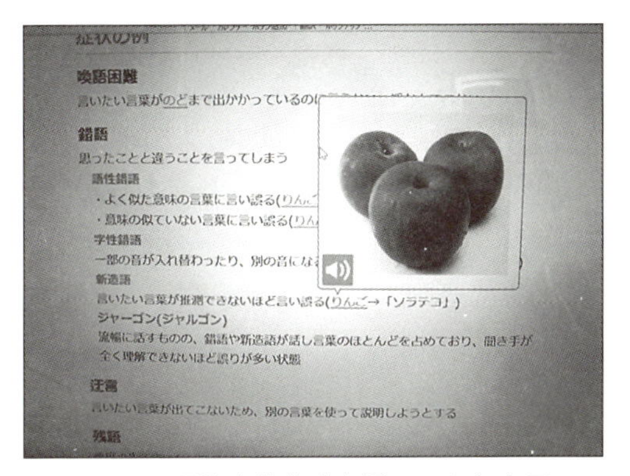

図11●要約字幕作成支援ソフトを応用

ルを合わせることで，絵に変換されたり，音声で読み上げたりという工夫を施している．今後は，各ホームページとリンクするときに，失語症者にわかりやすい機能をつけることで，失語症者もインターネットを活用して情報収集しやすくなることを目指している．

ハイテク機器に関しては，失語症者がユニークな使い方をしている場合もある．盆栽が趣味の失語症者は，購入した盆栽に付いている植物名の漢字が読めないときに，タブレットの手書き機能を利用して，手書き入力して読み方を調べていた[71]．最近の機器をうまく使用している失語症者から，使い方を見せてもらったり話を聞いたりして，ユニークな使用方法を学ぶことも大切である．

IV 臨床における実践例

ここでは，①AACに繋げることを目的に前言語訓練を行った最重度失語症者のMさん，②ICT機器を言語機能訓練からAACのディバイスとして活用しはじめた重度混合型失語症者のNさん，③コミュニケーションの補助手段として実生活に活かすことを目的に描画やジェスチャーの訓練を行った重度運動型失語症者のOさん，④携帯メール操作の訓練を行うとともに，訓練前後に当事者の思いを調査することができた中等度ウエルニッケ失語Pさんの4人への実践例を紹介する．なおNさんへの関わりは言語機能面が主であるが，訓練後半には，呼称訓練で使用していたタブレットを使用しAACとして活用したため，紹介する．またPさんの紹介については，平山[72]からその一部を取り出し，加筆を行った．

1 Mさん：前言語訓練

1 ケース紹介

70歳代前半，男性，右利き，脳梗塞，最重度失語症，右不全麻痺．

発症から2週間経過して，車いすに座れるようになったが，言語訓練室では一点を見つめたままの無動・無言であった．名前や住所を質問しても，握手を求めても，反応がなかった．鉛筆を渡しても受け取ることはなく，介助して手渡しすることで，やっと鉛筆を持つことができた．しかしその鉛筆もすぐ置いてしまい，机上の物に目を向けることはなかった．臨床場面の観察や看護記録，放射線学的所見から，注意障害や右半側空間無視，意欲・発動性の低下といった高次脳機能障害を伴った，最重度の失語症であると思われた．

2 基本的コミュニケーション能力の改善を目指した「やり取り」課題

基本的コミュニケーション能力の改善と，指し示された場所に視線を向けることができるようになることを目的に，「やり取り」課題を実施した．

まずSTがお手玉をMさんの視線の前に提示する．そしてMさんの手をお手玉の下まで持っていき，手掌の上にお手玉を置いて，強く握るように介助する．その後すぐに，Mさんの手の下にSTの手を置き，「下さい」と言う．そして，再びMさんの手掌を介助して下に向け，「ありがとうございます」と言いながらお手玉を受け取る．

これは，基本的コミュニケーションの確立を目指した訓練で，触覚や体性感覚，運動覚，視知覚といった残存機能を活用している．Mさんは，はじめは介助されるだけだったが，次第にお手玉に手を伸ばすようになり，STとのお手玉の受け渡しが可能となった．受け渡しの位置も，少しずつ左右上下へと移動させ，Mさんが視線を動かして受け取るように誘導した．Mさんが受け取ったお手玉は，STの手掌から，紙皿に入れるようにした．その紙皿の位置を徐々に移動させ，

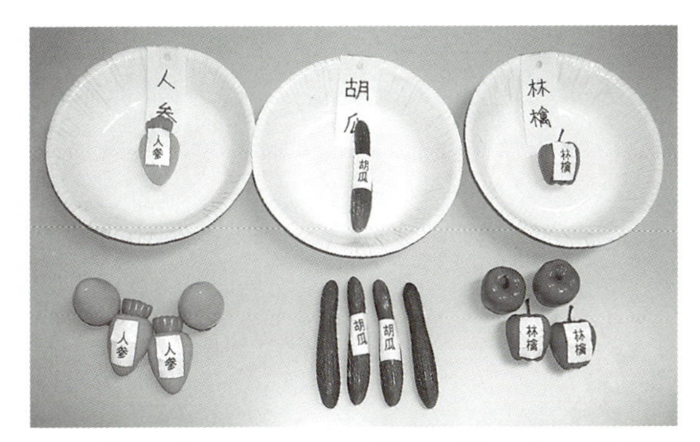

図12●物品と物品のマッチングおよびカテゴリー分類課題

最終的には机上に置くことで，机上に注意を向けるようにした．その後お手玉を人参や林檎などのミニチュアに替えた．そして，人参は人参の紙皿へ，林檎は林檎の紙皿へ分けて入れるように，紙皿に見本を入れて誘導した（図12）．

3 「状況判断力」を用いたマッチング訓練からYes-No応答の確立を目指した訓練

ここまでくれば，言語指示がなくても，「状況判断力」で，物品と物品のマッチングが可能になる．次第にMさんは「同じ仲間を合わせる」あるいは「異なった仲間と分ける」ことを意識できるようになった．さらに文字と文字，あるいは文字と物品のマッチングを行い，最後に「野菜」の文字の書かれた紙皿に人参や胡瓜を入れ，「果物」と書かれた紙皿に林檎や苺を分け入れるという言語機能に関連した練習に切り替えることができた．それぞれのカテゴリーが理解できるようになれば，今度は，野菜の紙皿の前に○印，果物の紙皿の前に×印を提示し，「これは野菜ですか？」と言いながら人参を示す．するとMさんは，○つまり野菜の紙皿を選択する．同様に「これは野菜ですか？」と言いながら林檎を提示すると，×つまり果物を選択する．このような練習を続けることで，Mさんは「状況判断力」を用いて，○はYesを，×はNoを示すことを理解し，Yes-No応答の訓練に繋げることができるようになった．

4 考察

2枚の絵カードを並べて「猫はどれですか？」と聞いても，同じところしか指さない，あるいは「『あいうえお』と言ってみましょう」と言っても，頷くだけで，指示の理解すらなされていないような最重度失語症者に，何をしたらよいか，途方にくれた経験を持つSTは多いのではないだろうか．モチベーションが上がる取り組みを考えたり，家族に言語症状やコミュニケーションの取り方を説明することも必要である．しかし最重度失語症者においても，言語機能そのものやコミュニケーション面の回復をあきらめず，個人のレベルに応じた残存能力を見出し，さらなる改善に取り組むことが重要である．最重度失語症者でも，触覚や運動覚，視知覚は残存していることが多い．残された機能を活用して，さまざまな基礎的訓練やAACに繋げる訓練を行うことが大切である．今回，前言語訓練を取り入れ，スモールステップで働きかけたことで，Mさんの Yes-No応答の確立に繋がったと考えられた．

2 Nさん：言語機能訓練からAACのディバイスとして活用

1 ケース紹介

60歳後半，女性，右利き，脳内出血，重度混合型失語，重度発語失行．

発症から3年経過したNさんは，「頷き」と「首振り」で日常コミュニケーションを行っていた．重度の発語失行に加え，発声発語器官に強い失行のあるNさんは，挺舌はおろか開口も困難であった．やっと10秒間開口が保持できても，発声しようとすると閉口してしまい，簡単な歌を唄うことも難しく，有意味な発話はみられなかった．しかしNさんは「何でもよいから自分のことばで話したい」と強く希望し，夫もそう望んでいた．

2 「話す能力の再建」を目指した訓練

音声言語の表出は喪失に近い状態と判断し，「話す」ことに固執するNさん夫妻に対し，何度となく，「話す」こと以外にできることを見つける提案を行った．買い物に行くことや，料理を作ること，絵を描くこと，文字を書くこと，メールを打つことなど，AACを念頭に置いた働きかけを行った．しかしいずれも受け入れられず，言語訓練に行き詰まりを感じることがあった．

しかし「何でもよいから自分のことばで話したい」と強く訴えるNさん夫妻に背中を押され，Nさんにとって発話しやすい方法を試行錯誤した．髙橋の方法[73]を参考に（表4），根気強く母音や半母音を表出するための練習に取り組んでもらった．訓練は必ずしも順調に進んだわけではないが，Nさん夫妻はこのような言語訓練を楽しみにし，自宅での発話練習も行っていた．訓練を開始し1年以上経過した頃，3母音に加えヤ，ワ，ハ行の表出が少しずつ可能になり，有意味語句の練習が可能になった．

表4● 音韻・音声再建のためのスモールステップ[73]

1. 3母音（a,o,i）の確立とプロソディの導入
①単一母音が安定して構音出来るまでの反復練習 　イ）楽な発声を得るため充分なリラクゼーションの実施 　ロ）高低や長短などプロソディを付ける ②複数母音の組み合わせ
2. 残り2母音（u,e）と半母音（j,w）の導入
①単一母音が安定して構音出来るまでの反復練習 　イ）高低や長短などプロソディを付ける 　ロ）/i/～/a/→/ja/，/i/～/o/→/jo/，/i/～/w/→/ju/などヤ行音の導入 　ハ）ワ行音の導入
3. 処理時間の比較的長い子音（h,n,s,r,m）の取り組み
4. 感情語句や情緒的な語句の練習
5. 語中に子音を入れた語句の導入

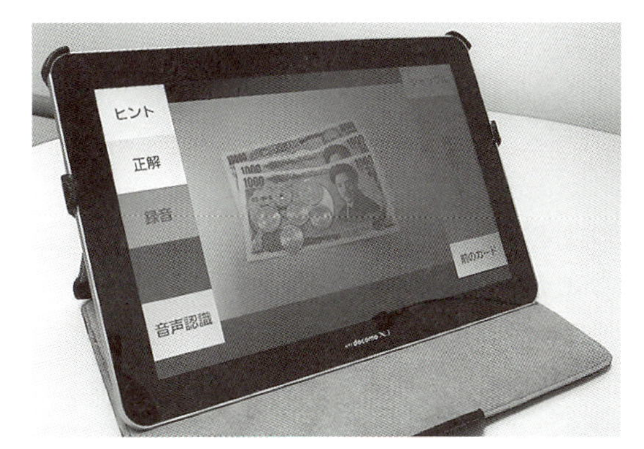

図13 ● ActVoice smartがインストールされたタブレット

3 タブレット用アプリの音声認識を用いた音声言語の表出訓練からAACのディバイスとしての活用につながった訓練

Nさんへの次のステップである有意味語句の練習には，ActVoice smart[63, 64]を使用した（図13）．このタブレット用アプリは音声認識機能が便利で，失語症者の音声を認識して，正誤を判定してくれる．通常，失語症者の誤った発音に対して，家族が訂正すれば，「そんなふうには言っていない」とトラブルに繋がりかねない．しかし機器が「私には○○と聞こえました」や「正解です」と反応すると，発話の誤りを受け入れやすくなり，自分のことばを客観的に捉えることができる．このタブレットは，家での練習が中心となるNさんに適していると考えられた．

練習語には，日常会話語彙[74]を参考に，母音が語頭となる「お父さん」「お母さん」など5語を選び，それぞれの写真を撮った．その写真には音声認識のためのタイトルを入力した．失語症になって以来，自信を失い何事にも消極的となっていたNさんは，当初タブレットの使用に積極的ではなかった．しかし「話す練習をしたい」思いや，練習語が日常で使う語であったこと，タブレットの操作が簡単であったことなどから，すぐに馴染んだ．Nさんはタブレットを自宅に持ち帰り，復唱の練習を行った．

2週間程度で復唱可能となったNさんに，今度は，音声認識ボタンを押して呼称する練習を開始した．はじめは，自分の表出することばをなかなか認識しないタブレットの声に戸惑っていたが，何度か失敗するうちに突然，正答ボタンを押して復唱の練習を始めた．「お父さん」となめらかな発音であった．しかしもう一度音声認識ボタンを押して発音しようとすると，緊張してしまい発音ができない．Nさんは，気を取り直して，今度は語頭音のヒントボタンを押して「お父さん」と繰り返した．そして，もう一度音声認識ボタンを押すと，「お父さん」と大きな声で発音し，タブレットから「正解です」と返された．「できたじゃない」と嬉しそうに笑う夫に自慢げに振り返るNさん．自分のことばで話した瞬間であった．

このような機能改善を目的にしたディバイス操作に慣れ，自信もついてきた頃に，AACとして利用できるように，タブレットのカメラ機能やインターネットの地図機能などの練習も行った．

訓練開始当初は，近所との接触を嫌がり病院以外の外出を避けていたNさんであった．しかし徐々に夫とドライブや散歩に出かけるようになり，いつの間にか，出かけたときには，風景や食べたものを，タブレットで，写真に撮るようになった．また時折訪れる子どもたちとの会話に，タブレットがAACとして役立つようになった．さらには写真を家族や友人にLINEで送るなど，遠隔コミュニケーション手段としても利用されるようになった．

4 考察

現在，インターネットの地図機能やGPS機能，入力予測・変換機能やカメラ機能，音声読み上げ機能といったさまざまなICT技術が，ハイテクエイドとして活用されてきている．

しかし重度の失語症者や高齢者の場合には，ハイテクエイドなどの「新しい機器」に馴染むのに時間を要する．また急性期の病院などでは，AACの導入について，「機能改善を諦める」印象を持ち，練習に抵抗を示す失語症者も少なくない．Nさんへのタブレット導入にあたっては，日常で使う語をリストアップしたこと，最初は簡単な機能のみを使用してもらったことなどが，タブレットがスムーズに受け入れられた要因であったと考えられた．

ICT技術には，言語機能訓練やAACへの活用に留まらず，生活を豊かにするさまざまな可能性がある．今後我々STは，柔軟な知識や発想をもって，ICT技術を失語症臨床にうまく取り入れていくことが必要である．そして，「失語症者とその家族が自分たちでできることを広げる力」や「使いたい機能を選ぶ力」を培えるような臨床上の工夫が求められる．

3 Oさん：描画やジェスチャーの訓練

1 ケース紹介

50歳代前半，男性，右利き，脳梗塞，重度運動型失語，右片麻痺．

発症から4カ月が経過し，周囲のスタッフの協力を得ながら何とかごく簡単な日常のやり取りが可能になったOさん（図14）．在宅復帰し，両親との3人暮らしになった．退院後，週2回のデイサービス利用と，週1回の言語訓練が開始されたが，Oさんは，週を追うごとに元気がなくなってきた．1週間の出来事，またデイサービスや家での様子を聞いても，話してくれなかった．ホームワークの課題も行わなくなった．そこでOさんが利用しているデイサービスの担当者に連絡して，1日の様子を尋ねたところ，デイサービスでは，ほとんど話をせずに孤立していること，理学療法の訓練やデイサービスの行事にも参加せず，入浴のみの消極的利用になっていることがわかった．家族の話では，自室のベッドで寝ていることが多く，ほとんど話さないということであった．

病院ではベッドに横になっていることは少なく，リハビリテーションにも積極的であったOさん．家に帰ってからの変容ぶりに，入院中にリハビリテーションを担当していたスタッフは一同驚いた．

2 コミュニケーション評価

Oさんの自宅でのコミュニケーションの様子を調べるために，ビデオを用いてコミュニケーション評価を実施した．Oさんに30秒間のビデオを見てもらい，次にビデオの内容を知らされていない家族（母親）に，その内容を伝えてもらった．『大きな牛に草をあげようと近づいたら，牛

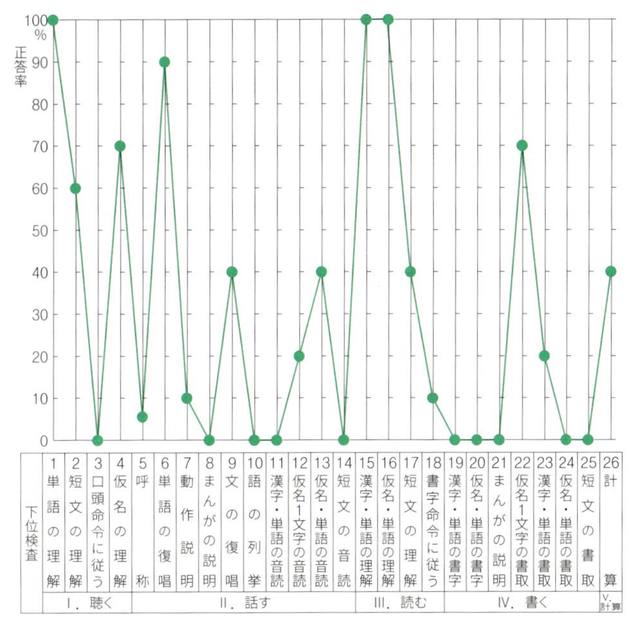

図14●発症から4カ月のSLTAプロフィール

の頭で突き飛ばされてしまい，大泣きしている子ども』のビデオを利用した．

《様子の一部》

Oさんは机上の紙面に「もも」と書くと，母親はすかさず「もも？」と読み上げた．Oさんは「うん」と頷くが，母親は「もも？もも？」と繰り返した．するとOさんは左腕を大きく回したため，母親は「家のまわり？」と聞いた．次にOさんは「と」と書くと，母親は「とー？」と聞き返した．すると今度は「とーおす」と左腕を回しながら言った．このようなやり取りが繰り返された．しばらく考え込んでしまった母親をみて，Oさんは「わかんねぇな‥‥」と伝えることを諦めてしまった．

本評価からOさんは，簡単なジェスチャーや書字を使用することができるが，その表現が拙劣であること，コミュニケーションパートナーの対応方法によりその残存能力が有効に活用されていないこと，しかし表現方法のスキルアップができそうなことなどが見出された．

描画やジェスチャー訓練を行う上では，①失行を中心とする行為の障害がなく，②知的能力と，③言語の理解力がある程度保たれている[75, 76]ことが重要となる．幸いOさんには，訓練の支障となるような失行はなく，知的レベルも保たれていた．そこでジェスチャーや描画を用いて，より詳細な表現を行うことによって，コミュニケーションの補助手段として実生活に活かせるような訓練プログラムを導入した．

3 支援プログラム

訓練語には，健常高齢者の日常会話語彙[74]および「ジェスチャーと描画の伝わりやすさの違い[77]」を参考に，50語の日常物品を選んだ．訓練の方法としては，物品の写真カードを提示し，OさんとSTとで，「どうしたら，その日常物品名が相手に伝わるのか？」を考えた．Oさん本人に表現方法を考えてもらうことを重視したが，Oさんが反応を示さないときには，写真カードのジェスチャーや模写を勧めた．また表出されたジェスチャーや描画がわかりにくい場合は，伝わりやすい表現方法をアドバイスした．

その後，Oさんの表現方法が他者に伝わるかどうか，チェックするために，STの実習生を対象に，練習した方法を用いて写真カードの内容を伝えてもらった．実習生にうまく伝わらなかった場合には，その理由や伝わりやすい方法を再考した．

4 経過

訓練開始当初は，描画，ジェスチャーともにとても拙劣であった．描画は紙面に丸や線あるいは無意味なものを描くだけであり，ジェスチャーは空中に丸や線を示すだけといった様相であった．しかしOさん自身の工夫やSTからのアドバイスをもとに，回を重ねるごとに，描画，ジェスチャーとも上達してきた（図15）．たとえば，自分自身の身体部位をうまく使って一連のジェスチャーを表現したり，描いた絵にジェスチャーを加えたりするようになってきた．たとえば，眼鏡を表すときには，自分自身の目のまわりに指で丸を描いた後に，眼鏡を外すジェスチャーを行った．鍋を表すときには，鍋の絵を描いた後にその蓋を開けるジェスチャーをした．次第に伝わりやすい手段を自ら工夫して表現できるようになり，伝達のための所要時間も縮小された．訓練当初は1時間に5枚ぐらいしか伝達できなかったが，3カ月経過頃には，約20枚を簡単に伝達できるようになった．

このような獲得訓練と使用訓練を繰り返した結果，般化が見られるようになった．デイサービスでのPT訓練時に，階段の絵を描いた後に，指で歩くジェスチャーを行うことで，階段昇降の訓練を行いたいことを伝えた．また母親に，たまごの握り寿司の絵を描いて，卵焼きを作って欲しいことを伝えたりした．コミュニケーションが容易になったことで，家やデイサービスでの孤

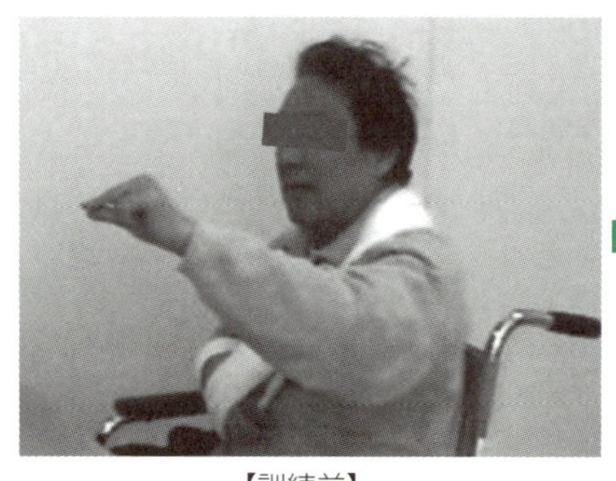

【訓練前】
空中に絵で描き表そうとしていた

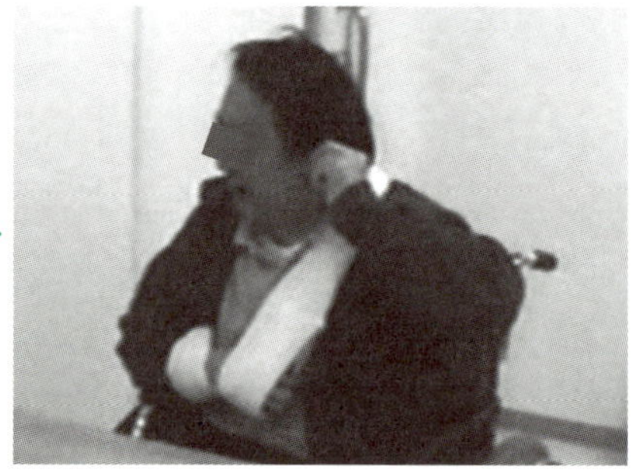

【訓練後】
実際に使用しているようなジェスチャーになった

図15● 耳かきを表すジェスチャー

立が減少した．

5 考察

失語症者にとって，失語症を理解し，会話を支援してくれるパートナーの存在が重要である．しかしそのパートナーが高齢であると，失語症を適切に理解したり，失語症者の言いたい内容をうまく引き出すための工夫を行うことが，難しい場合もある．そのようなときには，失語症者本人へのきめ細やかな関わりが必要である．利用可能な補助手段をスキルアップさせることで，少しでもコミュニケーションがスムーズにいくように，支援することが求められる．

失語症者の個々人の能力やニーズを見極め，適切な補助手段を検討することはもちろんのこと，環境面を含めて，失語症者の実生活での問題点を評価・分析し，問題解決に向けた具体的な支援に取り組むことが大切である．

4 Pさん：携帯電話のメール操作訓練

当事者中心のアプローチとして，作業療法の領域で，自分らしい作業を見つけるためのカナダ作業遂行測定（COPM：Canadian Occupational Performance Measure）[78]がある．COPMでは当事者がどの作業遂行に注目したらよいかを明らかにするために，当事者に作業の捉え方を聞くことから始まる．コミュニケーション障害を抱える人へのAAC訓練を行うときにも，当事者中心のアプローチが大切である．どのような場面で，誰と，どのようにコミュニケートしたいか，当事者のニーズをSTとの協働作業で明確にした後に，訓練ターゲットするコミュニケーション行動を具体的に定めるとよい．その上で，訓練前後に，ターゲット行動の遂行状況とコミュニケーション障害による支障を調査することで，当事者の障害認識の変化を知ることができる．ここでは，メール操作の練習を行いながら，訓練に対する当事者の思いを調査した実践例を紹介する．

1 ケース紹介

50歳代前半，男性，右利き，中大脳動脈出血，ウェルニッケ失語（中等度），右片麻痺．

Pさんは，発症後約2年間，病院で言語訓練を行っていた．それ以降は，言語訓練は行っておらず，仕事もやめ，月1回の友の会に参加する程度であった．発症から約5年経過した頃に，クリニックで月2回の言語訓練を行うことになった（図16）．PさんはT字杖を用いて独歩可能であり，日中は，家族と自宅近くを散歩する生活であった．コミュニケーションに関しては，自分から話しかけることは少なく，友の会でも，他者の話を聞いていることが多かった．馴染みの人に対しては，ときにジャーゴンがみられるものの積極的に会話を行っていた．しかし「話す機会が少ない」という訴えがあったため，言語訓練では，会話の時間を多く設けて，Pさんの思いや言いたいことを引き出すように働きかけた．

クリニックでの言語訓練を開始し約1年半経過時に，「困っていること」や「これから行いたいこと」について，インタビューを行った．他者との会話，新聞や小説を読むこと，電話での応対，パソコン使用などを例に挙げながら，面接を進めた．その結果「携帯電話のメールの操作」に興

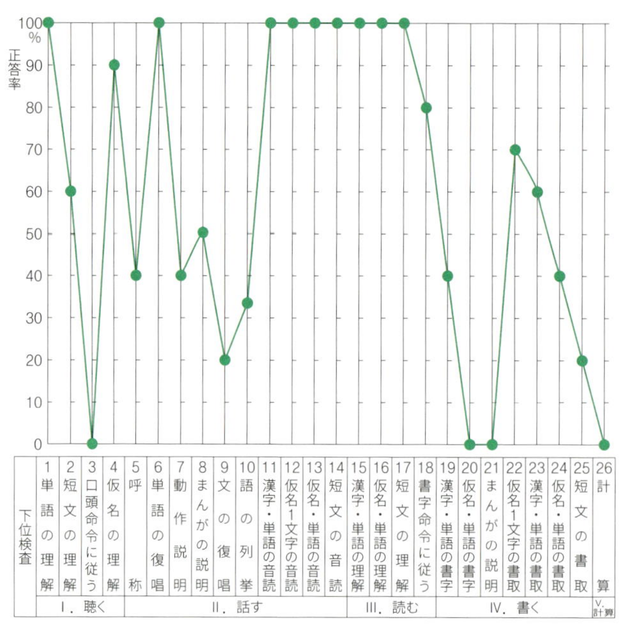

図16●PさんのSLTAプロフィール

味を示し，うまくなりたいというニーズがみられたため，訓練に取り入れることにして，週1回のメール操作訓練を実施することになった．

2 訓練開始前のメールの使用状況

病前は仕事や友人との連絡のために，携帯電話をよく使用していた．病後にも，自分の携帯電話を持っていたが，離れて暮らしている家族（妹）からときどき送られてくるメールを読む程度で，返信は行っていなかった．このような日常生活から，自分でメールを打てるようになりたいという希望が生じたと思われた．

母親から，Pさんはメールを読むが返信していない，しかし本人は，病後も，病前と同じように携帯電話を使いこなせると思っている，という情報があった．

3 メール訓練の内容

訓練は大きく次の2つ，操作機能の習得を目標とした「メール機能の操作訓練」と，伝えたい内容を文字で入力する「文字入力訓練」に分けた．両訓練ともにスモールステップで進めた．

a）メール機能の操作訓練

Pさんの携帯電話の機種に合わせたメール送信手順の課題分析表（全15ステップ）を作成し，各ステップの成否と，全ステップ終了に要する所要時間を測定した．訓練デザインとしてはABAデザインとした．

まずベースライン（A期）を3回行ったが，成績は向上しなかった．その後，訓練（B期）として誤りなし学習（エラーレスラーニング）の考え方を取り入れた．つまり各ステップを記す手順書を1枚ずつめくってもらい，手順書をみながら操作を進めてもらった．手順書ありの訓練を5回

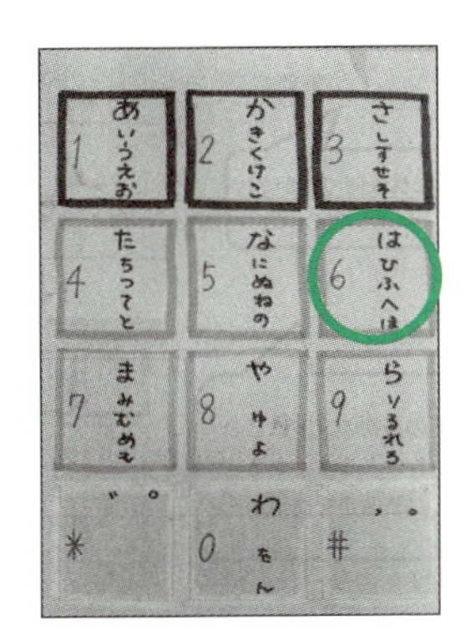

図17● 携帯電話キーを模した五十音表

たとえば，呼称用カード「ひこうき」では，○印で示した箇所を選択することが正答となる．

実施したところ，徐々に手順書を見ずに順調に操作を進めている様子が観察され，所要時間も短くなってきた．6回目から手順書なし（A期）で，操作に取り組んでもらった．手順書なし訓練を6回繰り返した．その間，誤りはみられなかったため，メール機能の操作は習得したと判断した．

b）文字入力訓練の様子

本訓練に先立って，携帯メール操作に必要と考えられた文字操作能力を調べるために，独自に「携帯電話キーを模した五十音表」を用いた「文字同定検査」を行った（図17）．その結果，この五十音表を使用すれば，携帯メールの文字操作は何とか可能と判断した．

文字入力訓練は全11回実施した．まず挨拶語を入力することから開始した．前もって訓練者が作成した例文リスト（例：おはよう）と，「携帯電話キーを模した五十音表」を見ながら，例文を入力してもらった．例文リストには，挨拶，体調，近況報告などを記した．

訓練開始当初には，文字入力の誤りもあり時間もかかったが，徐々に入力に慣れてきた様子であった．訓練5回目には，STが例文リストに，近況報告などの文リストを追加した．この頃には，例文リストの入力だけでなく，「まぁまぁです．暑い日が続いています」など，リスト中の複数の文を利用することができるようになった．

また宿題として，STが出したメールへの返信を課した．最初は，例文リストそのままの「こんにちは」という返信であったが，徐々に，リストにはない近況を報告してくれるようになった．訓練7回目の宿題メールでは，「こんばんは．歯を先日から12日続いてできて12日で,．？,,」という内容であった．次の訓練時に，その出来事の詳細を確認する必要があったが，おおよその推測は可能であった．このように独自に作成する文が増えてきた．

4 メール訓練前後の遂行度と満足度

本訓練前後に「携帯電話のメール操作」と「人とのやり取り」について，COPM[78]を参考にPさん自身の遂行度と満足度を尋ねた．「人とのやり取り」については，重要度を加えて測定した．図18に結果を記す．

「メール操作」について，遂行度は低下したが，満足度は向上した．遂行度が下がった理由としては，「まだいっぱい機能がある」「これ（今使っている機能）ができてもまだ‥‥」と述べた．

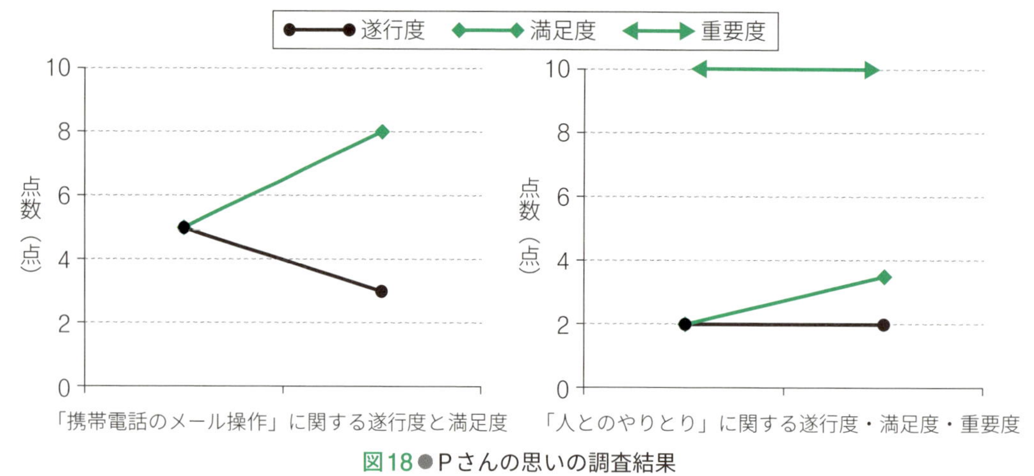

図18●Pさんの思いの調査結果

図の横軸は本訓練前後の調査を，縦軸は点数で，10が最も高い，0が最も低い状態を示す．

訓練の中で使用していない機能が多くあることを知り，今できる操作は一部であるという考えがあったと思われた．満足度については「最初に比べたら，（操作を）思い出せるようになってきたから」と述べた．

「人とのやり取り」について，重要度は高いまま，遂行度は低いままで，変化しなかったが，満足度は多少向上した．その理由として，人とのやり取りは大切であり，自分も携帯電話が操作できるようになった，しかしメールのやり取りが家族やSTなど限られた人であること，機能の一部しか使えていないことなどが挙げられた．

5 考察

スモールステップでの訓練を行いながら，Pさん自身の思いを訓練前後に調査した．携帯電話のメール操作は，できるようになってきたが，その遂行度は低下した．吉川[79]は，当事者の遂行度や満足度のスコアが下がるのは，洞察力が高まって，より現実的に捉えることが可能になった場合も考えられると述べている．Pさんも，もっとうまくメールのやり取りを行いたい，いろいろな人とコミュニケーションしたいという気持ちが強く表れてきた結果，現在の状況に納得がいかず，遂行度が低下したと思われた．

このように，訓練を行う中で，その方法や効果に対する当事者の思いを確認すると，さまざまなことに気づかされる．失語症者本人に，何をしたいのか，どのようなことをどのようにできれば満足するのかを伝えてもらい，STはどうすればできるようになるかを考えることが大切である．ともに知恵を出し合って，失語症者のより充実した生活に繋げることが必要である．

訓練が終了し約3年後に，STが出した「おめでとうございます」のメールに，図19のような返信があった．長い文の表現は難しそうであるが，絵文字をうまく利用した返信で，元気に過ごしている様子である．

失語症者とのコミュニケーションにおいて，パートナーの対応方法が重要であることは，先に述べたが，メールのやり取りにおいても，パートナー側が出すメールの文章に，同様の注意が必要である．Yes-No形式で尋ねる，選択肢を書いて選んでもらう（必要でない選択肢を消去して

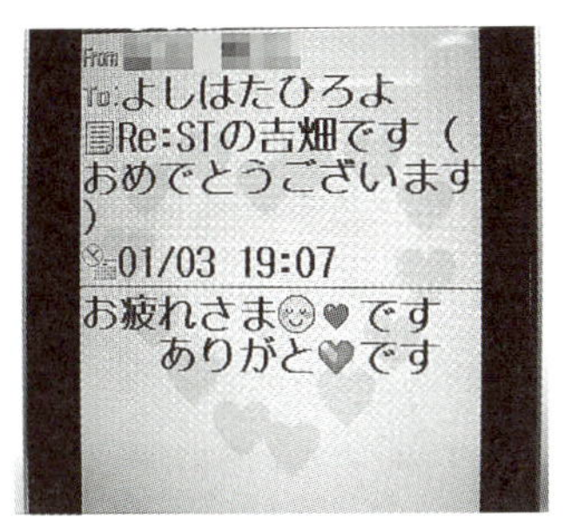

図19●Pさんからのメール

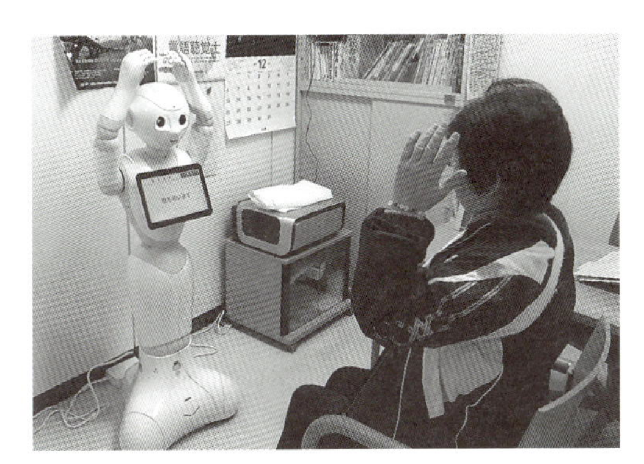

図20●言語訓練支援ロボット　ActVoice for Pepper

独居生活のQさん（40歳代前半，男性，脳出血，運動型失語，右片麻痺）は，送迎サービスを使って通院し，30分近く早く病院に到着する．そのため，待ち時間の30分を利用して，Pepperと一緒に呼称訓練を行っている．Pepperは音声を認識するため，Qさんの発音に「○○と聞こえたよ！」と指摘してくれる．「正解！」と教えてくれるため，Pepperの反応を手がかりに一人で反復練習をしている．

もらう），短くわかりやすいことばで伝える，誤りがあっても推測する，非言語的手段（絵文字）を用いることなどは，メールにおいても役立つ方法である．

5　まとめ

今まで「あれば便利なのに」と夢のように考えていたディバイスが，多く製品化されている．この章の一部で，現在開発が試みられているハイテクエイドを紹介したが，私たちのまわりには，身近なアプリやソフト，ディバイスでハイテクエイドになり得るものがたくさんあるはずである．ActVoice for Pepper[80]の開発も進められている（図20）．現在は，まだ呼称訓練や嚥下体操しかできないが，それでも言語訓練の待ち時間などを利用して，Pepperとの訓練を楽しんでいる失語症者がいる．胸のタブレットをタッチするだけで，簡単にアプリが起動するため，重度の失語症者でも比較的操作が簡単である．また「昨日の日記を見る？」「今日はいそがしい？」といった質問に対し，Yes-Noを回答するだけで，次の応答に繋げてくれるなど，失語症者でも簡単な会話を楽しむことができる．多機能であるため，人間味のあるやり取りを行える可能性があり，今後の展開が期待される．

これからを担う世代のSTは，このような新しい情報にも精通し，さまざまな工夫を行えるとよい．我々STは，失語症者の「自己決定」や「自己表現」を守る上でも，失語症者の能力を遺憾なく発揮することができるAACを促進させることが重要である．

文　献

1）河村　満：純粋失読・純粋失書・失読失書の病態．神経心理学 6：16-24，1990.
2）河村　満，平山惠造：文字の視覚的認知．神経進歩 35：479-487，1991.
3）毛束真知子：書字の脳内機構　文字の運動変換－表出過程について．神経心理学 19：22-29，2003.
4）Wepman JM：Recovery from Aphasia. Ronald Press, New York, 1951.
5）Wepman JM：A conceptual model for the processes involved in recovery from aphasia. J.Speech Hear.Dis 8:4-13, 1953.
6）Schuell H, Jenkins JJ, et al.（笹沼澄子，永江和久・訳）：成人の失語症．医学書院，1971.
7）Weigl E：A neuropsychological contribution to the study of semantics. In M Bierwish, E E Heidolph(Eds.), Progress in Liguistics. Mouton, Hague, 1970.
8）Weigl E：Neuropsychology and Neuroliguistics: Selected papers. Mouton, Hague, 1981.
9）Luria AR：Restoration of speech. In Restoration Function after Brain Injury. Pergamon, London, 1963.
10）Luria AR：The Restoration of Activity by Reorganizing Functional Systems. In Traumatic Aphasia: It's Syndromes, Psychology and Treatment. Mouton, Hague, 1970.
11）鈴木　勉，物井寿子，他：失語症患者に対する仮名文字訓練法の開発－漢字 1 文字で表記する単音節語をキーワードとし，その意味想起にヒントを用いる方法－．音声言語医学 31：159-171，1990.
12）Edmundson A, McIntosh J：Cognitive Neuropsychology and Aphasia Therapy: Putting the Theory into Practice. In C Code, D Müller(Eds.), The Treatment of Aphasia: From Theory to Practice. Whurr Publishers, London, 1995, pp137-163.
13）Benson DF, Ardila A：失語症からの回復(Benson DF, Ardila A：中村裕子・監訳：臨床失語症学)．西村書店，2006，pp383-394.
14）Basso A：回復に影響を与える因子(Basso A：武田克彦，宮崎裕子，他・訳：失語症 治療へのアプローチ)．中外医学社，2006，pp210-213.
15）種村　純，小嶋知幸，他：失語症言語治療に関する後方視的研究－標準失語症検査得点の改善とその要因－．高次脳機能研究 32：497-513，2012.
16）中川良尚：失語症の長期経過．高次脳機能研究 34：305-314，2014.
17）世界保健機関(WHO)：ICF 国際生活機能分類．障害者福祉研究会・編，中央法規出版，2002.
18）吉畑博代：失語症者のための拡大代替コミュニケーションにはどのようなものがありますか(種村純・編：失語症 Q&A)．新興医学出版社，2013，pp197-200.
19）Gillette Y：Word-Finding support from mobile technology benefits a woman with aphasia. Perspectives on Augmentative and Alternative Communication 24:26-39, 2015.
20）宇津木成介：行動科学におけるコミュニケーションの機能と定義について．国際文化学研究 神戸大学大学院国際文化学研究科紀要 33：11-37，2009.
21）Gillespie A, Murphy J, et al.：Divergences of perspective between people with aphasia and their family caregivers. Aphasiology 24:1559-1575, 2010.
22）Helm-Estabrooks N, Whiteside J：Use of Life Interests and Values (LIV) cards for self-determination of aphasia rehabilitation goals. Perspectives on Neurophysiology and Neurogenic Speech and Language Disorders 22:6-11, 2012.
23）Helm-Estabrooks N：Visual Action Therapy (Helm-Estabrooks N, Albert ML(eds.): Manual of Aphasia Therapy). Pro-ed, 1991, pp177-187.
24）鶴田　薫，古田雅子，他：慢性期重度失語症患者に対する系統的描画訓練．第 2 回言語障害臨床学術研究会発表論文集：75-90，1993.
25）Davis GA, Wilcox MJ：失語症言語治療への対話構造への導入(Chapey R・編，横山　巌，河内十

郎・監訳：失語症言語治療の理論と実際）．創造出版，1984，pp177-203.
26）NPO法人和音 <http://npowaon.sharepoint.com/Pages/default.aspx>（最終アクセス日2016年4月11日）
27）田村洋子：失語症会話パートナーの養成と活動．地域リハビリテーション9：277-282，2014.
28）NPO法人言語障害者の社会参加を支援するパートナーの会・和音：改訂 失語症の人と話そう．中央法規出版，2008.
29）NPO法人全国失語症友の会連合会：「失語症の人の生活のしづらさに関する調査」結果報告書．2013.
30）山本弘子，八島三男，他：失語症の人と家族の生活の実像－全国失語症友の会連合会「失語症の人の生活のしづらさに関する調査2013報告書」より見えてくるもの．地域リハビリテーション9：264-271，2014.
31）Kamiya A, Kamiya K, et al.：Japanese adaptation of the Stroke and Aphasia Quality of Life Scale-39(SAQOL-39): comparative study among different types of aphasia. Journal of Stroke and Cerebrovascular Diseases 24:2561-2564, Online Supplement 1, Online Supplement 2, 2015.
32）Hilari K, Byng S, et al.：Stroke and Aphasia Quality of Life Scale-39(SAQOL-39): evaluation of acceptability, reliability, and validity. Stroke 34:1944-1950, 2003.
33）Pual DR, Frattali CM, et al.：Quality of Communication Life Scale. American Speech-Language-Hearing Assosiation. Rockville, 2004.
34）本多留美，綿森淑子：参加の視点（鹿島晴雄，大東祥孝，他・編：よくわかる失語症セラピーと認知リハビリテーション）．永井書店，2008，pp157-165.
35）Garrett KL, Beukelman DR：Aphasia Needs Assessment. 2006, <http://cehs.unl.edu/documents/secd/aac/assessment/aphasianeeds.pdf>（最終アクセス日2016年4月7日）.
36）Corwin M：Social validation of augmentative and alternative communication interventions in aphasia (Koul R, ed.: Augmentative and Alternative Communication for Adults with Aphasia) Emerald, 2011, pp129-154.
37）Lomas J, Pickard L, et al.：The communicative effectiveness index: development and psychometric evaluation of a functional communication measure for adult aphasia. Journal of Speech and Hearing Disorders 54:113-124, 1989.
38）Fucetola R, Connor LT：Family ratings of communication largely reflect expressive language and conversation-level ability in people with aphasia. American Journal of Speech-Language Pathology 24:790-797, 2015.
39）小林久子，綿森淑子，他：コミュニケーション障害に焦点を当てた介護負担感評価尺度（COM-B）の開発．第15回言語障害臨床学術研究会発表論文集：28-36，2007.
40）小林久子：失語症における参加制約．言語聴覚研究7：73-80，2010.
41）辰巳 寛，山本正彦，他：失語症者の家族介護者におけるコミュニケーション自己効力感評価尺度（Communication Self-Efficacy Scale：CSE）の開発．高次脳機能研究32：514-524，2012.
42）竹中啓介，吉野眞理子：重度の失語がある人とのコミュニケーションにおける会話技術講習の効果：情報伝達実験の会話分析による定量的検討．コミュニケーション障害学30：133-140，2013.
43）Garrett KL, Lasker JP：Scanning/Visual Field/Print Size/Attention Screening Task. 2005 <http://cehs.unl.edu/documents/secd/aac/assessment/wordscan.pdf>, (accessed, 2016-3-23).
44）飯干紀代子：コミュニケーション障害評価 原因別評価 聴覚（三村 將，飯干紀代子・編著：認知症のコミュニケーション障害 その評価と支援）．医歯薬出版，2013，pp40-44.
45）鹿島晴雄・監訳：BADS遂行機能障害症候群の行動評価日本版．新興医学出版社，2003.
46）日本高次脳機能障害学会：標準注意検査法．新興医学出版社，2006.
47）杉下守弘，山崎久美子：日本版レーヴン色彩マトリックス検査．日本文化科学社，1993.
48）Howard D, Patterson K：The Pyramids and Palm Trees Test. Thames Valley Test Company, 1992.
49）竹内愛子，中西之信，他：重度失語症検査．協同医書出版社，1997.

50）日本高次脳機能障害学会：標準失語症検査(改訂版). 新興医学出版社，1997.
51）WAB 失語症検査(日本語版)作製委員会：WAB 失語症検査日本語版. 医学書院，1986.
52）笹沼澄子，伊藤元信，他：DD2000 老研版，失語症鑑別診断検査. 千葉テストセンター，2000.
53）綿森淑子，竹内愛子，他：実用コミュニケーション能力検査－ CADL 検査－. 医歯薬出版，1990.
54）Garrett KL, Lasker JP：The Multimodal Communication Screening Task for Persons with Aphasia. 2005, <http://cehs.unl.edu/documents/secd/aac/assessment/picture.pdf><http://cehs.unl.edu/documents/secd/aac/assessment/score.pdf>(最終アクセス日 2016 年 3 月 23 日).
55）深田博己：コミュニケーションの心理学(海保博之・編：わかりやすさとコミュニケーションの心理学). 朝倉書店，2010，pp22-40.
56）佐藤ひとみ：会話分析の臨床的有用性. コミュニケーション障害学 32：49-54，2015.
57）日本高次脳機能障害学会：標準意欲評価法. 新興医学出版社，2006.
58）Garrett KL, Lasker JP：Adults with severe aphasia (Beukelman DR, Mirenda P, eds.: Augmentative and Alternative Communication, 3rd) Paul H.Brookes Publishing Co., Baltimore, 2005, pp467-504.
59）吉畑博代：拡大・代替コミュニケーション(AAC) (鹿島晴雄・大東祥孝・他編：よくわかる失語症セラピーと認知リハビリテーション). 永井書店，2008，pp331-342.
60）Garrett KL, Lasker JP：Adults with severe aphasia and apraxia of speech (Beukelman DR, Mirenda P, eds.: Augmentative and Alternative Communication, 4th) Paul H.Brookes Publishing Co., Baltimore, 2013, pp405-445.
61）Lyon J：Drawing; its value as a communication aid for adults with aphasia. Aphasiology 9:33-50, 1995.
62）吉畑博代，中川佳奈：失語症者への携帯メール入力訓練について. 地域リハビリテーション 7：48-51，2012.
63）黒岩眞吾，有馬志保，他：スマートフォン・タブレット端末を用いた失語症者向け訓練・支援機器の開発. HCG シンポジウム 2013，HCG2013-1-2-9：564-567，2013.
64）黒岩眞吾，有馬志保，他：スマートフォン・タブレット端末を用いた失語症者向け言語訓練及び支援システムの開発. 第 15 回日本言語聴覚学会抄録集：284，2014.
65）有馬志保，黒岩眞吾，他：携帯端末を用いた失語症者向け単語思い出し支援手法の検討. 電子情報通信学会論文誌 A J98-A：139-142，2015.
66）有馬志保，黒岩眞吾，他：Android を用いた失語症者向け料理名思い出し支援ツール，第 12 回情報科学技術フォーラム(FIT)講演論文集，第 3 分冊，2013，pp697-700.
67）有馬志保，黒岩 眞吾，他：失語症者向け料理名思い出し支援システムのための質問手法. 第 13 回情報科学技術フォーラム(FIT)講演論文集，第 3 分冊，2014，pp471-473.
68）柳村舞衣，黒岩眞吾，他：失語症者向けニュース字幕自動要約システムの開発に向けた予備調査，HCG2013：388-394，2013.
69）Yanagimura M, Kuroiwa S, et al.：Preliminary Study of TV Caption Presentation Method for Aphasia Sufferers and Supporting System to Summarize TV Captions, Proceedings of Natural Language Processing and Cognitive Science, 2014.
70）柳村舞衣，黒岩眞吾，他：失語症者支援のための要約字幕作成支援システムの構築. 日本音響学会 2014 年 秋季研究発表会，日本音響学会講演論文集：1591-1594，2014.
71）吉畑博代，鈴木和子：重度失語症者のコミュニケーションのための補助手段(鈴木　勉・編：重度失語症の言語訓練 その深さと広がり). 三輪書店，2013，pp165-194.
72）平山孝子：生活適応期の失語症者におけるコミュニケーション満足度に関する検討. 県立広島大学大学院修士論文：2013.
73）高橋真知子：重度失語症の評価と訓練(鈴木　勉・編：重度失語症の言語訓練 その深さと広がり). 三輪書店，2013，pp117-148.
74）古川大輔，村西幸代，他：健常高齢者の言語生活の実態－日常会話の 1 日調査からの検討. 第 18 回言語障害臨床学術研究会発表論文集：8-15，2010.

75) 田中純平：1 全失語症者に対するジェスチュア訓練の試み．神経心理学 8：100-109，1992.
76) 堀田牧子，竹内愛子，他：重度失語症者の描画能力の検討："重度失語症検査・試案"による分析．聴能言語学研究 13：65-72，1996.
77) 村西幸代，古川大輔，他：ジェスチャーと描画の伝わりやすさの違い．第 34 回日本コミュニケーション障害学会学術講演会予稿集：50，2008.
78) 吉川ひろみ，齋藤さわ子：作業療法がわかる COPM・AMPS 実践ガイド．医学書院，2014，pp1-21.
79) 吉川ひろみ：作業療法がわかる COPM・AMPS スターティングガイド．医学書院，2008，pp43-46.
80) 黒岩眞吾，石畑恭平，他：失語症者向け絵カード呼称訓練アプリの開発とロボットへの移植：HCG シンポジウム 2015：129-135，2015.

コラム　高次脳機能障害

高次脳機能障害とは，記憶障害，注意障害，遂行機能障害，行動と感情の障害，地誌的障害，半側空間無視，失語症，失行失認，認知症の障害をさし，人間の文化的な行動をコントロールしている機能の障害である．こういった障害があると話せなくなるわけではないが，他人と円滑なコミュニケーションをとるためには，記憶していることや，注意を払うこと，遂行機能，感情をコントロールすること，空間的な認知機能は適切に働かなくてはならない．失語症者については別の章で詳しく紹介されているので，ここでは，そのほかの高次脳機能障害の人が使うAACシステムとATを使ってSTが行う支援についていくつか紹介したい．

■高次脳機能障害のAAC

●記憶障害に対するメモ

我々もスケジュール管理を手帳や携帯電話やスマートフォン，パソコンのソフトに書き留めておくことで対応していることが多い．記憶障害の人はこうした先の予定という展望記憶のみでなくこれまでの行動を記憶しておくこと，そしてそれを再生することができないので，どこで何をしたのかというエピソードをメモすることが必要である．そのために「メモリーノートをつける」手段があるが，やるべきことをあらかじめ書いておいて行動したかどうかをチェックする方法（図1），予定を書いて忘れないようにしておくとともに，自分の行動を逐一書いておく方法（図2）など使い方はその人の症状によってさまざまである．さらに，いつも身に着けておいて何かあったらその都度書く，1時間おきに書く，午前午後夜といったある程度時間が経過した後にまとめて書く，一日分をためて書くなどメモの仕方もそれぞれの人の能力によって異なる．常に身に着けておく必要がある人は，ポケットに入る程度の大きさのメモを提案する，主として家の中でノートを使う人で上肢の麻痺があり文字を書くことに障害があれば，大きいノートのその日のページを開けて錘を載せて固定した状態で食卓の上においておくという配慮が必要であろう．メモをする内容も，食べたもの，見たテレビ，会った人など，本人が必要なこと，興味のあることを選ぶことで，意欲を向上させることは言うまでもない．文字だけでは記憶の再生に役立たない場合や文字の理解産生に障害のある場合は，覚えておきたいものをスマートフォンで写真を撮るということもメモになる．

こうやってメモしたものは記録するだけでは実用性はなく，記憶があいまいになったときにこの記録で確認するという手続きができるかどうかも重要である．つまり，メモを導入するだけではなく忘れてしまったら自分がメモしたものを見ればいいと気が付くことなど，それをどう使うかどうかを訓練する必要がある．本人ができない場合は，メモしたものを利用してこちらが話題の選択や維持に使うこともあるので，まずそこから使用を試してみるのもよいかもしれない．

年　月　日（　曜日）　天気：		
時間	予定	場所
6：00	☑起床 ☑着替え	自宅 ↓
7：00	☑朝食 ☑薬 ☑洗面，歯磨き	
8：00	☑作業所に出発	作業所 ↓
9：00	☑午前中の作業	
10：00 10：30	☑休憩	
11：00		
12：00	☑昼食 ☑薬	
13：00	☑午後の作業	
14：00 14：30	□休憩	
15：00		
16：00	□作業所を出発	
17：00	□帰宅	自宅 ↓
18：00	□夕食	
19：00	□テレビ	
20：00	□入浴 □歯磨き	
21：00		
22：00	□就寝	

図1●メモリーノート（チェック方式）

●記憶障害，遂行機能障害に対するアラーム機能

何時になったらその行動を始めるということが記憶障害や遂行機能障害があると極めて困難になる．これに対して時計，スマートフォン，モバイルPCなどを使ってアラームで知らせることができる．アラームが何を意味するのかが本人にわかっている必要があるので，それを記憶しておく機能，知的な機能がある程度なければいけない．また，あまりにたくさんのことをアラームで知らせても処理ができないことがあるので，優先順位を考えて決める必要がある．こういったアラームも「気が付く」必要があるので，できるだけ携帯できるものの方がよい．図3に示すようなアラーム音に合わせて画面に何のアラームなのか音声付きで

時間	場所	予定	やったこと
7：00	自宅	起床	目覚ましで目を覚ました．
7：20			ご飯を食べる．パンと牛乳とコーヒー，ハムエッグとイチゴを食べた．
8：00		家を出る	8：21の電車に乗るために家を出る．
		STの宿題，ランチ	駅前のコンビニでランチを買う（ツナサンドとコーンサラダ）．
9：00	リハセンター	リハセンター	リハセンターに到着．看護婦さんにバイタルをとってもらう．
			血圧120/75で大丈夫と言われる．
10：00		OT	OT室に行く　今日は革細工の仕上げをする．
11：00		ST	ST室に移動する　今日はいつものK先生がお休みでM先生になる．宿題の文章を見てもらう．
12：00		ランチルーム	OTを一緒にしているAさんと一緒にランチルームで昼ご飯を食べる．オレンジジュースを自動販売機で買って飲んだ．
13：00	本屋さん	本屋さん（猫の雑誌）	13：05にリハセンターを出る．今日は本屋さんによる．本屋さんには13：24に到着．猫の雑誌が売り出しの予定で，それを買って帰る．13：55に本屋さんを出る．
14：00			
15：00	自宅		15：25に帰宅．手を洗っておやつを食べる．おやつはコーヒーとチョコレートクッキー3枚．
16：00		BSで映画「スターウォーズ」	BSで映画を見る．スターウォーズはこれで3回目．
18：00		18：30に炊飯器のスイッチをつける	18：30に炊飯器のスイッチをつける．母との約束．
19：00			19：00に母が帰ってきて夕食の手伝いをする．
20：00			20：00に夕食を家族でとる．今日は父と弟も一緒．献立はごはんと茄子の味噌汁とサケの焼き魚，ほうれんそうのお浸し，お茶．
21：00			
22：00			
23：00		寝る	

図2●メモリーノート（自分の行動を逐一書いておく方法）

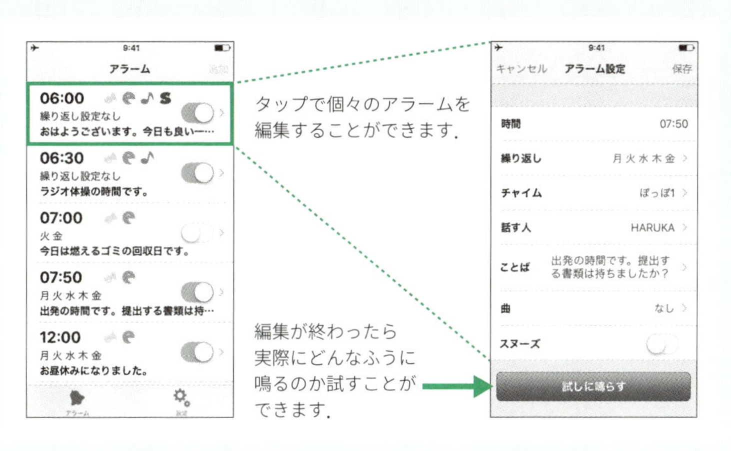

図3●アラーム機能があるアプリ（指伝話ぽっぽ〈有限会社オフィス結アジア〉）

表示されると気が付きやすい.

●地誌的障害のある人に対して

地誌的障害のある人は，自分の慣れ親しんだ道順もわからなくなることがある．携帯電話やスマートフォンに初期搭載されているグーグルマップなどの道案内ソフトを使うとよい．地図とともに音声でどう歩けばいいのかを提示してくれるので，それに従って歩けばよい．ストリートビューであれば，実際の様子が写真で提示されるのでよりわかりやすくなる人もいる.

■高次脳機能障害のAT

高次脳機能障害のある人の行動をAACシステムではなく，支援者側がATを用いて支援することもできる.

●遂行機能障害に対して

遂行機能障害があると，一連の行動の順番がわからなくなる．重度の人であるとたとえば起きた時に次に何をするのか，「歯を磨くこと」はわかっていてもその順番がわからなくなるなどの症状を示す．この場合，家族などの支援者がいちいち指示することが必要となるが，これは時間的にも精神的にも大変な負担である．これを，代替手段を使うことで介護負担をいくらか軽減することができる．一般に提供されている行動スケジュール管理のアプリケーションを使うと，1つの動作をしたらタッチし，すると次にするべき動作が画面に表示されることで自分が次に何をやればいいのかがわかる．しかし，これを自力で有効に使うためには，動作が完了したことが理解できる，完了したら画面をタッチするといったことを覚えていることが必要で，誰にも使えるわけではない．このとき，支援者が無線を使ってその画面を遠隔操作することができれば，本人が次にすべき行動を知ることが可能になる.

●注意障害に対して

周囲の音が気になって注意の持続ができない人にはノイズキャンセリングヘッドフォンが有効である．発達障害で環境音への過敏性がある子どもにも使われることがあるが，周囲のノイズと逆位相の音を出してノイズを低減させるものである．注意の転導が問題となる人が，パソコンの画面を見る場合にルーラー[1]というソフトを使って画面の中に重要なところに枠を付けて強調させることもできる．

●高次脳機能障害の人へAACやATのシステムを用いるときの問題点

高次脳機能障害のある人は，1つの障害だけにとどまらず複数の症状を持つことが多い．どのAACやATのシステムを使うことがよいのか，また，日常生活で使えるのかということは個々人の症状によって全く異なり，必ずしもどんな人でも使えるとは言えない．しかし，本人がAACシステムを使えなくても，周囲が使うことで代償手段となることもあるので，そういった場合，特に周囲の支援者の教育が必要である．

高次脳機能障害を発症する前にコンピュータのようなディバイスの使用経験があるかどうかは，やはりディバイスの使い方のみならずその学習能力や意欲に関係がある．また，手続き記憶の障害や失行がある場合は，発症前に使用頻度が高くても使うことが困難になることがある．こういったときはできるだけ使用方法を単純にする工夫が必要である．こういった工夫は，注意障害がある場合にも必要で，画面にたくさんのことが表示されると注意の転導があり処理できないことも考えられる．

高次脳機能障害は外見からその障害がわかりにくく，本人の障害に対する病識が不確実であることが多い．AACのディバイスを使うにしてもATを支援者側が使うにしても，「普通のものを使う」「格好よく使う」といった配慮も，本人が継続して使うために，実はとても必要な配慮である．

文　献

1）中邑賢龍：発達障害の子どもの「ユニークさを」伸ばすテクノロジー．中央法規出版，2007.

言語聴覚士向けのリソース

1. AACに関する包括的な情報

- **David R.Beukelman, Pat Mirenda：Augmentative & Alternative Communication, 4th edition. Baltimore, MD: Paul H. Brookes, 2013.**
  1992年に初版，2013年に第4版が出版されたAACの包括的なテキストブック．
- **ASHA：Practice Portal/ Professional Issues/ Augmentative and Alternative Communication**
  米国言語聴覚士協会の臨床に関するポータルサイト（＝玄関口）．〈https://www.asha.org/Practice-Portal/Professional-Issues/Augmentative-and-Alternative-Communication/〉

2. 学会，研究会など

- **ATACカンファレンス**
  障害児者や高齢者の自立生活を助ける電子情報技術（e-AT）とAACの普及を目的に毎年開催されるカンファレンス．〈http://atacconf.com〉
- **リハ工学カンファレンス**
  障害児者のリハビリテーションを支援する機器や技術について，参加者が討論することを目的に毎年開催されるカンファレンス．〈http://www.resja.or.jp/conf/〉
- **マジカルトイボックス**
  障害児のコミュニケーションを豊かにするために，イベント等を通してAACの普及や機器開発を行う研究会．〈http://www.magicaltoybox.org/mtb/〉
- **魔法のプロジェクト**
  障害をもつ子どもの生活・学習支援のために，モバイル端末を活用した教育実践成果を報告・共有するプロジェクト．〈https://maho-prj.org〉
- **ISAAC（International Society for Augmentative and Alternative Communication）**
  AACの啓発と普及を目的としたNGO組織．隔年で国際カンファレンスを開催．〈https://www.isaac-online.org/english/home/〉
- **RERC on AAC（Rehabilitation Engineering Research Center on AAC）**
  AACにおけるリハビリテーション工学の研究開発センター．〈https://rerc-aac.psu.edu〉
- **ATIA（Assistive Technology Industry Association）**
  支援技術による障害者用製品やサービスを提供する支援者のための組織．毎年カンファレンスを開催．〈https://www.atia.org〉

3. 当事者団体，支援団体

コミュニケーション支援についてふれている団体をいくつか挙げます．

- **日本ALS協会** 〈http://alsjapan.org〉
- **SMA（脊髄性筋萎縮症）家族の会** 〈http://www.sma-kazoku.net〉
- **日本発達障害ネットワーク** 〈https://jddnet.jp〉
- **和音（言語障害者の社会参加を支援するパートナーの会）**〈https://npowaon.jimdo.com〉

4. 制度

●**日常生活用具給付等事業**

各自治体のホームページ

厚生労働省〈http://www.mhlw.go.jp/bunya/shougaihoken/yogu/seikatsu.html〉

●**補装具**

各自治体のホームページ

厚生労働省〈http://www.mhlw.go.jp/bunya/shougaihoken/yogu/gaiyo.html〉

●**重度障害者用意思伝達装置導入ガイドライン2012-2013**

〈http://www.resja.or.jp/com-gl/gl/index.html〉

●**補装具費支給事務ガイドブック 平成26年3月**

〈http://www.mhlw.go.jp/file/06-Seisakujouhou-12200000-Shakaiengokyokushougaihoken
fukushibu/0000070149.pdf〉

〈http://www.mhlw.go.jp/file/06-Seisakujouhou-12200000-Shakaiengokyokushougaihoken
fukushibu/0000070150.pdf〉

5. 各種記号，療育技法に関する情報

●**ドロップス**

〈http://droplet.ddo.jp〉

●**PECS**

〈http://www.pecs-japan.com〉

●**マカトン法**

〈http://makaton.jp〉

●**JIS絵記号**

〈http://pic-com.jp/01_home.htm〉

〈http://www.kyoyohin.org/ja/research/japan/jis_t0103.php〉

●**日本PIC研究会**

〈http://j-pic.net/menu001a.html〉

●**TEACCHプログラム研究会**

〈http://www.teacchken.com〉

●**言語発達障害研究会**

〈http://lipss.jp〉

6. ディバイス・アプリケーションに関する情報

●**テクノエイド協会**

〈http://www.techno-aids.or.jp〉

●**東京都障害者IT地域支援センター**

〈http://www.tokyo-itcenter.com/index.html〉

●**AT2ED（エイティースクウェアード）**

〈http://at2ed.jp〉

●**ハーティーラダー**

WindowsOSの文章作成支援アプリケーション．オンスクリーンキーボードの様々な設定が可能．

〈http://heartyladder.net/xoops/〉

7. 販売業者

●パシフィックサプライ

スイッチやVOCAの有償レンタル制度あり．〈https://www.p-supply.co.jp〉

●アクセスインターナショナル

絵記号PCSを使うためのボードメーカー，VOCA，スイッチ類の販売．〈http://www.accessint.co.jp〉

●クレアクト・インターナショナル

視線入力装置Tobii Dynavoxの代理店．〈https://www.creact.co.jp〉

●エスコアール

絵カード教材，スイッチ類．〈http://www.escor.co.jp〉

●おめめどう

自閉スペクトラム症支援の教材の製造・販売．〈http://omemedo.ocnk.net〉

●AbleNet

VOCAビッグマックやジェリービーンスイッチ等の製造元．輸入前の新製品をチェック．〈https://www.ablenetinc.com〉

●Tobii Dynavox

視線入力装置・PCEye Plusや一体型ディバイスの製造元．〈http://www2.tobiidynavox.com〉

●VocalID

音声バンク登録と合成音声の提供サービス〈https://www.vocalid.co〉

8. ブログ，メーリングリスト

代表的なブログやメーリングリストをいくつか載せます．

●kintaのブログ

金森克浩氏の特別支援教育，支援技術，AACに関するブログ．〈http://magicaltoybox.org/kinta/〉

●こころWeb ML

AT2EDプロジェクトによるAACと支援技術に関するメーリングリスト．情報交換とメルマガの配信．〈http://at2ed.jp/kokoroweb/ml.html〉

●PrAACtical AAC

米国の言語聴覚士（SLP）のCarole ZangariらによるAACに関するブログ．〈http://praacticalaac.org〉

●ASHA Leadership blog

米国言語聴覚士協会の専門家向けブログ．AACのタグあり．〈http://blog.asha.org〉

最終アクセス日2017年11月11日．情報，媒体は日々更新されるので，リンクが切れた場合はご容赦ください．Facebookなどにアカウントをおいて，情報発信されているものもあります．

索　引

【欧文】

ALS　→筋萎縮性側索硬化症 の項を参照
ALSFRS-R　151，152，153
BADS　→遂行機能障害症候群の行動評価日本版 の項を参照
BlissSymbols　6，7
CAT　→標準注意検査法 の項を参照
CCN（Complex Communication Needs）→複雑なコミュニケーションニーズ の項を参照
CHARGE症候群　89
COM-B　→介護負担感評価法 の項を参照
Commnication Effectiveness Index（CETI）197
CSE　→コミュニケーション自己効力感評価尺度 の項を参照
DAISY　82，134
deafblind　→盲ろう の項を参照
DIR　97
DropTalk　70
ESDM　96，98
FOSCOM　→対人コミュニケーション行動観察フォーマット の項を参照
GPS機能　214
ICF　191
iPod touch　70
JIS絵記号　6，7
LCスケール　→言語・コミュニケーション発達スケール の項を参照
LCSA　→学齢版言語・コミュニケーション発達スケール の項を参照
mRS　→日本版modified Rankin Scale の項を参照
OCR　82
PACE　194，205
PECS　6，7，62，96，97
PEP-3　→心理教育プロフィール三訂版 の項を参照
PRT　96，97
PVT-R　→改訂版絵画語い発達検査 の項を参照
Quality of Communication Life Scale（QCL）196
QUEST2.0　35
RTI（Response to Intervention）133
SAQOL-39-J　195
SCERTS　98
Semantic Compaction　72
SGD（Speech Generating Device）9
SLTA　→標準失語症検査 の項を参照
STRAW-R　→改訂版標準読み書きスクリーニング検査 の項を参照
TEACCH自閉症プログラム　98
URAWSSⅡ　→小中学生の読み書きの理解 の項を参照
VOCA（Voice Output Communication Aid）9，62，73
VSD（Visual Scene Display）13，65
WAB失語症検査　200
Wingの三つ組　94
yes-no表現　64
yes-no応答　203

【あ】

アイゲイズ　6
アクセシブルデザイン　83
明日のAAC　32，51
アッシャー症候群　89
誤りなし学習（エラーレスラーニング）207

【い】

意思伝達装置　202
遺伝子疾患　40
意味性錯語　187

いりませんトレー　64

【う】

ウェルドニッヒ・ホフマン病　46
運動機能障害　40

【え】

絵記号　6
絵／写真　8
エラーレスラーニング　→誤りなし学習 の項を参照
エンボス　86

【お】

大島分類　47, 48
オートスキャン　15, 75
オノマトペ　4
オブジェクトキュー　85
音韻性錯語　187
音形　42
オンスクリーンキーボード　75
音声記号　4, 27
音声出力　17
音声スイッチ　74
音声入力　15
音声認識　213
音声バンク　17
音声読み上げ機能　214
音読　188
音訳　82

【か】

介護負担感評価法（COM-B）　197
改訂版絵画語い発達検査（PVT-R）　55
改訂版標準読み書きスクリーニング検査（STRAW-R）　55
快・不快　64
会話の調整　66
会話分析　201
核語彙　29
拡大鏡　80, 81
拡大教科書　80
学齢版言語・コミュニケーション発達スケール（LCSA）　55
獲得訓練　194
活動参加機会　21
活動の名残　→レムナント の項を参照
カナダ作業遂行測定（COPM）　217
環境調整　67
喚語困難　186
慣習的身ぶり　5

【き】

キーガード　15, 175
記憶障害　226
記憶の機能　155
記号（symbol）　3
記号形式　91
機能再編成法　190
基本的コミュニケーション　210
疑問詞　66
キュードスピーチ　180
教示　60
今日と明日への働きかけ　134
今日のAAC　32, 51
行×列パターン　16
許可－禁止　64
拒否　64
筋萎縮性側索硬化症（ALS）　147, 170, 172
筋原性疾患　43
筋ジストロフィー　47

【く】

クーゲルベルグ・ヴェランダー病　46
クラウド　68

【け】

携帯用会話補助装置　202
言語・コミュニケーション発達スケール（LC スケール）　55

【こ】

コアクティブサイン　85
語彙調査票　29, 33, 55, 68
語彙のマネジメント　68
構音障害　142
口形　159
高次脳機能障害　226
合成音声　17
構造化　60
肯定－否定　65
後天性疾患　41

行動計画　11
合理的配慮　134
国リハ式<S−S法>言語発達遅滞検査　55，102，103
語性錯語　187
固定ディスプレイ　13
コミック会話　97
コミュニケーション・カード　70
コミュニケーション機能　105
コミュニケーション行動の応答性　105
コミュニケーション自己効力感評価尺度（CSE）197
コミュニケーションニーズ　21
コミュニケーションの形態・手段　105
コミュニケーション・ブック　72
コミュニケーション・ボード　62，72

【さ】

サイトメガロウイルス感染　89
作業姿勢　53
作業用姿勢　21
サポートシート　52，67，77
参加モデル　19

【し】

恣意性　4
恣意的記号　3，91
恣意的に関連づけた素材シンボル　85
ジェスチャー　158，205，215
ジェスチャー訓練　194
視覚聴覚二重障害　76，88，122，180
視覚的記号　6，29，80
視覚認知　199
歯科補綴装置　158
刺激法　189
自己決定　194
自己表現　222
失語症　186
失語症回復経過　190
失語症鑑別診断検査　200
実物　8，85
実物の一部分　85
質問−応答関係　66
質問−応答関係検査　55，102，106
実用コミュニケーション能力検査（CADL）200
視能訓練士　92
事物対応身ぶり　5
自閉スペクトラム症　94
ジャーゴン　187
遮断除去法　189
重症心身障害　47
周生期障害　40
周辺語彙　29
終末期　148
手話　4
上位カテゴリー　56
状況判断能力　200
状況文脈　105，204
使用訓練　194
小中学生の読み書きの理解（URAWSS II）55
象徴機能　200
情動反応　6，41
小脳梗塞　174
省略　42
触手話　8，90
書字　160
触覚的記号　8，29
神経原性疾患　43
進行性の疾患　148
新造語　187
新版構文検査−小児版−（STC）55
心理教育プロフィール三訂版（PEP-3）102
心理社会的問題　189

【す】

随意運動発達検査　53
随意的運動　53
遂行機能　155，200
遂行機能障害　226
遂行機能障害症候群の行動評価日本版（BADS）200
遂行度　219
スイッチ操作　23
髄膜炎　89
スキャン　15
スキャンパターン　16
スキャン方式　15
スキャンモード　16
スクリーンリーダー　82
ステップスキャン　15
スプリント　15
スマートフォン　82

スモールステップ　60

【せ】
成人期・高齢期盲ろう　88
成人語　4
脊髄小脳変性症（SD）　147
脊髄性筋萎縮症　46
染色体異常　40
選択　55
選択肢セット　12
選択手法　14
先天性風疹症候群　89
先天性盲ろう　88

【そ】
双眼鏡　80，81
ソーシャルストーリー　97
存在－非在　65

【た】
大活字本　80
胎児病　40
対人コミュニケーション行動観察フォーマット（FOSCOM）　55，102，105
ダイナミックディスプレイ　13
代表性　56
ダウン症候群　89
タクタイルサイン　85
タッチキュー　76，85
脱落　42
タブレット端末　65，82，207，213
単眼鏡　80，81

【ち】
置換　42
知的能力障害　40
知的発達症　40
知的発達障害　40
注意喚起　62
注意機能　200
注意障害　199，226
聴覚閾値　199
聴覚障害　88
聴覚的理解　188
聴覚補償機器　180
超重症児スコア　47，49
超重度障害　47
直接選択　14
直接操作　6
接触ポインティング　14
直線パターン　16

【つ】
ツール　9

【て】
低視覚　→ロービジョン の項を参照
ディバイス　9
手書き機能　209
デジタルワイヤレス補聴援助システム　180
デュシェンヌ型筋ジストロフィー　47
デュボビッツ病　46
点字　8，83，90
点字端末　83
点字ディスプレイ　83

【と】
等価　56
同化　42
頭頸部がん　149
頭部外傷　89
読解　188
ドロップス　6，7

【な】
難聴　88

【に】
日常会話語彙　213
日常使用　60
日本版modified Rankin Scale（mRS）　154
入力・出力技術　12
認知神経心理学的アプローチ　190

【の】
脳外傷　176
脳血管障害　147
脳室周囲白質軟化症（PVL）　40，46
脳性疾患　43
脳性麻痺　40，43，46

【は】
パーキンソン病（PD） 147，168
パートナー支援 194
ハイテクディバイス 9，164，165
ハイブリッドディスプレイ 13
発語失行 187
発信行動習得モデル 112
発声 4
発達性読み書き障害 133
汎化 60
半側空間無視 199
半盲 199

【ひ】
非接触ポインティング 15
描画 205
描画訓練 194
表記妥当性 188
描写的身ぶり 5
標準失語症検査（SLTA） 200
標準注意検査法（CAT） 200
標準抽象語理解力検査（SCTAW） 55
表情 6，159
ひらがな文字検査（HITSS） 55，102，105

【ふ】
フィニッシュボックス 64
付加 42
複雑なコミュニケーションニーズ（CCN） 18，51
福山型筋ジストロフィー 47
ふるい分け 55
ブレインマシンインターフェイス 25
ブロック×行×列パターン 16

【へ】
ベースライン 218
ベッカー型筋ジストロフィー 47

【ほ】
ポインティング 5
ポインティング・ディバイス 23
報告 65
ホットスポット 65

【ま】
マルチメディアDAISY 83
満足度 219

【み】
ミニチュア 8，85
身ぶり 70
身ぶり記号 4，27
身ぶり辞書 27，67，68
見本合わせ 55

【め】
明瞭度 151

【も】
盲ベースの盲ろう 88
網膜色素変性症 91
盲ろう 88
文字 6
文字盤 162
モデリング 67
問題行動 57

【や】
やりとり 66

【ゆ】
有縁的記号 3，91
指点字 8，90
指文字 4，180

【よ】
要求 62
要求と拒否 64
幼児語 4
要約字幕作成支援ソフト 208
要約筆記 180
抑揚中心 42
横地分類 47，48

【る】
ルーペ 80，81

【れ】
レムナント 65，68，115
レリーフ 86

【ろ】
ろうベースの盲ろう　88
ローテクディバイス　9, 160, 162
ロービジョン　80, 88

【わ】
ワードパーシャル　42, 72

言語聴覚士のためのAAC入門

2018年1月5日　第1刷発行©

編著者　知念 洋美

発行者　中村 三夫

発行所　株式会社 協同医書出版社
東京都文京区本郷3-21-10　〒113-0033
電話(03)3818-2361　ファックス(03)3818-2368
URL　http://www.kyodo-isho.co.jp

印　刷　永和印刷株式会社
製　本　株式会社ブックアート

ISBN978-4-7639-3054-5　　定価はカバーに表示してあります